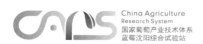

浆果营养与功能

李　斌等　编著

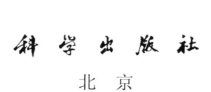

科学出版社

北　京

内 容 简 介

本书系统汇集和整理了世界范围内主栽的 15 种特色浆果资源的产业发展状况；种类、分布及生物学特性；功能成分的基础和临床试验结果，重点从细胞、动物和临床三个层面阐释了浆果中活性成分在维持人体健康和预防慢性疾病等方面的保健功能及作用机制。本书还对浆果功能产品开发现状进行总结，对发展趋势做出预测。

全书内容丰富、系统全面、循序渐进，是一部具有理论深度和应用价值的专业论著，可作为高等院校食品科学、园艺学等相关专业的参考用书，也可供从事浆果功能食品研究人员和企业人员阅读参考。

图书在版编目（CIP）数据

浆果营养与功能/李斌等编著.—北京：科学出版社，2022.6
ISBN 978-7-03-072479-3

Ⅰ.①浆… Ⅱ.①李… Ⅲ.①浆果–食品营养 Ⅳ.①R151.3

中国版本图书馆 CIP 数据核字(2022)第 099712 号

责任编辑：李秀伟 刘 晶 / 责任校对：张亚丹
责任印制：吴兆东 / 封面设计：无极书装

科学出版社 出版
北京东黄城根北街 16 号
邮政编码：100717
http://www.sciencep.com

北京中科印刷有限公司 印刷
科学出版社发行 各地新华书店经销
*

2022 年 6 月第 一 版 开本：787×1092 1/16
2022 年 6 月第一次印刷 印张：17
字数：400 000
定价：208.00 元
(如有印装质量问题，我社负责调换)

《浆果营养与功能》
编著者名单

主要编著者： 李　斌

其他编著者： 孟宪军　李亚东　司　旭　李冬男　杨曙方

孙希云　龚二生　束　弛　王月华　田金龙

矫馨瑶　边媛媛　高凝轩　汪艳群　谭　慧

沈眹潇　史　琳　李　丽　檀德宏　程　真

藏志焕　谢　旭　殷秀岩　王维生　陈　伟

张树刚　徐　浩　吴汉臣　林　靖　李晓旭

主要编著者简介

李斌，男，汉族，沈阳农业大学食品学院教授，博士生导师，美国康奈尔大学博士后。现任沈阳农业大学食品学院院长、食品科学学科带头人、农业农村部神农中华农业科技奖优秀创新团队带头人。兼任沈阳市侨联常委、侨青会会长，沈阳农业大学侨联主席、留学人员联谊会理事，国家林业和草原局小浆果工程技术研究中心主任，农业农村部国家浆果加工技术研发专业中心副主任，国家葡萄产业技术体系蓝莓沈阳综合试验站站长，辽宁省健康食品营养与创制重点实验室主任，中国食品科学技术学会青年工作委员会委员，中国食品科学技术学会果蔬加工技术分会常务理事，中国园艺学会小浆果分会副秘书长。入选国家高层次人才特殊支持计划、百千万人才工程国家级人选、国家有突出贡献中青年专家、辽宁省学术头雁、"兴辽英才计划"青年拔尖人才、省百千万人才工程百人层次。荣获辽宁省五一劳动奖章，以及辽宁省优秀科技工作者、沈阳市十大科技英才、沈阳市杰出人才、沈阳市优秀研究生导师、沈阳农业大学天柱山学者、沈阳农业大学教学名师等荣誉称号。主要从事浆果（花色苷）加工技术与营养功能领域研究，已在 *Critical Reviews in Food Science and Nutrition*、*Journal of Agricultural and Food Chemistry*、*Food Hydrocolloids*、*Food Chemistry*、*Carbohydrate Polymers*、《食品科学》、《中国食品学报》等业内权威期刊发表论文 140 多篇，其中 SCI 收录 90 多篇；申请和授权发明专利 70 余件，专利科技成果转让 12 件；主持地方标准 6 部，应邀在 Springer 出版集团和科学出版社合著学术专著 2 部，参编中文著作 4 部。担任 *Journal of Future Foods*、《食品科学》等期刊编委。主持国家自然科学基金区域创新发展联合基金重点项目 1 项、面上项目 2 项、青年科学基金 1 项，科技部国家重点研发计划子课题 1 项，农业部公益性行业（农业）科研专项等省部级项目 10 余项。成果先后获国家科学技术进步奖二等奖、辽宁省科学技术进步奖一等奖、神农中华农业科技奖一等奖、中国食品科学技术学会科技创新奖一等奖、辽宁青年科技奖等。

序

民以食为天，食以安为先。改革开放四十多年，人们的饮食观念发生了根本性变化，不仅要"吃得饱"，还要"吃得安全、吃得健康、吃得营养"。党的十九大作出了"实施健康中国战略"的重大决策部署，将健康食品研究列入《健康中国行动（2019—2030年）》战略规划。走进新时代，健康营养食品制造将成为我国食品发展的新引擎和食品工业的新增长点。

以蓝莓为代表的特色浆果因富含花色苷等多种营养成分和独特的风味及色泽，被联合国粮食及农业组织赋予"第三代黄金水果"。近年来，国内外科研工作者对浆果活性成分及其功能特性不断挖掘，其优良的功能活性得以进一步呈现，受到国内外广大消费者的青睐，浆果已经成为全球健康产业的热门开发产品。

该书作者为沈阳农业大学李斌教授、孟宪军教授团队全体成员。团队依托农业农村部国家浆果加工技术研发专业中心、原国家林业局（现国家林业和草原局）小浆果工程技术研究中心、国家葡萄产业技术体系蓝莓沈阳综合试验站、辽宁省健康食品营养与创制重点实验室，近二十年全心致力于小浆果加工技术和营养健康研究，在国家自然科学基金项目、国家重点研发计划项目、农业部公益性行业（农业）科研专项等十余项项目的支持下，围绕浆果品种加工适应性评价、活性成分高效制备、营养成分稳态化构建、营养干预分子机制等方面取得了丰硕成果，曾获得国家科学技术进步奖二等奖、辽宁省科学技术进步奖一等奖，为我国浆果加工和营养领域的基础研究和应用实践奠定重要基础。

本着为浆果产品开发提供理论依据和助力行业发展的初衷，该书在充分凝练团队科研成果和借鉴国内外相关文献的基础上，对国内外浆果活性成分的不同功能特性在动物体内、体外及临床方面的研究成果进行全面梳理，为浆果产业发展及健康食品开发提供坚实理论支撑，是一本对于从事浆果加工与营养及相关领域研究的科技人员、研究生及企业同行极有借鉴意义的参考书。

在该书即将出版之际，希望作者团队及我国关注浆果加工与营养领域研究的专家学者，以聚焦创新科技理论、助力精准营养战略为目标，继续加强浆果营养功能的基础研究和产品开发工作，不忘初心，砥砺奋进，为提高国民身体素质和浆果健康产业参与国际化竞争贡献力量。

朱蓓薇

中国工程院院士

2022 年 1 月 16 日

前　言

　　浆果（蓝莓、树莓、黑果腺肋花楸、沙棘等）富含花色苷、多酚、多糖等多种活性物质，具有显著的抗氧化，增强免疫力，缓解视觉疲劳，维持血脂、血糖、血压，调节肠道菌群等多种保健功能。《国民营养计划（2017—2030年）》明确提出把人民健康发展放在优先发展的战略地位。习近平总书记重要讲话中提出"四个面向"，特别是旗帜鲜明地提出"面向人民生命健康"，也体现了人民至上、生命至上的理念。我国拥有丰富的浆果资源，具有较高的经济价值，如何让浆果成为大健康产业中的高附加值产业，如何让浆果成为乡村振兴战略中的"大产业"，如何进一步挖掘浆果中的活性成分和保健功能，努力推动整个浆果产业成为"千亿级"的黄金产业已成为我们食品科技工作者的重要责任和历史使命。

　　本书编著者为将国内外最新科研成果系统全面地呈现给读者，在团队前期浆果营养与功能研究成果的基础上，系统汇集和整理了世界范围内主栽的15种特色浆果资源的产业发展状况；种类、分布及生物学特性；功能成分的基础和临床试验结果，重点从细胞、动物和临床三个层面阐释了浆果中活性成分在维持人体健康和预防慢性疾病等方面的保健功能及作用机制。本书还对浆果功能产品开发现状进行总结，对发展趋势做出预测。

　　本书由北方特色浆果保鲜与加工创新团队全体成员共同完成，沈阳农业大学李斌教授、孟宪军教授总体设计、统稿，其中第一章由李斌、李冬男、李亚东、杨曙方和林靖共同完成，第二章由孙希云、孟宪军和李晓旭共同完成，第三章由司旭完成，第四章由龚二生和张树刚共同完成，第五章由王月华和李斌共同完成，第六章由束弛和殷秀岩共同完成，第七章由田金龙和王维生共同完成，第八章由矫馨瑶、李斌和吴汉臣共同完成，第九章由边媛媛完成，第十章由高凝轩、汪艳群和徐浩共同完成，第十一章由谭慧和陈伟共同完成，第十二章由沈昳潇完成，第十三章由史琳和谢旭共同完成，第十四章由李丽和程真共同完成，第十五章由檀德宏和臧志焕共同完成。感谢沈阳农业大学健康食品营养与创制团队张炜佳、崔慧军、张野、乔艳艳等10余名博士和硕士研究生参与了书稿中数据、图片的整理及文字校对工作。最后，本书在撰稿过程中参考了大量文献资料，在此，对相关文献作者及支持本书撰写的各位同仁表示衷心的感谢！

　　本书相关研究工作和出版得到了科技部、农业农村部、国家自然科学基金委员会、国家葡萄产业技术体系蓝莓沈阳综合试验站、辽宁省优秀自然科学学术著作出版项目、辽宁省科技厅"揭榜挂帅"科技攻关等资助。在此，一并致以感谢！

　　由于编著者知识面和学术水平有限，书中不足之处恐难避免，恳请广大读者提出宝贵意见，我们将在后续科研工作中不断改进和完善。

编著者
2022年1月8日

目　　录

第一章　蓝莓营养与功能

第一节　蓝莓产业发展状况

蓝莓是一种古老的具经济价值的小浆果，原产于北美、苏格兰和俄罗斯，耐寒性及适应性极强，果实呈深蓝色，被白霜，近圆形（Scherm and Krewer，2003；孟宪军等，2013），单果重一般在 0.5～2.5g，最大可达 3.5～5.0g，有"浆果之王"的美誉（Wang et al.，2010），被联合国粮食及农业组织（FAO）列为人类五大健康食品之一（Kalt et al.，2000）。经研究表明，蓝莓鲜果富含维生素（A、C、E）、花青素、多酚、黄酮及抗氧化酶等多种抗氧化物，是抗氧化作用最强的水果之一（Kalt and McDonald，1996；Sellappan et al.，2002；杨丽勇，2007）。

蓝莓栽培遍及全球各地，超过 58 个国家从事蓝莓栽培生产，形成了北美洲、南美洲、欧洲、地中海和北非、撒哈拉以南非洲及亚洲和太平洋（亚太地区）等六大产区，其中北美洲、南美洲和亚太地区为全球蓝莓栽培生产的主要产区。2020 年，全球蓝莓栽培面积已发展到 20.567 万 hm^2，产量达到 138.77 万 t（李亚东等，2021a）。

自 20 世纪 80 年代，吉林农业大学郝瑞、陈慧都、李亚东等率先在国内开展蓝莓引种、育种等研究。目前，国内蓝莓产业已历经种植基础研究和规模化种植试验示范阶段，正处于产业快速发展时期。现已形成长白山、辽东半岛、胶东半岛、长江流域和西南五大蓝莓主产区，各产区依据地理区域布局和设施生产相结合等实现了我国每年长达 8 个月的鲜果供应期，并先后涌现出以浙江蓝美、通化禾韵、沈阳皇冠、辽宁豪远、联想佳沃、江苏沃田、青岛隆辉、贵州金百瑞、大连来宝、云南万家欢、四川老农王、安徽紫约等为代表的一批投资规模超亿元，种植规模超 5000 亩（1 亩 ≈ 666.67 m^2），集鲜果分选、包装和市场销售于一体的大型蓝莓生产企业（李丽敏，2011；李亚东等，2016）。截至 2020 年，国内开展蓝莓规模化种植的省份达到 27 个，栽培总面积已达 6.64 万 hm^2，总产量超过 34.72 万 t（李亚东等，2021b）。

第二节　蓝莓的种类、分布及生物学特性

一、蓝莓的分布

蓝莓又名越橘，属杜鹃花科（Ericaceae）越橘属（*Vaccinium*）。据史料记载，几千年前北美土著人就已从野外采食越橘和蔓越橘。目前，全世界已发现越橘属植物约有 400 个种，广泛分布于北半球，从北极到热带的高山、河谷、沿海地区。我国已发现越橘资源 91 个种，集中分布于东北和西南地区，大多数生长在开阔的山坡上，多为灌木，少为附生和蔓生（李丽敏，2011；李亚东等，2016；吴林，2016）。

栽培蓝莓分为三大类，即高丛蓝莓、兔眼蓝莓和矮丛蓝莓。

高丛蓝莓主要来源于野生种伞房花越橘（*Vaccinium corymbosum*）的选育种和杂交种。天然分布范围从沿岸沼泽到内陆湿地，以及从平原到山区的湿润山坡及干燥山地。高丛蓝莓根据生态适应性分为北高丛蓝莓和南高丛蓝莓。北高丛蓝莓是最早的栽培种类，为野生种伞房花越橘的变异品种及其种间杂交产生的品种，适宜于温带地区发展。该类是所有蓝莓种类中经济价值最高的一类。南高丛蓝莓完全是人工培育的全新品系，它是利用北方耐寒性比较强的伞房花越橘类和野生常绿越橘以及适宜温暖地区生长的兔眼越橘类等采用配子交配等技术手段杂交培育而得的。除此之外，美国明尼苏达大学用北高丛越橘与矮丛越橘（*V. angustifolium*、*V. uliginosum* 等）杂交，创造出了半高丛越橘品种（李丽敏，2011；李亚东等，2016，2018，2021a；吴林，2016）。

兔眼蓝莓是从野生兔眼越橘（*Vaccinium ashei*）类品种中选育出来的栽培品种，果实成熟前其颜色红如兔眼，故得名为兔眼蓝莓（聂飞等，2004；商晓芳，2010）。野生兔眼越橘品种至少有 2 个不同的类型，一个生长在美国佛罗里达州的狭长地带，另一个生长在佛罗里达州东部、佐治亚州南部和南卡罗来纳州，生长在沼泽地和河岸地域。选育的栽培兔眼越橘品种适宜在热带及亚热带丘陵山区发展。

矮丛越橘也称野生越橘，包括狭叶越橘（*V. angustifolium*）和绒叶越橘（*V. myrtilloides*）及 6 个地方种（韩婷婷和孙周平，2010）。其中，狭叶越橘与绒叶越橘具有较高的经济价值。狭叶越橘树体矮小，抗旱、抗寒能力强，果实由黑至亮蓝色，多生长在酸性土壤的开放地、耕地边缘、高山荒地、干燥沙地、贫瘠泥炭地、裸露岩层地、松林、有橡树的荒原、择伐森林、沼泽和废弃的牧场，现已选育出适宜寒冷地区发展的优良栽培品种。绒叶越橘适应性强，分布范围最为广泛，海拔 1200m 以下的地区，干燥高地、裸露的岩层地、沼泽和高山草甸均有分布，也是商业生产中的主栽种，在排水良好的砂地生长最好。

二、蓝莓的主要品种

1900 年前后，北美开始人工驯化种植越橘，现已培育出上百种商用栽培品种，使其成为一类营养丰富、经济价值很高的果品资源。目前，全球蓝莓产区主栽品种包括：北高丛蓝莓品种中的都克、蓝丰、埃利奥特、泽西、德雷珀、雷戈西、布里吉塔、奥罗拉和蓝金；南高丛蓝莓品种中的奥尼尔、明星、绿宝石、追雪、比乐西、私人、卡米拉、苏兹蓝、温吐拉和 UF Varieties；以及兔眼蓝莓品种中的灿烂、粉蓝和奥克（李丽敏，2011；李亚东等，2016，2018，2021a；吴林，2016）。

我国蓝莓商业化种植起步较晚，致使目前国内生产用的主栽品种大部分来自国外。例如，北方产区的主要栽培品种有都克、蓝丰、北陆、德雷珀和利伯蒂；南方产区的主要栽培品种有奥尼尔、密斯梯、雷戈西、绿宝石、珠宝和天后等。最近三年来，极低或无需冷量的常绿品种也逐渐成为我国南方产区和北方温室生产的主流品种（李亚东等，2021b）。

同时，近些年国外蓝莓品种知识产权保护力度加大，进一步限制了我国对蓝莓新品种的引进和使用。面对这一"卡脖子"问题，大连大学和吉林农业大学等科研单位早在 10 年前便开展具有自主知识产权的蓝莓品种培育工作，先后选育及获批国内蓝莓优良品种 48 个。国内蓝莓种植企业也纷纷加紧投入，加入良种培养的"战场"。其中，浙江蓝美技术股份有限公司选育出的具备"对土壤条件要求不严、适应性广泛、种植容易、丰产稳产、果实花青素含量高和加工性能好"等优点的蓝莓良种——蓝美 1 号，已经成为我国南方产区乡村振兴、带动农户发展的优质加工型先锋品种，发展势头迅猛（李亚东等，2021b）。

三、蓝莓的栽培与生物学特性

蓝莓多为异花授粉植物。高丛蓝莓、矮丛蓝莓和半高丛蓝莓适宜在温带寒冷地区种植，北高丛蓝莓和一些半高丛蓝莓适宜在暖温带地区种植，兔眼蓝莓和南高丛蓝莓适宜在亚热带地区种植。在一个生长季节内蓝莓可多次生长，同一果穗上的果实不同时成熟，果穗顶部、中部的果实先熟，成熟时间一般在 6～8 月。同一品种和同株树上的果实成熟期一般在 30 天左右（商晓芳，2010）。

第三节　蓝莓的功能基础试验

大量研究表明，蓝莓具有抗炎、改善视力、降低肝损伤、减低肺损伤、保护神经、预防心血管疾病、减肥及调节肠道微生物等功能，符合典型的"superfruit"概念。这使得蓝莓及其提取物通常可作为单一营养食品，或与其他食品混合食用。蓝莓的营养功能与其成分息息相关，在掌握蓝莓宏观及微观成分的基础上，研究蓝莓及其提取物的功能特征已成为试验研究的常规策略。利用体内、体外试验不断探索蓝莓的功能领域及作用机理已成为研究其功能特性的有效手段。

一、功能成分分离和鉴定

从营养学的角度来看，蓝莓富含多糖、花色苷、酚酸、黄酮类化合物及维生素等多种功能成分。

其中，花色苷被认为是蓝莓中最主要的功能物质，含量可达到 3.86%（果皮 4.61%，果汁 1.29%）（李冬男，2016）。常见的蓝莓花色苷有 15 种，即矢车菊素（cyanidin）、飞燕草色素（delphinidin）、锦葵色素（malvidin）、芍药素（peonidin）和牵牛花色素（petunidin）等 5 种苷元，以及葡萄糖、阿拉伯糖和半乳糖 3 种糖基所组成的单糖至三糖苷。此外，还有天竺葵色素（pelargonidin）和鼠尾草色素（salvidin）等（Bunea et al.，2013；Buran et al.，2014；Flores et al.，2014）。同时，蓝莓的品种、栽培环境（气候、土质、水源等）、年份、树龄及收割期等都会对蓝莓花色苷的含量产生影响。

目前，花色苷分离与鉴定技术主要包括纸层析法、水解分析法、光谱分析法、液相色谱-电喷射离子化串联质谱、高速逆流色谱-质谱联用及生物分子相互作用分析-质谱联用等。实验室通常采用柱层析、高效液相色谱法、高速逆流色谱法对花色苷进行分离提纯，并采用光谱分析法对花色苷结构进行鉴定。这些方法也同样适用于蓝莓中其他功能成分的分离与鉴定。

二、功能成分营养学特点

蓝莓营养成分的消化、吸收、代谢、生物利用等情况与营养成分的分子结构有关（Mazza et al.，2002）。目前关于花色苷的研究主要集中在蓝莓提取物以及复合或单一花色苷上，通过检测不同消化时间内蓝莓提取物、花色苷及其代谢产物在体内血液、尿液及粪便中的含量或抗氧化能力来确定蓝莓提取物及花色苷的代谢特征（Charles et al.，2013；Correa-Betanzo et al.，2014）。其中，花青素以糖基化和酰化形式在人体中被吸收（Scherm and Krewer，2003），并可通过消化过程在除血脑屏障以外的组织（肝脏、眼睛、皮质和小脑等）中产生积累（孟宪军等，2013）。

通常情况下，蓝莓花色苷在口腔内可以通过酸碱环境和口腔细菌酶作用水解成酚酸或相应的苷元；在胃部高酸环境下相对稳定，并被胃吸收，只有一小部分被水解；大部分花色苷在肠道碱性及微生物环境下被分解为小分子酚酸和醛，并通过肠道上皮被动扩散或被主动转运体转运（Han et al.，2019）。

总体来看，蓝莓花色苷及其提取物在体内的生物利用率较低（Rodrigo et al.，2016），利用多糖、蛋白质等微胶囊化处理可在一定程度上提高其生物利用率（Flores et al.，2014；Fernandes et al.，2018），不同类型的饮食也会影响蓝莓花色苷及其提取物的代谢过程（Cebeci and Sahin-Yesilcubuk，2014；Del et al.，2012；Kuntz et al.，2015；Ribnicky et al.，2014）。

三、功能成分的细胞、动物试验

目前，使用细胞、动物等试验研究蓝莓的营养功能已成为普遍的技术手段，通过培养不同细胞，以及建立特种生理动物模型定向研究不同蓝莓摄入剂量对相应生理生化功能的改善作用，进而科学评估蓝莓及其提取物的功能价值，为蓝莓健康食品的开发提供试验依据。

（一）缓解炎症

炎症过程是一些慢性疾病（糖尿病、心血管疾病、关节炎和骨质疏松症）发展的重要因素。Lau 等（2007）发现在由脂多糖激活的 BV2 小胶质细胞形成的细胞条件培养基中，蓝莓提取物可降低一氧化氮合酶和环氧合酶-2 的 mRNA 及蛋白质表达水平，抑制炎症介质一氧化氮的生成，以及细胞因子白细胞介素-1β 和肿瘤坏死因子（tumor necrosis factor，TNF）-α 的生成，减弱脑小胶质细胞的炎症反应。Vendrame 等（2013）利用含有 8 %野生蓝莓的饮食（近似人体摄入量）喂养 Zucker 大鼠，8 周后发现大鼠血浆的 TNF-α、白细胞介素-6 和 C-反应蛋白浓度显著降低，脂联素浓度显著升高，说明野生蓝莓具有通过调节炎症通路改善肥胖促炎状态的能力。Nair 等（2014）将 12 周的雄性 Sprague-Dawley（SD）大鼠分成两大组，每组再分成 6 小组，每小组 8 只，每组大鼠接受蓝莓溶液或盐水灌胃 2 天。一组大鼠用蓝莓和盐水灌胃并注射脂多糖（10mg/kg bw），另一组大鼠在脂多糖注射前 2h 注射 TLR4-特异性抑制肽（0.1mg/kg，静脉注射）。试验结果证明了蓝莓可以通过抑制 TLR4 及其对炎症和氧化应激通路产生的后续效应来减少急性肾损伤的发生。Pervin 等（2015）利用 3% 的右旋糖酐硫酸钠诱导雌性 BALB/C 小鼠产生急性溃疡性结肠炎，通过口服蓝莓提取物、常规给药治疗研究，发现蓝莓提取物可显著降低疾病活动度指数，提高结肠的宏观及组织学评分，显著减少结肠髓过氧化物酶积累和丙二醛含量，以及血清中前列腺素 E2 水平，增加血清超氧化物歧化酶和过氧化氢酶含量，证明了蓝莓提取物能够减轻或预防结肠炎的发生。

Tian 等（2020）通过检测矢车菊素-3-葡萄糖苷预处理后胃上皮细胞在幽门螺杆菌脂多糖诱导下 DNA 复制、凋亡以及炎症水平的变化发现，矢车菊素-3-葡萄糖苷可以抑制 Toll 样受体 2 和 Toll 样受体 4 的表达水平，导致核转录因子-κB（NF-κB）通路的激活受到抑制，有效缓解幽门螺杆菌脂多糖诱导的胃上皮细胞 DNA 异常复制以及炎症反应，并能够诱导脂多糖处理过的胃上皮细胞发生凋亡（图 1-1）。

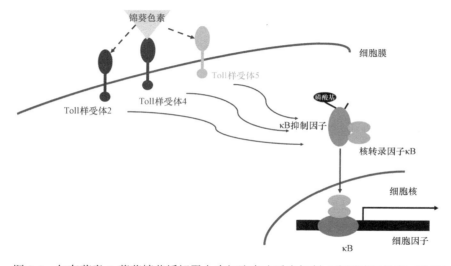

图 1-1　矢车菊素-3-葡萄糖苷缓解胃上皮细胞炎症反应机制（彩图请扫封底二维码）

Torri 等（2007）采用抗炎和抗伤害感受模型研究了蓝莓浆果对炎症性疾病的影响，5 组大鼠以 100mg/kg、200mg/kg 或 300mg/kg 的剂量口服粗水醇提取物，进行卡拉胶试验、组胺试验、髓过氧化物酶（MPO）试验、肉芽肿组织分析、腹部收缩和福尔马林试验，发现大鼠足水肿率显著降低。考虑到蓝莓的粗提物表现出抗伤害和抗炎活性，食用蓝莓可能有助于炎症性疾病的治疗。Esposito 等（2014）确定了蓝莓生物活性物保护小鼠原生 264.7 巨噬细胞免受脂多糖诱导的炎症的能力。研究人员将粗提物（CE）分为富含多酚（PPR）、富含花青素（ANC）、富含原花青素（PAC）馏分和乙酸乙酯（EA）馏分，结果显示，PPR、ANC 和 PAC 组分能有效抑制急性炎症的 mRNA 生物标志物（Cox-2、iNOS 和 IL-1 抗炎基因），并发现锦葵色素-3-葡萄糖苷在体外降低促炎基因的表达方面明显比表儿茶素或绿原酸更有效。Su 等（2017）通过使用脂多糖（LPS）诱导的 264.7 巨噬细胞，研究了蓝莓富集多酚部位的抗炎性。相关性分析表明，蓝莓多酚组分的抗氧化活性和抗炎活性与其酚酸含量呈正相关。虽然蓝莓富含多酚的部位可以不同程度地抑制 microRNA（miR-21、miR-146a 和 miR-125b），但未观察到酚酸的显著作用。这些 miRNA 的抑制主要归因于蓝莓多酚富集部位中存在的其他化合物。这是首次对中国蓝莓的酚酸含量、抗氧化和抗炎活性以及 miRNA 调控进行评价的研究。Figueira 等（2016）在大鼠卡拉胶致足跖水肿模型和胶原诱导关节炎模型中研究了蓝莓提取物的抗炎作用。通过对果实和提取物总酚含量的化学表征，研究了提取物的抗氧化潜能、细胞抗氧化活性和对中性粒细胞氧化爆发的影响，发现提取物能明显抑制急性大鼠足跖水肿的形成。在胶原诱导的大鼠关节炎模型中，通过口服摄入标准提取物能显著抑制关节炎临床症状的发展，以及骨吸收、软组织肿胀和骨赘形成的程度，从而改善动物的关节功能。

以上试验说明，蓝莓及其提取物可以通过调节炎症信号通路降低炎症的发生，进而对炎症引起的疾病产生一定的预防及治疗效果。

（二）缓解视疲劳

常吃蓝莓可以缓解视疲劳，这极有可能与蓝莓的抗氧化作用有关。Huang 等（2018）利用含量为 10μg/ml 的蓝莓花青素提取物及其主要成分锦葵色素、锦葵色素-3-葡萄糖苷、锦葵色素-3-半乳糖苷研究其对高糖诱导的人视网膜毛细血管内皮细胞损伤的保护作用，发现蓝莓花青素可通过抗氧化和抗炎机制保护人视网膜毛细血管内皮细胞，从而预防糖尿病引发的视网膜病变。孟宪军等（2013）选取 50 只 SD 大鼠随机分为正常对照组、光损伤模型组，以及蓝莓花色苷低、中、高剂量组，评价蓝莓花色苷对大鼠视网膜光损伤的保护作用。研究发现，蓝莓花色苷中、高剂量组与光损伤模型组比较，视网膜结构层次分明，细胞排列整齐；蓝莓花色苷各剂量组可有效防止视网膜外核层厚度变薄及视网膜总蛋白含量减少；中、高蓝莓花色苷剂量组可显著提高视细胞超氧化物歧化酶、谷胱甘肽过氧化物酶的活性并降低丙二醛含量；蓝莓花色苷各剂量组乳酸脱氢酶活性较模型组无明显差异，试验结果说明蓝莓花色苷对大鼠视网膜光损伤有明显的保护作用，其机制可能与抗脂质过氧化作用有关。

（三）有助于维持血糖健康水平

维持血糖健康水平已成为蓝莓功能研究的新方向。Prior 等（2010）在低脂饮食（10%能量来源于脂肪）和高脂饮食（45%能量来源于脂肪）中加入蓝莓汁（含花青素 0.2mg/ml）或纯化蓝莓花青素（含花青素 1.0mg/ml）喂养雄性 C57BL/6J 小鼠（25 日龄）72 天，研究发现低剂量的花青素溶液相比于蓝莓汁更具有预防肥胖的作用。Sunhye 等（2018）利用低脂（10%脂肪）、高脂（45%脂肪或含 10%蓝莓粉）鼠粮分别喂养 24 只雄性 Wistar 大鼠（体重 260~270g，每组 8 只）8 周，其中低脂喂养组大鼠自由喂养，高脂及含蓝莓高脂喂养组大鼠按纤维和糖含量配对喂养，研究结果显示补充蓝莓可以改变高糖饮食喂养的雄性大鼠肠道微生物的组成，改善其全身炎症和胰岛素信号。Guo 等（2019）发现蓝莓提取物可以增加棕色脂肪组织的能量消耗，通过干预胆汁酸受体 TGR5 和 FXR 的通路改善肝脏的脂质代谢，进而改善由饮食和基因诱导的代谢综合征。Defuria 等（2009）利用低脂（10%能量来源于脂肪）饮食、高脂（60%能量来源于脂肪）饮食以及含有 4%蓝莓全粉的高脂饮食分别喂养雄性 C57Bl/6J 小鼠 8 周，发现用高脂饮食中添加

4%蓝莓全粉喂养的小鼠避免了由于脂肪细胞改变与修复而引发的胰岛素耐受性和高血糖症状，蓝莓花色苷可能通过调节促分裂原活化蛋白激酶和核转录因子应激信号通路改变脂肪细胞生理和 *ATMΦ* 基因表达，进而对抗肥胖引发的相关病理特征。

Tian 等（2019）研究发现，从蓝莓中分离得到的矢车菊素-3-阿拉伯糖苷选择性抑制 PTP1B，通过调节 IRS1/PI3K/AKT/GSK3β 通路促进糖原合成，同时增强了胰岛素信号通路转导，进而促进葡萄糖转运蛋白-4 向细胞膜的转运，从而缓解胰岛素抵抗和高血糖症状。Sasaki 等（2007）证明矢车菊素-3-葡萄糖苷能够降低糖尿病小鼠体内视黄醇结合蛋白 4（RBP4）、炎性脂肪细胞因子（单核细胞趋化蛋白-1 和肿瘤坏死因子-α）表达，明显下调糖尿病小鼠体内血糖水平，改善了高血糖症，提升了小鼠的胰岛素敏感性（图 1-2）。Li 等（2021）研究发现蓝莓原花青素 B1（PB1）、原花青素 B2（PB2）可下调胰岛素抵抗 HepG2 细胞中 2 型糖尿病（T2DM）靶点酶蛋白酪氨酸磷酸酶 1B（PTP1B）的表达水平，并利用 PB1、PB2 分别与 PTP1B 进行分子互作研究，发现 PB1、PB2 能通过氢键自发地与 PTP1B 结合，并改变 PTP1B 的二级结构，进而产生对 PTP1B 的抑制作用，改善细胞血糖代谢能力。

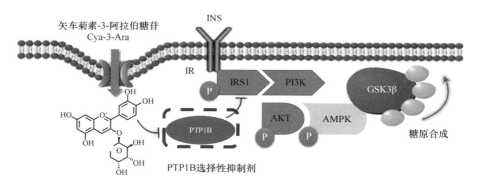

图 1-2　矢车菊素-3-阿拉伯糖苷为代表的蓝莓花色苷作为 PTP1B 选择性抑制剂的抑制机制和作用通路（彩图请扫封底二维码）

PTP1B. 蛋白酪氨酸磷酸酶 1B；IR. 胰岛素受体；GSK3β. 糖原合成酶激酶 3β；INS. 胰岛素；PI3K. 磷酸肌醇-3-激酶；AKT. 蛋白激酶 B；AMPK. AMP 依赖的蛋白激酶；IRS1. 胰岛素受体底物 1

（四）有助于维持血压健康水平

当血管紧张素 II 刺激血管平滑肌细胞时，烟酰胺腺嘌呤二核苷酸磷酸（NADPH）氧化酶的某些同工酶被激活，同时产生了超氧化物。这种作用是由细胞膜中的 AT1 受体介导的，随之将激活 NF-κB 途径。de Pascual-Teresa（2014）分析了一系列花色苷及其潜在的分解代谢产物，研究它们对血管紧张素转换酶（ACE）的抑制作用，然后挑选出具有较高抑制潜能的代谢产物并计算半抑制浓度（IC_{50}）。通过这种方法，证明了所检测的花色苷相对于酚酸和羟基酚酸更为有效。而飞燕草色素、矢车菊素和天竺葵素在抑制 ACE 方面效果较好，但甲氧基化的锦葵色素和芍药素的活性较低。

（五）有助于维持血脂健康水平

李修英等（2014）将 60 只 Wistar 大鼠随机分成空白组、模型组，以及蓝莓花色苷低[100mg/(kg·d)]、中[200mg/(kg·d)]、高[400mg/(kg·d)]剂量组各 12 只，按照各自喂养方式喂养，第 12 周检测大鼠血清总胆固醇（TC）、三酰甘油（TG）、低密度脂蛋白胆固醇（LDL-C）、高密度脂蛋白胆固醇（HDL-C）、丙二醛（MDA）、超氧化物歧化酶（SOD）的水平，并用透射电镜观察主动脉弓的超微结构，发现蓝莓花色苷对大鼠动脉粥样硬化有预防和治疗作用，能够有效地清除损害动脉内膜的过氧化物及超氧化离子，降低大鼠动脉粥样硬化发生的危险性。

以上研究结果表明，花色苷在预防心血管疾病和神经系统疾病方面发挥了有益作用。

（六）有助于调节肠道菌群

近年来，肠道微生物改善机体健康的研究不断深入，为研究食品对人体健康的影响带来了新思路。通过对蓝莓代谢途径研究发现，蓝莓的功能成分大部分在肠道内被微生物所利用，其分解产生的各级代谢产物一方面被机体吸收产生相应的生理功能，另一方面成分代谢也会引发肠道微生物的菌种组分发生改变。Rodríguez-Daza 等（2020）将野生蓝莓多酚提取物划分为三种，分别为花青素和酚酸，低聚原花青素、酚酸和黄酮醇（聚合度<4），原花青素聚合物（聚合度>4）。分别测定三种野生蓝莓多酚提取物对高脂高糖饮食诱导的肥胖小鼠心脏代谢参数、肠道微生物组成和肠道上皮组织的影响。经 8 周喂养后检测发现，原花青素聚合物提高了大鼠肠道中分泌黏液的杯状细胞的数量及产液阿德勒克罗伊茨菌的比例，在调节肠道微生物群和修复结肠上皮黏液层方面具有关键作用。Si 等（2021）利用 C57BL/6 小鼠研究蓝莓花青素提取物对高脂饮食引起的氧化应激的影响发现，蓝莓花青素提取物及其代谢产物可增加肠道细菌多样性、激发益生菌（双歧杆菌和乳酸杆菌）和产短链脂肪酸微生物（罗氏菌属、粪杆菌属和副拟杆菌属）的活力，提升短链脂肪酸水平，恢复结肠黏膜和重组肠道微生物组成，使小鼠血清中脂肪酸种类向不饱和/饱和比率升高的方向转变，磷脂物质向富集 n-3 型多不饱和脂肪酸组合物方向发展，进而有助于机体氧化损伤和神经退行性变的预防。

Jiao 等（2019）给 4 周龄 C57BL/6J 小鼠喂食正常膳食或者含或不含多酚提取物（PPE）、奥利司他的高脂饮食（HFD），持续 12 周。结果发现，喂食 HFD 的小鼠体重增加，脂肪组织重量增加，脂代谢紊乱；而喂食 PPE 抑制体重增加，使脂质代谢恢复正常。此外，对粪便微生物的 16S rRNA 基因测序表明，PPE 改变了 C57BL/6J 小鼠肠道菌群的组成，且对特定细菌具有调节作用，如变形杆菌、脱铁杆菌、放线菌、双歧杆菌、脱硫弧菌、安德克氏菌、螺杆菌、柔螺菌和普氏菌。

（七）辅助改善记忆

神经退化是指神经元结构和功能逐渐丧失，包括神经元死亡和胶质细胞平衡，会导致记忆力减退、痴呆等认知障碍。

Vyas 等（2015）制备大鼠脑源性细胞培养物，经 2 周培养后用谷氨酸（0.1mmol/L）处理 24h，经测定发现蓝莓果实和叶片提取物对神经细胞均有显著的保护作用。Papandreou 等（2009）发现短期补充蓝莓提取物后，成年雄性 BALB-C 小鼠具有较高的大脑抗氧化性能和抑制胆碱酯酶活性的能力。Casadesus 等（2004）将雄性 F344 大鼠分为两组，经过 8 周控制饮食及蓝莓提取物饮食（20g/kg）喂养后，径向臂水迷宫、解剖试验分析表明，蓝莓提取物饮食组大鼠的海马神经元增殖、细胞外受体激酶激活、IGF-1 和 IGF-1R 水平等海马神经元可塑性的指标都有所增加。Duffy 等（2008）利用含有 2%蓝莓提取物的饮食或控制饮食喂养年轻的雄性 F344 大鼠至少 8 周，然后向大鼠双侧海马体注射红藻氨酸（200ng/0.5μl）或磷酸盐缓冲生理盐水。1 周后，让大鼠连续接受单向主动避足训练及 14 个单元 T 形迷宫训练。通过研究分析表明，添加蓝莓饮食可显著减少红藻氨酸注射引发的大鼠海马体神经元损害，可用于防止神经退行性病变和兴奋毒性，以及氧化应激介导的认知障碍。同时，富含蓝莓的饮食可短期干预海马体中 Hsp70 介导的保护作用，改善老年大鼠大脑中的一些神经退行性过程（Galli et al.，2006）。孟宪军等（2011）采用 Morris 水迷宫试验和游泳试验，发现蓝莓提取物可显著改善 D-半乳糖对 SPF 小鼠（雌、雄各半，共 100 只）产生的记忆力减退及衰老症状。

以上研究表明，蓝莓饮食的高抗氧化活性在一定程度上可以缓解机体神经细胞的氧化损伤，保护神经组织，辅助改善记忆，延缓认知障碍的发生。

（八）有助于维持心血管健康水平

心血管疾病已成为威胁我国人民身体健康的主要疾病，而机体中低密度脂蛋白的氧化被认为与心血管疾病的形成关系密切。因此，蓝莓营养成分的抗氧化性对心血管疾病具有天然的预防作用。Sun 等（2019）通过测量暴露于阿霉素的 H9c2 心肌细胞的氧化应激和细胞死亡标记物，发现野生蓝莓提取物可以通过减少细胞氧化应激和凋亡来减轻阿霉素对 H9c2 心肌细胞的损伤，但商业栽培蓝莓并不具有上述效果。Tang 等（2019）通过测定蓝莓对血浆混合物中内皮细胞黏附分子-1（ICAM-1）、血管细胞黏附分子-1（VCAM-1）及 E-选择素表达影响时情况发现，蓝莓中的酚酸代谢物可以调节单核细胞与血管内皮的黏附，帮助维持血管健康。

（九）有助于改善肺损伤

蓝莓及其副产物的高抗氧化活性是其营养功能作用的主要产生途径。

通过对雄性 SD 大鼠口服蓝莓花青素提取物[20mg/(kg·d)、80mg/(kg·d)]前、后 7 天分别注射环磷酰胺（100mg/kg，腹腔注射，单次给药），结果显示蓝莓花青素提取物组大鼠的肺损伤评分、肺/体重值、溶酶体蛋白酶活性、肺通透性、中性粒细胞浸润数、闭合蛋白-4 及紧密连接相关蛋白-1 等生理生化指标相对于环磷酰胺组均有改善，且呈剂量依赖性，蓝莓花青素提取物对环磷酰胺诱导的肺毒性、氧化和炎症具有一定的保护作用。Liu 等（2015）选取 6 周龄雄性 SD 大鼠灌胃蓝莓花色苷[20mg/(kg·d)和 80mg/(kg·d)]持续 4 周，每 7 天用 LEKTA 精密直线加速器辐射小鼠一次，剂量为 20Gy。研究期间，观察结果显示，辐射组大鼠虚弱、呼吸急促的状况有所好转，且改善了辐射所致的大鼠体重下降和肺/体重值增加。人肺泡上皮细胞被辐射后，用 75mg/ml 蓝莓花色苷处理 72h，结果表明，蓝莓花色苷可明显减轻放射性肺损伤、肺胶原沉积和细胞凋亡，同时降低 siRNA 靶向蛋白激酶 R（PKR）的表达、活化水平；另外，蓝莓花色苷通过调节 Bcl-2、Bax

和 Caspase-3 等细胞因子的表达，保护辐射的细胞免于凋亡。以上结果证明蓝莓花色苷通过 PKR 信号通路有效地减轻了放射性肺损伤。

（十）有助于缓解非酒精性脂肪肝

除减轻肺损伤外，蓝莓对非酒精性脂肪肝也具有一定的缓解作用。

Li 等（2020）利用人类肝癌细胞系 HepG2 细胞，并将雄性 SD 大鼠按照正常饮食组、高脂饮食组、高脂高剂量组（400mg/kg）、高脂低剂量组（100mg/kg）随机分为 4 组（每组 6 只），灌胃 9 周，研究蓝莓叶多酚对非酒精性脂肪肝的治疗作用，结果发现蓝莓叶多酚可以改善线粒体损伤和抗氧化防御，进而缓解肝脂肪变性、氧化应激和炎症，最终缓解非酒精性脂肪肝。

（十一）有助于抑制肿瘤细胞增殖

目前，一些研究表明蓝莓提取物在一定程度上对部分肿瘤细胞活性具有抑制作用。Adams 等（2010）在研究蓝莓提取物对三阴性乳腺癌细胞系的化学预防活性时发现蓝莓可降低 HCC38、HCC1937 和 MDA-MB-231 细胞的增殖，但对非致瘤性 MCF-10A 细胞系无影响。利用细胞和雌性 BALB/C NU/NU 无胸腺小鼠实验证明了蓝莓提取物可以通过调节 NF-κB/PI3K/AKT 通路来抑制 MDA-MB-231 细胞的生长及潜在转移性。Nilsson 等（2016）利用丁基羟基茴香醚、丙酸和瑞典无烟烟草等非基因毒性物质的刺激作用处理大鼠前胃发现，蓝莓（越橘）溶液对瑞典无烟烟草诱导的大鼠前胃上皮细胞增殖有显著的抑制作用。同时也有研究表明，蓝莓提取物能够在体外有效抑制结肠细胞（HT-29 和 HCT116）、前列腺细胞（LNCaP）、乳房细胞（KB 和 CAL-27）、子宫颈细胞（HeLa）、卵巢细胞（A2780）和皮肤细胞（B16F10）的活性（Diaconeasa et al.，2015；Seeram et al.，2006）。

（十二）有助于抵抗紫外线照射损伤

紫外线是引起机体老化的常见因素。Wang 等（2019）利用蓝莓提取物处理单独或共同培养的人类皮肤角化细胞和人类包皮成纤维细胞，将样品暴露在短波紫外线下进行研究发现，蓝莓提取物可以降低细胞的 DNA 断裂，抑制 MMP-1 和炎症因子的表达，通过降低并抑制 MAPK 通路中 MMP-1、c-fos、c-jnu 蛋白的积累来实现其对紫外线照射的保护作用。这为蓝莓面霜、面膜等化妆品的开发提供了一定的理论依据。

第四节　蓝莓的功能临床试验

在细胞及动物试验的基础上，开展蓝莓及其提取物的人体临床试验，将进一步明确人体摄入蓝莓及其提取物产生的真实代谢过程及功能特征，更好地完善蓝莓功能食品的开发理论基础。但人体临床试验相对于细胞、动物试验来说，较难开展，特别是人群的选择及食物的摄入都要有更高的标准及严格的试验流程，因此现阶段可以开展的人体临床试验相对较少。为了使读者较好地了解蓝莓的功能特性，本节选择了开展较多的几类蓝莓临床功能试验进行说明。

一、有助于抗氧化

McAnulty 等（2011）招募 25 名训练有素的受试者并随机分为蓝莓组（N=13）和对照组（N=12）。蓝莓组连续 6 周每天摄入 250g 蓝莓，并在另外食用 375g 蓝莓 1h 后，进行 2.5h 最大耗氧量为 72% 的跑步训练。对照组按照受试者平时饮食进食。在运动前和运动后立即采集血液、肌肉和尿液样本，并在运动后 1h 采集血液和尿液样本。检测血液中 F2-异前列腺素、皮质醇、细胞因子、同型半胱氨酸、白细胞、T 细胞、自然杀伤因子（NK）、淋巴细胞等指标，并研究蓝莓摄入对氧化应激、炎症和免疫系统激活的影响，以及血浆中铁的降低对抗氧化能力的影响。肌肉活检检查糖原和 NF-κB 表达，以评估应激和炎症。检测尿液中 DNA（8-OHDG）和 RNA（5-OHMU）的修饰作为核酸氧化的标记。蓝莓组中 F2-异前列腺素和 5-OHMU 的增加明显减少，而血浆 IL-10 和 NK 细胞计数明显增加，其他所有标记物的变化没有显著差异。可见每天摄入蓝莓 250g，6 周后可增加 NK 细胞计数，急性摄入可降低氧化应激、增加抗炎细胞因子。

二、有助于维持血糖健康水平

糖尿病是因胰岛功能减退或产生胰岛素抵抗而引起碳水化合物代谢紊乱的代谢障碍性疾病，已成为危害我国国民身体健康的重要慢性疾病，其发病率逐年上升，且呈现年轻化倾向。细胞、动物试验已证明蓝莓具有降糖作用，在此基础上，Kalt 和 McDonald（1996）在经过严格身体指标检查筛选到符合要求的 52 名患有 2 型糖尿病的美国退伍军人中（平均年龄 67 岁，平均体重 102kg）进行冷冻干燥蓝莓或安慰剂干预试验。在 8 周的试验期内要求每位受试者在早餐和晚餐以及他们的典型饮食中分别摄入 11g 冷冻干燥蓝莓或安慰剂（22g/d）。通过测定参与者血液中平均糖化血红蛋白、果糖胺、甘油三酯、天冬氨酸转氨酶及丙氨酸转氨酶含量表明食用冷冻干燥蓝莓组的指标明显低于服用安慰剂组，但空腹血糖、血清胰岛素、总胆固醇、低密度胆固醇、高密度胆固醇、C-反应蛋白等物质浓度、血压及体重等指标与安慰剂组相比没有显著差异。受试人群摄取蓝莓提取物（9.1mg 花色苷/d）8 周后空腹血糖降低，摄取蓝莓粉制剂（1g/d，9.8mg 花色苷/g）干预饮食 12 周后降低了空腹血糖，改善了 2 型糖尿病患者餐后血糖浓度和糖化血红蛋白的水平（Cao et al.，2019）。这种抑制效果与其花色苷和花色苷原含量呈剂量依赖关系，其潜在机制可能是花色苷与麦芽糖具有相似的化学结构，对 α-葡萄糖苷酶降解底物（麦芽糖）产生了竞争性抑制。

三、有助于维持血压健康水平

Stull 等（2015）发现患有代谢综合征的成年人食用蓝莓可以改善内皮功能，但对血压水平没有改善。然而，Johnson 等（2015）在评估每日蓝莓摄入量对绝经后妇女（患有 1 级高血压）的影响时观察到血压伴随动脉僵硬度的降低而降低。Riso 等（2013）选择 18 名男性志愿者[平均年龄 47.8 岁、平均体重指数（body mass index，BMI）24.8kg/m^2]，按照交叉设计使志愿者每天服用野生蓝莓粉 25g（含花色苷 375mg）或安慰剂 6 周，两者交叉前间隔 6 周。研究结果表明：服用野生蓝莓粉 6 周后，人体 DNA 碱基氧化水平明显降低，DNA 抗氧化损伤能力增强，具有通过调节内皮细胞保护心脑血管的作用。Rodriguez-Mateos 等（2013）对 21 名健康男性进行了两项随机、对照、双盲、交叉的人类干预试验。通过分别评价机体在服用含有 766mg、1278mg 和 1791mg 总蓝莓多酚或匹配微量营养素饮料（不含蓝莓多酚）后 0h、1h、2h、4h、6h 的肱动脉内皮依赖性血管舒张率、多酚吸收和代谢情况，发现蓝莓多酚对健康男性血管功能的改善与蓝莓摄入量及摄入时间具有显著依赖性，这种现象可能与酚类代谢物对中性粒细胞 NADPH 氧化酶活性的循环影响有关。

Hassellund 等（2012）设置的一项双盲交叉研究中，31 名 35~51 岁的男性被随机分配，他们的血压大于 140mmHg[①]/90mmHg，没有服用抗高血压或降脂药物，每天服用安慰剂和 640mg 花色苷。治疗时间为 4 周，预试期为 4 周。与安慰剂治疗相比，花色苷治疗后的高密度脂蛋白胆固醇和血糖显著升高（分别为 $P=0.043$ 和 $P=0.024$）。对体内炎症和氧化应激无影响，但对血友病因子有较高的影响（$P=0.007$）。在摄入花色苷 1~3h 后，血浆多酚含量显著增加。Fallah 等（2020）综合分析评估了摄入花色苷对血管炎症标志物的影响。在成年人中进行的平行或交叉随机对照试验表明，摄入花色苷显著降低 C-反应蛋白、白细胞介素-6、肿瘤坏死因子-α、细胞间黏附分子-1 和血管细胞黏附因子-1 水平，而脂联素水平显著升高。结果表明，摄入花色苷降低了血管炎症的指标表达水平。以上这些均表明适量食用蓝莓对人体心脑血管系统产生了一定的保护作用。

四、有助于维持血脂健康水平

维持血脂健康水平是蓝莓副产物的重要功能。Shoji 等（2020）研究蓝莓叶对餐后高脂血症的疗效时，将 10 名年龄 20~60 岁、空腹血清 TG 水平为 1.13~2.25mmol/L 的受试者（男、女各 5 人）进行随机、双盲、交叉设计试验研究。受试者在高脂餐前饮用含蓝莓叶饮料或安慰剂饮料。分别在试验前和试验后 1h、2h、3h、4h、5h 采集血液样本，研究发现蓝莓叶饮料能够显著降低餐后血清 TG 和残余样颗粒胆固醇（RLP-C）浓度，并通过延迟胃排空的途径改善高甘油三酯血症。

五、有助于辅助改善记忆

目前，蓝莓对神经功能的保护作用在临床中主要关注其改善老年认知障碍的能力。孙寿丹（2013）将患有轻度认知障碍的 46 名老年志愿者分成两组，一组在日常饮食中连续 12 周服用蓝莓提取物（1.0g/d），另一组作为空白对照组。通过研究个体基本认知能力（BCAT）测验的得分发现：补充蓝莓提取物组受试者的总 BCAT 评分、空间想象效率、工作记忆和识别记忆均较对照组显著提高，但血清中的炎症因子（IL-6 和 TNF-α）水平无明显变化，表明蓝莓提取物有改善轻度认知障碍老年患者认知功能的效果。Miller 等（2018）选择年龄在 60~75 岁的 13 名男性和 24 名女性参与随机、双盲、安慰剂对

---

① 1mmHg=1.333 22×10^2Pa。

照试验，在 90 天内每天食用 24g 冷冻干燥的蓝莓或蓝莓安慰剂之后，受试人员分别在 0 天、45 天、90 天完成平衡、步态和认知测试，结果显示老年人在日常饮食中增加适当的蓝莓摄入可以显著提高语言学习及测试、任务切换等认知能力。

六、有助于调节肠道菌群

在开展动物肠道试验的基础上，将蓝莓改善肠道微生物的作用引入临床研究中。Vendrame 等（2011）将 20 名符合要求的健康男性[年龄（45.9±8.6）岁，BMI（25.1±2.8）kg/m^2]分为两组。第一组除日常饮食之外，前 6 周每天喝一杯蓝莓饮料（25g 野生蓝莓粉、250ml 水），后 6 周服用安慰剂饮料（250ml 水、7.5g 果糖、7g 葡萄糖、0.5g 柠檬酸、0.03g 蓝莓香精、280μl 含量为 1%的诱惑红、70μl 含量为 1%的亮蓝）；第二组的受试者先服用安慰剂饮料，再服用野生蓝莓饮料。经试验发现，蓝莓饮料可显著增加人体肠道中双歧杆菌、嗜酸乳杆菌的数量，有利于调节肠道菌群的组成。

第五节　蓝莓功能产品开发现状及发展趋势

蓝莓的营养特点已成为国民健康营养补充的首选品类，也已成为保健功能产品开发的重要原料。目前，我国 15%左右的蓝莓用于加工生产，主要有果酒、果汁、果干、酵素、乳制品、化妆品、保健品等。预计到 2025 年，蓝莓加工品年产值将达 200 亿元以上，发展潜力巨大。

一、产品分类及开发特点

（一）蓝莓果酒

蓝莓果酒中的花色苷是蓝莓果酒功能的主要载体。相对于配制果酒，发酵蓝莓果酒能够保留蓝莓的营养物质和特有风味。通过果胶酶前处理（薛桂新和刘小国，2010）、优化发酵工艺（李安等，2020）、加速催沉等手段，可有效提高产品中花青素及总酚等功能活性物质的含量，提升产品总抗氧化能力。利用甘露糖蛋白等（Sun et al.，2019）可改善产品中花色苷的稳定性，使蓝莓果酒保持良好的色泽及口感。

（二）蓝莓果汁

蓝莓果汁是蓝莓加工消费的重要品类。在果汁加工及储藏过程中，环境因素变化引起的花色苷降解是影响蓝莓果汁功能品质的主要原因。通常提高蓝莓果汁中花色苷稳定性的措施有以下 4 个方面：一是缩短加工过程中花青素的提取时间，用离心方式进行果汁澄清处理分离过滤，减少花青素与环境的接触；二是充氮处理或添加维生素 C、低浓度 Mg^{2+} 等，提高花青素的稳定性；三是适当添加稳定剂、乳化剂等；四是将蓝莓果汁在低温条件下储藏。除以上技术外，利用超高压（谢旭，2020；朱金艳等，2021）、脉冲电场（Tony et al.，2017）及超声波（Zhu et al.，2017）等物理手段在低温条件下对果汁进行杀菌、灭酶处理已成为花色苷等具有热敏感性成分果汁加工生产的发展方向。同时,利用益生菌发酵(刘鑫等,2018;罗泽江等,2019;Gao et al.,2022)丰富蓝莓果汁的营养成分,提高其多酚成分的生物利用度等也是未来蓝莓果汁发展的重要方向。

(三)蓝莓干燥产品

蓝莓果茶、果脯、果粉等产品是采用不同的干燥技术制备而成的蓝莓加工产品。近年来,随着人们对饮食要求的不断提高,低糖或无糖果干受到大家的喜爱。但是,国内关于低糖蓝莓果干的研究较少。李斌等(2014)采用响应面法优化了蓝莓果脯真空渗糖工艺,解决了低糖果脯在工艺上存在的渗糖时间长、汁液流失、颜色变化等问题。除蓝莓果干外,利用热风干燥、微波干燥、冷冻干燥、真空干燥、脉冲真空干燥、喷雾干燥、红外干燥、热风-微波真空联合干燥等技术生产的蓝莓果茶及果粉受到市场的追捧。特别是使用包埋(Lim et al.,2011)、脉冲真空干燥及联合干燥技术(Alejandro et al.,2011;邵春霖等,2013;Victor et al.,2019)生产蓝莓功能干燥产品将成为未来的研究热点。

(四)蓝莓提取物

蓝莓提取物含有大量的花青素、多糖及黄酮等成分,是抗氧化和美白功能食品及化妆品的天然原料库。以蓝莓提取物为主要成分的药品、保健品及化妆品等产品开发现已成为蓝莓功能产品发展最为重要的方向。同时,有研究报道(朱纪林和郝建宏,2019)显示,2012~2018年期间,有关蓝莓化妆品的专利申请数量呈现上升趋势。但目前国内大部分生产企业还停留在为国外厂商提供蓝莓提取物原料的阶段。部分食品、药品及化妆品企业虽已投入资源用于相关产品开发,但产品在国内市场的占有率仍偏低。

二、市场存在的问题及发展趋势

目前,在原有蓝莓加工品类的基础上,以蓝莓复合汁、非浓缩还原汁(NFC)果汁、功能性果汁、无糖果干,以及以蓝莓花青素、黄酮、多糖、多酚等功能成分为代表的功能食品、保健品及化妆品等产品市场已成为各大厂商较力的"战场"。产品加工技术革新极大地丰富了蓝莓功能产品的品类,但在产业发展上还需要解决一系列关键问题。

(一)活性成分利用率低

蓝莓中花色苷、多酚、黄酮等活性成分种类虽然丰富,但由于活性成分的化学性质、存在形式及人体消化环境等因素影响,大部分功能成分还没有到达作用区域前就已经分解,或随着其他未消化食物成分排出体外,使其在人体中的生物利用率较低。因此,如何提高花色苷的生物利用率已成为未来蓝莓功能产品开发的主攻方向。

(二)功效作用理论研究不系统

以细胞、动物及临床人体试验组成的三级蓝莓花色苷功能研究系统虽已全面开展,但花色苷对人体系统的综合影响,以及通过与产品中其他成分或人体组织细胞相互作用对其功效的影响还缺少试验研究。此外,蓝莓中除花色苷外的其他活性成分的功能还需要进一步挖掘。

（三）产品加工技术含量低

与国外产品相比，国内现有大部分蓝莓功能产品仍属蓝莓初级加工品，产品功能成分活性保持与部分功能声称尚缺少技术及数据支撑，高新技术在蓝莓功能产品中的应用相对有限，扩大了国内产品在质量和效果上与国外产品的差距，阻碍了国产蓝莓功能产品的发展，降低了我国企业在蓝莓功能产品国内、国际市场中的竞争力。

未来，在明确蓝莓功能特征的基础上，将以液氮打浆、充氮气囊压榨、近红外、微波、脉冲真空干燥、超高压、微胶囊、高速逆流色谱、变温压差挤压膨化等为代表的新技术应用到蓝莓产品的研发中，有效利用蓝莓活性成分资源，开发针对不同人群及功能需求的蓝莓功能产品将会成为国内外蓝莓功能食品开发的新方向。同时，随着我国工业化、信息化、城镇化和农业现代化进程的加快，国内蓝莓功能产品生产也将进行工业化、标准化、市场化变革，生产效率逐步提升，以药品、保健品及化妆品为代表的国产高端蓝莓产品的市场份额也会逐渐提升，国内蓝莓功能产品的质量、品类与国际市场的差距也将进一步缩小。

参 考 文 献

韩婷婷, 孙周平. 2010. 矮丛蓝莓叶片的愈伤组织诱导及植株再生. 西北植物学报, 30(3): 615-620.

李安, 刘小雨, 张惟广. 2020. 发酵及贮藏条件对蓝莓果酒花色苷稳定性的影响及其抗氧化性研究. 中国酿造, 39(2): 146-151.

李斌, 矫馨瑶, 孟宪军, 等. 2014. 蓝莓果脯真空渗糖工艺研究. 沈阳农业大学学报, 45(5): 552-558.

李冬男. 2016. 蓝莓原料品质特性及其指纹图谱研究. 沈阳: 沈阳农业大学博士学位论文.

李丽敏. 2011. 中国蓝莓产业发展研究. 长春: 吉林农业大学博士学位论文.

李修英, 曹丽琛, 高怡红, 等. 2014. 蓝莓花色苷对大鼠动脉粥样硬化的影响. 中国医学装备, 11(S2): 180-181.

李亚东, 盖禹含, 王芳, 等. 2021a. 2021 年全球蓝莓产业数据报告. 吉林农业大学学报, 44(1): 1-12.

李亚东, 裴嘉博, 陈丽, 等. 2021b. 2020 中国蓝莓产业年度报告. 吉林农业大学学报, 43(1): 1-8.

李亚东, 裴嘉博, 孙海悦. 2018. 全球蓝莓产业发展现状及展望. 吉林农业大学学报, 40(4): 421-432.

李亚东, 孙海悦, 陈丽. 2016. 我国蓝莓产业发展报告. 中国果树, 5: 1-10.

刘鑫, 朱丹, 牛广财, 等. 2018. 蓝莓酵素发酵工艺优化. 中国酿造, 37(3): 171-175.

罗泽江, 张永生, 李琢伟, 等. 2019. 银耳蓝莓酵素发酵过程中体外抗氧化性能变化及品质的研究. 食品研究与开发, 40(12): 39-45.

孟宪军, 毕菀芩, 张琦, 等. 2013. 蓝莓花色苷对大鼠视网膜光损伤的保护作用及其机制. 食品科学, (11): 242-245.

孟宪军, 于欣灵, 孙仁艳, 等. 2011. 蓝莓提取物对小鼠记忆力及抗衰老作用的研究. 沈阳农业大学学报, 6: 740-742.

聂飞, 廖优江, 何健, 等. 2004. 美国兔眼蓝莓繁殖技术研究. 亚热带植物科学, 33(4): 39-41.

商晓芳. 2010. 蓝莓的生物学特性及栽培技术. 现代农业科技, 2: 135-137.

邵春霖, 孟宪军, 毕金峰, 等. 2013. 不同干燥方式对蓝莓品质的影响. 食品与发酵工业, 39(11): 109-113.

孙寿丹. 2013. 老年认知功能障碍的影响因素及蓝莓花色苷干预研究. 南宁: 广西医科大学硕士学位论文.

吴林. 2016. 中国蓝莓 35 年——科学研究与产业发展. 吉林农业大学学报, 38(1): 1-11.

谢旭. 2020. 高静水压及热处理对蓝莓汁抗氧化性和营养品质影响的研究. 沈阳: 沈阳农业大学硕士学位论文.

薛桂新, 刘小国. 2010. 野生蓝莓酒加工工艺条件的研究. 酿酒科技, 9: 65-67.

杨丽勇. 2007. 蓝莓的营养保健功能及其产品开发. 中国食物与营养, 4: 24-25.

朱纪林, 郝建宏. 2019. 涉及蓝莓的化妆品专利技术综述. 江西化工, 2: 190-192.

朱金艳, 赵雪梅, 王殿夫, 等. 2021. 超高压和热杀菌的蓝莓果汁饮料贮藏期品质的变化及货架期预测模型. 食品工业科技, 42(20): 320-327.

Adams L S, Phung S, Yee N, et al. 2010. Blueberry phytochemicals inhibit growth and metastatic potential of MDA-MB-231 breast cancer cells through modulation of the phosphatidylinositol 3-kinase pathway. Cancer Research, 70(9): 3594-3605.

Alejandro R, Agnes E, Andrea M, et al. 2011. Effect of operating conditions in freeze-drying on the nutritional properties of blueberries. International Journal of Food Sciences and Nutrition, 62(3): 303-306.

Bunea A, Rugin D, Scon A Z, et al. 2013. Anthocyanin determination in blueberry extracts from various cultivars and their antiproliferative and apoptotic properties in B16-F10 metastatic murine melanoma cells. Phytochemistry, 95: 436-444.

Buran T J, Sandhu A K, Li Z, et al. 2014. Adsorption/desorption characteristics and separation of anthocyanins and polyphenols from blueberries using macroporous adsorbent resins. Journal of Food Engineering, 128(5): 167-173.

Cao H, Ou J, Chen L, et al. 2019. Dietary polyphenols and type 2 diabetes: Human study and clinical trial. Critical Reviews in Food Science and Nutrition, 59(20): 3371-3379.

Casadesus G. Shukitt-Hale B, Stellwagen H M, et al. 2004. Modulation of hippocampal plasticity and cognitive behavior by short-term blueberry supplementation in aged rats. Nutritional Neuroscience, 7(5-6): 309-316.

Cebeci F, Sahin-Yesilcubuk N. 2014. The matrix effect of blueberry, oat meal and milk on polyphenols, antioxidant activity and potential bioavailability. International Journal of Food Sciences & Nutrition, 65(1): 69-78.

Charles C, Cassidy A, Qingzhi Z, et al. 2013. Human metabolism and elimination of the anthocyanin, cyanidin-3-glucoside: a ^{13}C-tracer study. American Journal of Clinical Nutrition, 97(5): 995-1003.

Correa-Betanzo J, Allen-Vercoe E, McDonald J, et al. 2014. Stability and biological activity of wild blueberry (Vaccinium angustifolium) polyphenols during simulated in vitro gastrointestinal digestion. Food Chemistry, 165: 522-531.

de Pascual-Teresa S. 2014. Molecular mechanisms involved in the cardiovascular and neuroprotective effects of anthocyanins. Archives of Biochemistry and Biophysics, 559: 68-74.

Defuria J, Bennett G, Strissel K J, et al. 2009. Dietary blueberry attenuates whole-body insulin resistance in high fat-fed mice by reducing adipocyte death and its inflammatory sequelae. Journal of Nutrition, 139(8): 1510-1516.

Del Bo' C, Riso P, Brambilla A, et al. 2012. Blanching improves anthocyanin absorption from highbush blueberry (Vaccinium corymbosum L.) purée in healthy human volunteers: A pilot study. Journal of Agricultural and Food Chemistry, 60(36): 9298-9304.

Diaconeasa Z, Leopold L, Rugina D, et al. 2015. Antiproliferative and antioxidant properties of anthocyanin rich extracts from blueberry and blackcurrant juice. International Journal of Molecular Sciences, 16(2): 2352-2365.

Duffy K B, Spangler E L, Devan B D, et al. 2008. A blueberry-enriched diet provides cellular protection against oxidative stress and reduces a kainate-induced learning impairment in rats. Neurobiology of Aging, 29(11): 1680-1689.

Esposito D, Chen A, Grace M H, et al. 2014. Inhibitory effects of wild blueberry anthocyanins and other flavonoids on biomarkers of acute and chronic inflammation in vitro. Journal of Agricultural and Food Chemistry, 62(29): 7022-7028.

Fallah A A, Sarmast E, Fatehi P, et al. 2020. Impact of dietary anthocyanins on systemic and vascular inflammation: Systematic review and meta-analysis on randomised clinical trials. Food and Chemical Toxicology, 135: 110922.

Fernandes A, Rocha M A A, Santos L M N B F, et al. 2018. Blackberry anthocyanins: β-Cyclodextrin fortification for thermal and gastrointestinal stabilization. Food Chemistry, 245: 426-431.

Figueira M E, Oliveira M, Direito R, et al. 2016. Protective effects of a blueberry extract in acute inflammation and collagen-induced arthritis in the rat. Biomedicine & Pharmacotherapy, 83: 1191-1202.

Flores F P, Singh R K, Kerr W L, et al. 2014. Total phenolics content and antioxidant capacities of microencapsulated blueberry anthocyanins during in vitro digestion. Food Chemistry, 153: 272-278.

Galli R L, Bielinski D F, Szprengiel A, et al. 2006. Blueberry supplemented diet reverses age-related decline in hippocampal HSP70 neuroprotection. Neurobiology of Aging, 27(2): 344-350.

Gao B H, Wang J W, Wang Y H, et al. 2022. Influence of fermentation by lactic acid bacteria and in vitro digestion on the biotransformations of blueberry juice phenolics. Food Control, 133(A): 108603, DOI:10.1016/j.foodcont.2021.108603.

Guo J L, Han X, Tan H Y, et al. 2019. Blueberry extract improves obesity through regulation of the gut microbiota and bile acids via pathways involving FXR and TGR5. iScience, 19: 676-690.

Han F, Yang P, Wang H, et al. 2019. Digestion and absorption of red grape and wine anthocyanins through the gastrointestinal tract. Trends in Food Science and Technology, 83: 211-224.

Hassellund S S, Flaa A, Kjeldsen S E, et al. 2012. Effects of anthocyanins on cardiovascular risk factors and inflammation in pre-hypertensive men: A double-blind randomized placebo-controlled crossover study. Journal of Human Hypertension, 27(2): 100-106.

Huang W, Zheng Y, Li D, et al. 2018. Antioxidant and anti-Inflammatory effects of blueberry anthocyanins on high glucose-Induced human retinal capillary endothelial cells. Oxidative Medicine and Cellular Longevity, 2018: 1-10.

Jiao X, Wang Y, Lin Y, et al. 2019. Blueberry polyphenols extract as a potential prebiotic with anti-obesity effects on C57BL/6J mice by modulating the gut microbiota. Journal of Nutritional Biochemistry, 64: 88-100.

Johnson S A, Figueroa A, Navaei N, et al. 2015. Daily blueberry consumption improves blood pressure and arterial stiffness in postmenopausal women with pre- and stage 1-hypertension: A randomized, double-blind, placebo-controlled clinical trial. Journal of the Academy of Nutrition and Dietetics, 115(3): 369-377.

Kalt W, McDonald J E, Donner H. 2000. Anthocyanins, phenolics, and antioxidant capacity of processed lowbush blueberry products. Journal of Food Science, 65(3): 390-393.

Kalt W, McDonald J E. 1996. Chemical composition of lowbush blueberry cultivars. American Society for Horticultural Science, 121(1): 142-146.

Kuntz S, Rudloff S, Asseburg H, et al. 2015. Uptake and bioavailability of anthocyanins and phenolic acids from grape/blueberry juice and smoothie in vitro and in vivo. British Journal of Nutrition, 113(7): 1044-1055.

Lau F C, Bielinski D F, Joseph J A. 2007. Inhibitory effects of blueberry extract on the production of inflammatory mediators in lipopolysaccharide-activated BV2 microglia. Journal of Neuroscience Research, 85(5): 1010-1007.

Li B, Fu R R, Tan H, et al. 2021. Characteristics of the interaction mechanisms of procyanidin B1 and procyanidin B2 with protein tyrosine phosphatase-1B: Analysis by kinetics, spectroscopy methods and molecular docking. Spectrochimica Acta Part A: Molecular and Biomolecular Spectroscopy, 259:119910, DOI:10.1016/j.saa.2021.119910.

Li Z, Zhang H, Li Y, et al. 2020. Phytotherapy using blueberry leaf polyphenols to alleviate non-alcoholic fatty liver disease through improving mitochondrial function and oxidative defense. Phytomedicine, 69: 153209.

Lim K, Ma M, Dolan K D. 2011. Effects of spray drying on antioxidant capacity and anthocyanidin content of blueberry by-products. Journal of Food Science, 76(7): 156-164.

Liu Y, Tan D, Tong C, et al. 2015. Blueberry anthocyanins ameliorate radiation-induced lung injury through the protein kinase RNA-activated pathway. Chemico-Biological Interactions, 242: 363-371.

Mazza G, Kay C D, Cottrell T, et al. 2002. Absorption of anthocyanins from blueberries and serum antioxidant status in human subjects. Journal of Agricultural and Food Chemistry, 50(26): 7731-7737.

McAnulty L S, Nieman D C, Dumke C L, et al. 2011. Effect of blueberry ingestion on natural killer cell counts, oxidative stress, and inflammation prior to and after 2.5 h of running. Applied Physiology, Nutrition, and Metabolism, 36(6): 976-984.

Miller M G, Hamilton D A, Joseph J A, et al. 2018. Dietary blueberry improves cognition among older adults in a randomized, double-blind, placebo-controlled trial. European Journal of Nutrition, 57: 1169-1180.

Nair A R, Masson G S, Ebenezer P J, et al. 2014. Role of TLR4 in lipopolysaccharide-induced acute kidney injury: Protection by blueberry. Free Radical Biology and Medicine, 71(Complete): 16-25.

Nilsson R, Mićić M, Filipović J, et al. 2016. Inhibition by blueberries (bilberries) and extract from milk thistle of rat forestomach hyperplasia induced by oral smokeless tobacco(Swedish snus). Regulatory Toxicology Pharmacology, 76: 94-101.

Papandreou M A, Dimakopoulou A, Linardaki Z I, et al. 2009. Effect of a polyphenol-rich wild blueberry extract on cognitive performance of mice, brain antioxidant markers and acetylcholinesterase activity. Behavioural Brain Research, 198(2): 352-358.

Pervin M, Hasnat M A, Lim J H, et al. 2015. Preventive and therapeutic effects of Blueberry (*Vaccinium corymbosum*) extract against DSS-induced ulcerative colitis by regulation of antioxidant and inflammatory mediators. Journal of Nutritional Biochemistry, 28: 103-113.

Prior R L, Wilkes S E, Rogers T R, et al. 2010. Purified blueberry anthocyanins and blueberry juice alter development of obesity in mice fed an obesogenic high-fat diet. Journal of Agricultural and Food Chemistry, 58(7): 3970-3976.

Ribnicky D M, Roopchand D E, Oren A, et al. 2014. Effects of a high fat meal matrix and protein complexation on the bioaccessibility of blueberry anthocyanins using the TNO gastrointestinal model(TIM-1). Food Chemistry, 142: 349-357.

Riso P, Klimis-Zacas D, Bo C D, et al. 2013. Effect of a wild blueberry (*Vaccinium angustifolium*) drink intervention on markers of oxidative stress, inflammation and endothelial function in humans with cardiovascular risk factors. European Journal of Clinical Nutrition, 52(3): 949-961.

Rodrigo F, Geoffrey I, Christian H, et al. 2016. Plasma and urinary phenolic profiles after acute and repetitive intake of wild blueberry. Molecules, 21(9): 1120.

Rodríguez-Daza M-C, Daoust L, Boutkrabt L, et al. 2020. Wild blueberry proanthocyanidins shape distinct gut microbiota profile and influence glucose homeostasis and intestinal phenotypes in high-fat high-sucrose fed mice. Scientific Reports, 10: 2217.

Rodriguez-Mateos A, Rendeiro C, Bergillos-Meca T, et al. 2013. Intake and time dependence of blueberry flavonoid-induced improvements in vascular function: a randomized, controlled, double-blind, crossover intervention study with mechanistic insights into biological activity. American Journal of Clinical Nutrition, 98(5): 1179-1191.

Sasaki R, Nishimura N, Hoshino H, et al. 2007. Cyanidin 3-glucoside ameliorates hyperglycemia and insulin sensitivity due to downregulation of retinol binding protein 4 expression in diabetic mice. Biochemical Pharmacology, 74(11): 1619-1627.

Scherm H, Krewer G. 2003. Blueberry production in Georgia. Small Fruits Review, 2(4): 83-91.

Seeram N P, Adams L S, Zhang Y, et al. 2006. Blackberry, black raspberry, blueberry, cranberry, red raspberry, and strawberry extracts inhibit growth and stimulate apoptosis of human cancer cells *in vitro*. Journal of Agricultural and Food Chemistry, 54(25): 9329-9339.

Sellappan S, Akoh C C, Krewer G. 2002. Phenolic compounds and antioxidant capacity of Georgia-grown blueberries and blackberries. Journal of Agricultural and Food Chemistry, 50(8): 2432-2438.

Shao D Y, Lian Z Y, Di Y C, et al. 2018. Dietary compounds have potential in controlling atherosclerosis by modulating macrophage cholesterol metabolism and inflammation via miRNA. Npj Science of Food, 2(1): 13.

Shoji K, Yamasaki M, Kunitake H. 2020. Effects of dietary blueberry (*Vaccinium ashei* Reade) leaves on mildly postprandial hypertriglyceridemia. Journal of Oleo Science, 69(2): 143-151.

Si X, Bi J F, Cui H J, et al. 2021. Effect of blueberry anthocyanin-rich extracts on peripheral and hippocampal antioxidant defensiveness: the analysis of the serum fatty acid species and gut microbiota profile. Journal of Agricultural and Food Chemistry, 69: 3658-3666.

Stull A, Cash K, Champagne C, et al. 2015. Blueberries improve endothelial function, but not blood pressure, in adults with metabolic syndrome: A randomized, double-blind, placebo-controlled clinical trial. Nutrients, 7(6): 4107-4123.

Su X, Zhang J, Wang H, et al. 2017. Phenolic acid profiling, antioxidant, and anti-inflammatory activities, and miRNA regulation in the polyphenols of 16 blueberry samples from China. Molecules, 22(2): 312.

Sun X Y, Yan Z C, Zhu T, et al. 2019. Effects on the color, taste, and anthocyanins stability of blueberry wine by different contents of mannoprotein. Food Chemistry, 279: 63-69.

Sun Y, Nemec-Bakk A S, Mallik A U, et al. 2019. Blueberry extract attenuates doxorubicin-induced damage in H9c2 cardiac cells. Canadian Journal of Physiology and Pharmacology, 97(11): 1-5.

Sunhye L, Keirsey K I, Rebecca K, et al. 2018. Blueberry supplementation influences the gut microbiota, inflammation, and insulin resistance in high-fat-diet-fed rats. Journal of Nutrition, 148: 209-219.

Tan D, Liu Y, Shi L, et al. 2014. Blueberry anthocyanins-enriched extracts attenuate the cyclophosphamide-induced lung toxicity. Chemico Biological Interactions, 222: 106-111.

Tang J S, Bozonet S M, Mckenzie J L, et al. 2019. Physiological concentrations of blueberry-derived phenolic acids reduce monocyte adhesion to human endothelial cells. Molecular Nutrition and Food Research, 63(18): 1900478.

Tian J L, Liao X J, Wang Y H, et al. 2019. Identification of cyanidin-3-arabinoside extracted from blueberry as a selective protein tyrosine phosphatase 1B inhibitor. Journal of Agricultural and Food Chemistry, 67(49): 13624-13634.

Tian J, Si X, Wang Y, et al. 2020. Cyanidin-3-*O*-glucoside protects human gastric epithelial cells against Helicobacter pylori lipopolysaccharide-induced disorders by modulating TLR-mediated NF-κB pathway. Journal of Functional Foods, 68: 103899.

Tony Z J, Yu Y S, Joshua B G. 2017. Effects of pulsed electric field processing on microbial survival, quality change and nutritional characteristics of blueberries. LWT-Food Science and Technology, 77: 517-524.

Torri E, Lemos M, Caliari V, et al. 2007. Anti-inflammatory and antinociceptive properties of blueberry extract (*Vaccinium corymbosum*). Journal of Pharmacy and Pharmacology, 59(4): 591-596.

Vendrame S, Daugherty A, Kristo A S, et al. 2013. Wild blueberry (*Vaccinium angustifolium*) consumption improves inflammatory status in the obese Zucker rat model of the metabolic syndrome. Journal of Nutritional Biochemistry, 24(8): 1508-1512.

Vendrame S, Guglielmetti S, Riso P, et al. 2011. Six-week consumption of a wild blueberry powder drink increases bifidobacteria in the human gut. Journal of Agricultural and Food Chemistry, 59(24): 12815-12820.

Victor H, Borda Y, Farid C, et al. 2019. Effect of microwave and infrared drying over polyphenol content in *Vaccinium meridionale* (Swartz) dry leaves. Journal of Food Process Engineering, 42(1): e12939.1-e12939.10.

Vyas P, Debnath M, Kalidindi S, et al. 2015. Protective effect of lingonberry and blueberry extracts on rat brain cells exposed to oxidative stress. Free Radical Biology and Medicine, 86(S1): S9.

Wang H L, Liu J, Pang D R, et al. 2019. Mechanisms underlying the protective effects of blueberry extract against ultraviolet radiation in a skin cell co-culture system. Journal of Functional Foods, 52: 603-610.

Wang Y P, Cheng M L, Zhang B F, et al. 2010. Effect of blueberry on hepatic and immunological functions in mice. Hepatobiliary & Pancreatic Diseases International, 9(2): 164-168.

Wu X, Cao G, Prior R L. 2002. Absorption and metabolism of anthocyanins in elderly women after consumption of elderberry or blueberry. Journal of Nutrition, 7: 1865-1871.

Zhu J Y, Wang Y H, Li X H, et al. 2017. Combined effect of ultrasound, heat, and pressure on *Escherichia coli* O157: H7, polyphenol oxidase activity, and anthocyanins in blueberry (*Vaccinium corymbosum*) juice. Ultrasonics-Sonochemistry, 37: 251-259.

第二章　草莓营养与功能

第一节　草莓产业发展状况

草莓（*Fragaria × ananassa* Duch.）原产于南美洲，属于蔷薇科多年生草本植物（舒锐等，2019），是一种红色浆果类水果，果肉多汁，酸甜可口，有"水果皇后"之称。草莓不仅营养价值丰富，而且有很高的经济价值，在全球的经济作物中具有重要地位。草莓分布范围广，生产量位居世界小浆果产业首位，其中亚洲草莓产量在世界各大洲中位列第一，约占世界产量的 49%；美洲草莓产量约占 27%；欧洲草莓产量约占 18%；非洲草莓产量约占 5%；大洋洲草莓产量只占 1%（张雯丽，2012）。自改革开放以来，我国草莓产业发展迅速，成为世界草莓第一生产大国。截至 2020 年，我国草莓种植面积 13.16 万 hm^2。年产量增长至 344.9 万 t。随着经济的迅速发展和消费水平的不断提高，消费者更加追求健康生活状态和营养均衡膳食，草莓的需求量也在逐渐增加，市场前景可观。目前草莓的消费主要以鲜食为主、加工为辅，主要的初级加工产品包括草莓汁、草莓果脯、草莓酒、草莓果干、草莓罐头等（吴晓云等，2016）。

（一）世界草莓产业发展概况

21 世纪以来，草莓种植面积和产量呈逐年增加的趋势，至 2018 年，全球草莓种植面积约为 37.2 万 hm^2（图 2-1），相较于 2000 年增长了 5.8 万 hm^2，平均每年增长 0.31 万 hm^2；草莓产量为 833.7 万 t（图 2-2），比 2000 年增长 386.8 万 t。

世界各国的草莓生产在发展趋势、栽培面积、栽培形式、栽培品种、销售和加工等方面都有各自的特点。

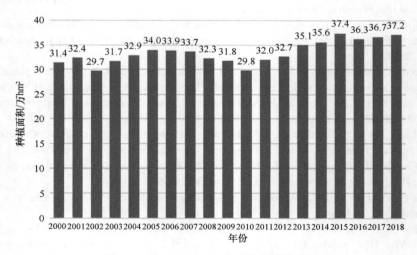

图 2-1　2000～2018 年全球草莓种植面积

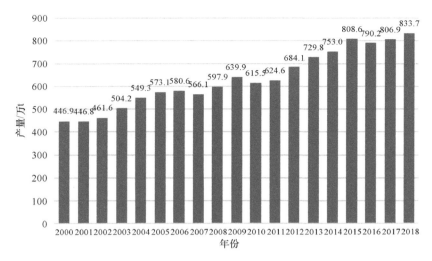

图 2-2 2000～2018 年全球草莓产量

亚洲草莓产业已成为世界草莓产业的重心，中国草莓产业所占比例最大。除此以外，日本和韩国也是草莓生产大国，日本在早熟品种选育和促进花芽分化的理论研究及生产实践方面均处于世界领先水平，年产量 20 万～21 万 t。

美洲草莓主要生产国家为美国和墨西哥。美国最大的草莓生产区集中在加利福尼亚州，以大型农场为主，实行集约化经营、规模化生产、专业化管理和机械化操作。

欧洲也是草莓生产最集中的地区，草莓生产水平一直很高。法国、西班牙、意大利、波兰、德国等国家将草莓产业作为主导产业之一，当地政府给予大量的补贴以支持传统产业发展。同时这些国家也一直致力于新品种的研发。

（二）我国草莓产业发展概况

我国野生草莓资源十分丰富（侯丽媛等，2017）。据记载，1915 年一名俄罗斯侨民从莫斯科引入 5000 株草莓品种维多利亚（Victoria，别名胜利）到黑龙江省亮子坡栽培，这是我国草莓栽培的开始。新中国成立前，我国草莓产业还未得到发展，主要的生产方式为引种试验和零星栽培。新中国成立后，草莓开始在我国大城市附近进行经济栽培，栽培形式主要以露地栽培为主，但是并未形成真正的产业，草莓整体栽培规模较小、产量较低。20 世纪 80 年代以后，随着经济水平的不断提高，人们对草莓产业有了更深的认识和了解，我国草莓产业也有了更好的发展。2011～2020 年我国草莓种植面积和产量整体呈增长态势（如图 2-3 和图 2-4）（张鑫，2021），2020 年产量占全球草莓总产量 1/3 以上，十年间生产规模复合增长率为 6.2%。

目前，我国草莓栽培呈现出地区聚集性（图 2-5）。辽宁丹东、河北满城、山东烟台、四川双流、江苏句容、浙江建德和诸暨等地已成为北京、上海、天津等大城市的草莓鲜果供应的主要来源，而且在大城市的郊区也形成了很多观光采摘的示范园区，如北京昌平、上海青浦和奉贤等地。近年来，草莓栽培已经成为我国果蔬产业的一大亮点，也是我国大部分地区农民增加收益的主要途径。

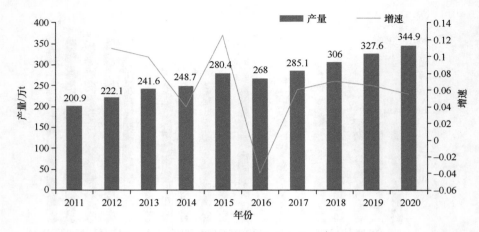

图 2-3 2011～2020 年我国草莓产量及增速情况

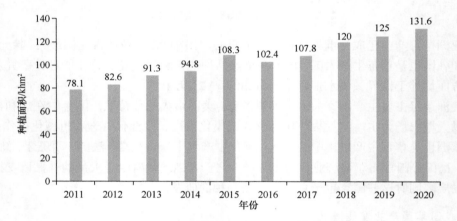

图 2-4 2011～2020 年我国草莓种植面积走势

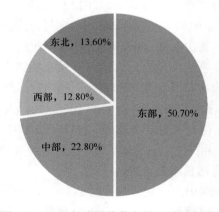

图 2-5 2020 年我国草莓产量区域分布情况

东北包括黑龙江、吉林和辽宁；西部包括新疆、甘肃、青海、内蒙古、西藏、云南、广西、贵州和四川；中部包括陕西和
山西；东部包括浙江、福建和上海

第二节　草莓的种类、分布及生物学特性

一、草莓的分布情况

草莓属植物分布广泛，主要分布于欧亚两洲，美洲也有分布。欧洲和北美洲分布广泛，南美洲则主要分布在太平洋沿岸；亚洲分布在中国、日本、俄罗斯的西伯利亚、伊朗、阿富汗以及黑海沿岸各国。我国是世界上野生草莓资源最丰富的国家之一，主要分布在西北、西南、东北及中部地区，即新疆、甘肃、青海、内蒙古、西藏、云南、广西、贵州、四川、黑龙江、吉林、辽宁、山西、陕西等省份，而东部和东南部如浙江、福建、上海等无分布或分布很少（侯丽媛等，2018）。

二、草莓的主要品种

草莓属蔷薇科草莓属浆果类果树，全世界大约有50种草莓属植物。如表2-1所示，根据染色体倍性不同，可分为以下几大类，其中八倍体凤梨草莓被广泛栽培利用，其余草莓属均为野生或半野生状态（葛会波，1993；邹盼红，2016；侯丽媛等，2018）。

表 2-1　草莓的主要品种

种属	名称
二倍体种	森林草莓（*F. vesca* L.） 绿色草莓（*F. viridis* Duch.） 黄毛草莓（*F. nilgerrensis* Schlecht.） 裂萼草莓（*F. daltoniana* Gay） 西藏草莓（*F. nubicola* Lindl.） 五叶草莓（*F. pentaphylla* Lozinsk.） 东北草莓（*F. mandshurica* Staudt.） 中国草莓（*F. chinensis* Lozinsk.） 日本草莓　（*F. nipponica* Makino.） 饭沼草莓　（*F. iinumae* Makino.） 两季草莓　（*F. ×bifera* Duch.） 布哈拉草莓　（*F. bucharica* Lozinsk.）
四倍体种	东方草莓（*F. orientalis* Lozinsk.） 西南草莓[*F. moupinensis* (Franch) Card.] 伞房草莓（*F. corymbosa* Lozinsk.） 纤细草莓（*F. gracilis* Lozinsk.） 高原草莓（*F. tibetica* Staudt et Dickoré）
五倍体种	布氏草莓（*F. ×bringhurstii* Staudt）
六倍体种	麝香草莓（*F. moschata* Duch.）
八倍体种	智利草莓[*F. chiloensis* (L.) Duch.] 弗州草莓（*F. virginiana* Duch.） 凤梨草莓（*F. ×ananassa* Duch.）
十倍体种	择捉草莓（*F. iturupensis* Staudt） 瀑布草莓（*F. cascadensis* Hummer）

三、草莓的栽培与生物学特性

（一）草莓的栽培

1. 草莓栽培形式

现代草莓栽培的特点是集约化、专业化和机械化生产，最大限度地延长鲜果供应期，达到优质、高产、高效。世界各地草莓栽培方式多种多样，据其生长环境和栽培基质的不同，大致分为露地栽培、保护地栽培和无土栽培三种方式。

露地栽培包括传统地毯式栽培和现代高畦定株栽培。目前，传统地毯式栽培在加拿大、波兰、俄罗斯及北欧各国广泛使用。

采用保护地栽培草莓的国家主要有东亚的日本、韩国，西欧南部的西班牙、意大利和法国，欧洲中部的德国、荷兰和比利时，英国也有一定比例的保护地栽培草莓。根据对休眠和花芽分化处理的时间、方法不同，保护地栽培可分为半促成、促成和抑制栽培三种方法。

草莓无土栽培始于 20 世纪 60 年代欧洲开展的水栽培法栽培草莓试验。草莓无土栽培法主要包括水栽培法、泥炭袋或桶栽培法。

2. 草莓栽培具体流程

我国采用传统种植模式的草莓生长周期分为 6 个阶段。

（1）7 月中下旬为准备期，修整土地，对土地进行消毒杀菌、除草。

（2）8 月初到 9 月为定植秋苗期。

（3）10 月到翌年 3 月下旬为冬季休耕养地期，待春季回暖后施入农家肥。

（4）3 月下旬到 4 月的主要任务为覆膜保温，清除杂草，喷洒相应的药剂，预防病虫害。

（5）4 月到 5 月，进行水肥管理和病虫害防治。

（6）5 月到 7 月为开花结果期，做好田间管理和果实采收，并在第一花序采收后加强肥水管理、病虫害防治等工作。

采用大棚种植模式的草莓生长周期也分为 6 个阶段。相较于传统种植模式，在施肥管理上，喷施剂量少；果实生长季节提前 1 个月，在草莓鲜果成熟前优先上市；仍有半年的时间用于土地休耕。

（二）生物学特性

草莓为多年生宿根性草本植物，植物学分类为蔷薇科草莓属，园艺学分类属浆果类（顾荷英，2007）。植株寿命通常为 5 年，最长可达 10 年，因品种、生长环境及气候的影响，植株在生物学性状的表现上存在一定差异。完整的草莓植株是由根、茎、叶、花、果实、种子等器官组成的（兰欢，2018）。草莓植株矮小，高为 10~40cm。茎低于叶或近相等，密被开展黄色柔毛。叶三出，小叶具短柄，质地较厚，倒卵形或菱形，上面深绿色，几无毛，下面淡白绿色，疏生毛，沿脉较密；叶柄密被开展黄色柔毛。聚伞花序，花序下面具一短柄的小叶；花两性；萼片卵形，比副萼片稍长；花瓣白色，近圆形或倒卵椭圆形。聚合果大，宿存萼片直立，紧贴于果实；瘦果尖卵形，光滑。花期4～5月，果期6～7月（赵彦华，2020）。

第三节　草莓的功能基础试验

近年来，越来越多的研究结果表明，浆果对健康有益通常归因于它们的非营养生物活性化合物即酚类物质。草莓中含有的酚类物质主要包括花青素类、黄酮类化合物、单宁类和酚酸类等，具有良好的抗氧化、抗炎症、保护皮肤、改善消化系统、预防慢性非传染性疾病（高血压、高血脂、心脑血管疾病等）功效（程然和生吉萍，2015）。

一、功能成分分离和鉴定

草莓中主要活性成分为酚类物质，如花青素和原花青素、黄酮及异黄酮、单宁类（鞣质）和酚酸等，具体成分及含量见表2-1。

二、功能成分营养学特点

（一）花青素营养学特点

花青素是目前为止发现的最有效的天然自由基清除剂，具有极好的抗氧化作用；

表 2-1　草莓中主要多酚类化合物含量

种类	组成	含量/（mg/100g FW）	含量占比/%
花青素	矢车菊素-3-葡萄糖苷	1.10	
	花葵素-3-葡萄糖苷	25.30	
	花葵素.-3-芸香糖苷	1.10	41
	花青素-3-丙二酰葡萄糖苷	6.40	
	花葵素-3-丙二酰葡萄糖苷	6.00	
黄酮醇	槲皮黄酮葡糖苷	1.81	3
	山柰酚糖苷	0.84	
黄烷-3-醇	（+）-儿茶酚		
	原花青素	4.50	
	原花青素二聚体	9.10	28
	原花青素三聚体	7.90	
鞣花单宁	仙鹤草素	8.80	14
	鞣花酸	0.52	
鞣花酸苷	鞣花酸五氧化物等	0.58	1
肉桂酸缀合物	香豆己糖	5.40	13
	肉桂酰葡萄糖苷	5.00	

研究发现，花青素具有护肝的作用，即花青素通过激活 Akt 和 ERK1/2/Nrf2 信号通路，清除机体内过多的活性氧，调节抗氧化酶中的血红素氧化酶活性以达到护肝效果（钟兰兰等，2013）；花色苷可抑制低密度脂蛋白氧化、血小板聚集及黏附，通过阻止平滑肌细胞增生和内移吞噬脂质，减少泡沫细胞的形成，以预防动脉粥样硬化，改善心脑血管功能。

（二）黄酮类化合物营养学特点

目前，越来越多的研究表明通过膳食摄入富含黄酮类的食物与预防疾病有密切关系。膳食中黄酮类物质多以糖基化、酯类、聚合物等形式存在（肖星凝等，2017；曾佑炜等，2008）。吸收前经过肠道水解酶作用，改变其原本结构，再被肠道吸收后进入血液循环，发挥功效。黄酮类化合物具有扩张冠状血管、调节血脂、降糖、调节肠道菌群等功能。

（三）单宁营养学特点

单宁是一种植物源水溶性多酚化合物，能够与蛋白质、消化酶、生物碱、多糖和金属离子等结合或络合形成沉淀。近年来有研究表明，单宁分子结构中的多元酚羟基使其本身具有收敛、抗腹泻、抗氧化、抑菌和抗病毒等功能。适量的单宁可以为动物生长性能和肠道健康带来良性的促进作用（宋妍妍等，2019）。

（四）酚酸营养学特点

天然酚酸类化合物主要由苯丙烯酸（C6-C3）或安息香酸（C6-C1）的衍生物组成。酚羟基或苯烯结构使其具有广泛的生理作用，如抗氧化、清除自由基、保护心血管系统、抑菌及抗病毒等（高秀艳，2013）。酚酸类抗氧化剂清除自由基的途径主要为递氢作用和电子传递两种方式（田莉莉，2010）。

三、功能成分的细胞、动物试验

（一）抗氧化活性

氧化应激、线粒体功能障碍和生物能改变会引发相关疾病，如代谢综合征、2 型糖尿病（diabetes mellitus，DM）和心血管疾病等（Harman，1956）。草莓营养价值高，含有丰富的酚类化合物，对人体健康具有显著影响（Ochoa et al.，2011）。Gasparrini 等（2015）提出将膳食多酚作为 AMPK 信号通路的激活剂，这一研究揭示了摄入富含多酚食物与预防疾病以及减缓衰老进程之间的关系。Giampieri 等（2017）用草莓补充剂连续喂养大鼠 8 周以观察体内氧化损伤生物标志物以及线粒体功能的变化情况。研究发现，草莓补充剂不仅提高了抗氧化酶活性、线粒体生物量和功能，同时降低了细胞内活性氧水平，也降低了蛋白质、脂质和 DNA 损伤的生物标志物。此外，在摄入草莓后，与线粒体生物发生和抗氧化防御有关的 AMPK 级联基因的表达也显著增加，并且这些体内结果也在体外 HepG2 细胞上得到验证，进一步证实草莓作为一种膳食多酚能够通过激活 AMPK

信号通路以延缓衰老进程。

（二）抗炎活性

　　炎症是机体先天性免疫系统对于病原体和损伤刺激的一种保护性反应。长期炎症反应是常见慢性疾病的诱因之一。果蔬中富含人体所需营养素和有益生物活性化合物，越来越多的研究表明由炎症反应诱发相关疾病的发病率较低的原因可能与多膳食饮食结构有关（Giampieri et al.，2014；Pistollato and Battino，2014；Gasparrini et al.，2017）。Liu 和 Lin（2012）发现草莓多糖（strawberry polysaccharide，SP）可显著提高脂多糖诱导小鼠巨噬细胞 Bcl-2 蛋白的表达水平，同时 SP 通过上调抗炎因子（IL-10）、下调促炎因子[白细胞介素（IL-1β，IL-6）]发挥良好的抗炎活性；Molinett 等（2015）发现草莓提取物对于 LPS 诱导雄性 Sprague-Dawley 大鼠肝损伤炎症反应具有促进作用，并使之正常化；Gasparrini 等（2017）发现在由 LPS 诱导 RAW264.7 巨噬细胞培养基中，草莓提取物通过激活 Nrf2 通路来发挥作用，可有效抵抗 LPS 诱导的氧化应激炎症反应，减少活性氧和亚硝酸盐，刺激内源性抗氧化酶活性，同时增强对脂质、蛋白质和 DNA 损伤的保护作用。Gasparrini 等（2018）发现在由 LPS 诱导的人真皮成纤维细胞（HDF）细胞培养基中，添加草莓提取物对细胞进行培养，可降低细胞内的活性氧含量、凋亡率，同时提高抗氧化防御能力并改善线粒体功能。通过抑制 NF-κB 信号通路、刺激 Nrf2 通路这两种方式来发挥保护作用，其主要机制依赖于 AMPK。Duarte 等（2018）通过体外模型试验研究草莓中 P3G 对白细胞迁移、渗出水平、丝裂原活化蛋白激酶、核转录因子 NF-κB、AP-1 和许多炎症介质的影响，发现 P3G 具有显著的抗炎活性，其抗炎机制与抑制 IκB-α 活化和降低 JNK^{MAPK} 磷酸化有关；Fumagalli 等（2016）通过胃炎症细胞模型测定草莓中单宁提取物的生物活性，经体外模拟胃消化试验发现，草莓中的单宁提取物通过 NF-κB 通路，作用于胃上皮细胞，对 TNF-α 有一定抑制作用。以上试验结果表明，草莓及其提取物通过调节炎症信号通路发挥作用，对改善炎症状态具有促进意义，且对相关炎症疾病能起到预防和治疗作用。

（三）调节血糖功能活性

　　糖尿病是以血糖水平升高为特征的代谢性疾病，长期餐后高血糖状态可引起冠心病、肾病、视网膜病变等并发症。α-葡萄糖苷酶（α-glucosidase）是一类碳水化合物水解酶，主要存在于小肠绒毛黏膜刷状缘细胞中。进食后，α-葡萄糖苷酶将食物中的碳水化合物水解，产生葡萄糖，葡萄糖被吸收后，导致血糖升高。α-葡萄糖苷酶是控制餐后血糖的主要靶酶之一。根据流行病学研究观察，餐后高血糖与糖尿病发生密切相关。因此，通过抑制其酶活性以控制餐后血糖成为目前控制糖尿病的有效策略之一。刘伟等（2020）对草莓多糖进行脱色处理后，通过体外试验探究草莓多糖对 α-葡萄糖苷酶和 α-淀粉酶的抑制作用，研究结果表明草莓多糖对 α-葡萄糖苷酶和 α-淀粉酶在体外均具有较好的活性抑制作用。综上所述，草莓多糖是一种潜在的天然功能性食品成分，适用于开发辅助维持血糖水平的功能性食品。

（四）调节肠道菌群

肠道菌群可以降解浆果中的花色苷来提高其生物活性，同时花色苷也支持特定细菌的生长，这表明花色苷与肠道菌群存在相互作用。草莓是膳食花色苷的良好来源，研究表明其可以降低心肌梗死、心血管疾病、糖尿病等疾病的患病风险。Petersen 等（2019）验证了草莓补充剂可以改善糖尿病小鼠肠道微生态的假设，研究表明，以营养剂量饮食补充草莓会引起糖尿病小鼠肠道菌群组成和潜在功能的显著变化。草莓补充剂增加了双歧杆菌的丰度，而双歧杆菌在花色苷的代谢中起着关键作用，能够促进花色苷代谢产物的生成，该研究为进一步将草莓作为改善肠道菌群从而预防或逆转糖尿病相关疾病的辅助疗法提供了证明。

（五）预防心血管疾病

心血管疾病是对人类健康造成严重威胁的疾病之一，是 50 岁以上中老年人的常见疾病，具有极高的患病率、死亡率。心血管疾病在糖尿病患者中的发病率较非糖尿病患者高 2~4 倍，随着糖尿病病情进展，逐渐出现各类心脑血管并发症，如冠状动脉粥样硬化、脑梗等。Petersen 等（2018）将自发性 2 型糖尿病（*db/db*）小鼠分为两组：一组 20 只，以日常标准饮食喂养；一组 16 只，以 2.35%冷冻干燥草莓补充剂喂养。*db/+*小鼠以日常标准饮食喂养。所有小鼠均喂养 10 周。监测小鼠的血压、血脂、血糖、葡萄糖耐量、胰岛素耐量等代谢变量，喂养结束后收集组织样本。研究发现饮食补充草莓可以改善 *db/db* 小鼠的内皮功能障碍，改善血管炎症，并减少内皮炎症趋化因子和黏附分子，在此试验结果的基础上，可进一步探究草莓及其提取物对炎症反应和动脉粥样硬化途径的影响。

（六）免疫调节活性

过敏性疾病是受过敏原刺激，由 IgE 介导的一组疾病，主要类型有皮肤过敏反应、呼吸道过敏反应、消化道过敏反应及过敏性休克等。近年来，人们对抗过敏性食品愈发关注。Iwamoto 等（2013）检测了草莓提取物对人外周血单个核细胞和特应性皮炎模型小鼠 NC/NgaTndCrlj 的抗过敏作用，结果表明草莓提取物使外周血单个核细胞 CD3$^+$CD4$^+$辅助性 T 细胞减少 17.3%，CD3$^+$CD8$^+$细胞毒性 T 细胞增加 19.7%。此外，对从外周血单个核细胞分离出的人原代单核细胞中 2 型辅助性 T 细胞（Th2）的主要调节因子 GATA3 的表达水平有一定的抑制作用，口服草莓提取物可降低小鼠血清中的 IgE 水平和血细胞中 GATA3 的表达水平，同时减轻小鼠的皮炎状况。研究结果表明，草莓提取物通过抑制 Th2 分化来下调血清 IgE，从而减缓特应性皮炎的严重程度。

第四节　草莓的功能临床试验

多酚类物质是存在于植物体内的次级代谢产物，近年来因其多种生物活性而被广泛关注。草莓营养价值丰富，其对人体健康起到有益促进作用的成分为多酚类物质，主要为草莓酚酸类黄酮、草莓鞣花单宁、草莓原花青素、草莓花青素等。众多研究表明，增加此类物质的摄入对人类保健和一些疾病预防有重要作用。

一、有助于维持血脂健康水平

1. 试验对象

Basu 等（2009）招募 16 名患有代谢综合征的女性[腰围>35 英寸（1 英寸=2.54cm），甘油三酯>150mg/dl，100mg/dl<空腹血糖<126mg/dl，HDL<50mg/dl，血压>130/85mm Hg]。

2. 试验过程

受试者将进行连续 4 周的干预试验。每天为 16 名女性提供两杯含有 25g 冻干草莓粉的饮料。

3. 试验方法

第 4 周测量受试者的体重、空腹血糖值、血糖值、血脂值以及饮食摄入量。用 ELISA 法测定氧化应激和炎症的生物标志物，采用高效液相色谱法测定血浆鞣花酸含量。

4. 试验结论

血清总胆固醇和低密度脂蛋白胆固醇水平显著降低，高密度脂蛋白胆固醇、甘油三酯、血糖水平和血压没有变化。脂质过氧化产物丙二醛（MDA）和 4-羟基烯醛（HNE）水平显著降低，而血浆氧化 LDL、炎症标志物 hs-CRP 和脂联素没有显著变化。因此，短期补充冻干草莓粉对代谢综合征起到一定的缓解作用。

二、有助于维持血糖健康水平

1. 试验对象

加拿大拉瓦尔大学研究人员发现，草莓和蔓越莓多酚类物质可改善超重和肥胖人群的胰岛素敏感性，进而降低该类人群患糖尿病的风险。此项研究共招募 41 名超重或肥胖成年人（18 名男性、23 名绝经后女性）。

2. 试验过程

受试者分为试验组和对照组。试验组受试者摄入多酚类饮料，该饮料中含 1.84g 干草莓（*Fragaria × ananassa*）和干蔓越莓（*Vaccinium macrocarpon*）多酚提取物混合物，可提供每日所需 333mg 多酚类物质，约等于两份新鲜水果的量。对照组受试者饮用石榴来源的红色饮料，以模仿多酚类混合物。在整个试验期间，所有受试者保持原有的饮食习惯和体育锻炼方式不变，禁止摄入浆果类、酒和多酚类补充剂，以及所有含浆果和酒的产品。所有受试者每日定期摄入指定剂量的饮料，持续 6 周。

3. 试验方法

测量受试者的血糖以及胰岛素水平。

4. 试验结论

与对照组相比，试验组受试者胰岛素敏感性增加。与此同时，30min 的口服葡萄糖耐量测试显示胰岛素分泌反应在第一阶段降低。多酚类饮料可预防胰岛素早期阶段的释放，这表明摄入草莓和蔓越莓多酚类饮料（SCP）可改善胰岛素敏感性，进而抑制胰岛素分泌的增加。然而，两组受试者的血脂、炎症和氧化应激标记物未发生变化。此项试验表明，摄入草莓和蔓越莓多酚物质可改善胰岛素敏感性和口服葡萄糖测试参数。

第五节　草莓功能产品开发现状及发展趋势

我国以草莓为代表的小浆果种植面积虽然很大，但产业发展十分缓慢，产品主要是国内鲜销和冷冻出口，大部分以冻果的形式出口海外市场，少量加工为小浆果类果汁、果酒等。国内对草莓的储藏、采后保鲜研究很多，但对草莓的活性物质及其生理功能的研究还处于初级阶段，与国际先进水平还有一定差距，需进一步开发有市场前景的草莓酚类活性产品。由于草莓的可食用性及富含功能性成分的特点，以草莓及其中的天然活性物质为原材料开发相关产品具有一定价值。

一、产品分类及开发特点

（一）草莓干燥产品

冻干草莓果、草莓果粉、草莓脆片等产品是采用干燥技术制成的形式不同的草莓加工产品。近年来，人们越来越多地采用一些新技术来提升此类产品的营养及品质特性，如真空冷冻干燥技术（郭建业等，2021；李卓豪等，2021）、真空冷冻干燥结合热风处理技术（张莉会等，2018）、真空冷冻干燥技术结合多模双频超声技术（Xu et al.，2021），这些技术在保持草莓色泽、营养成分和香气成分方面发挥出较好的优势。目前草莓脆片主要是采用气流膨化技术（张炎和吴玥霖，2009），为满足不同口味及营养需求，近些年还开发了巧克力草莓脆片（赵保民，2012）、富锌草莓脆片（张琳，2013）、非油炸奶味草莓脆片（郭婷等，2018）等干燥产品。随着工艺技术的不断改进，采用超声和渗透脱水（Garcia-Noguera et al.，2014）、微振动（Semenov et al.，2020）、超声结合超高压（Zhang et al.，2021；张莉会等，2020）及红外辅助干燥（Su et al.，2021）等技术对草莓进行预处理，还能进一步显著改善冻干草莓片的品质。

（二）草莓果酱

草莓果酱是果酱中的主要品种，它呈现出诱人的色泽、香气及味道，堪称果酱之王。近些年通过以果葡糖浆代替白砂糖（王中凤等，2016）、添加竹笋膳食纤维（代曜伊等，2017）、以刺槐豆胶（Mekhoukhe et al.，2020）与枣核粉（Alqahtani，2020）代替果胶，以及用甜菊糖作为甜味剂（Jribi et al.，2020）等方式改进草莓果酱的制作工艺，降低糖度，提升其产品品质。周雨等（2019）通过响应曲面法进行优化，添加 0.06%氯化钙、0.8%柠檬汁、25.13%冰糖可得到风味品质较佳的草莓果酱。与传统杀菌方法相比，超高静压处理法制备草莓果酱（Gimenez et al.，2001）与优化真空蒸煮条件（Okut et al.，2018）可以更好地保留原料中的营养成分；杨斯超和花成（2021）研究表明草莓果酱在 500MPa 保压 3min 杀菌后可在 4℃下储藏 3 个月。还有使用固定在介孔二氧化硅材料表面的植物生物活性剂作为抗真菌剂（Ribes et al.，2017）或用肉桂皮-黄原胶乳液（Ribes et al.，2017）控制草莓果酱因霉菌和酵母导致的腐败变质问题，取得了较好效果。

随着社会经济的发展，果酱种类日益增多，结合不同果酱的风味特点及保健功能，研发新型复合果酱已成为未来果酱的主要方向。目前，主要开发了低糖苹果草莓（李素云等，2011）、低糖苹果草莓胡萝卜（黄慧福和周开聪，2013）、草莓杏（王蕊，2015）、橘皮草莓复合果酱（张军和王建化，2019）等水果复合果酱和低糖草莓胡萝卜（张红霞和罗祖友，2003）、黑木耳草莓（孔祥辉等，2015）等果蔬复合果酱产品。Zamorska 等（2020）发现在草莓果酱中添加苹果泥还可改善其外观与稠度。

（三）草莓果脯

草莓果脯是以草莓果肉为原料，经过打浆、浓缩、烘烤等过程制作而成的果脯制品，其营养丰富，酸甜适中，软硬适度，易消化，是一种老少皆宜的休闲食品。低糖化是此类产品近些年发展的方向，关于草莓果脯相继优化了多种配方和工艺（王建化等，2011；张友峰等，2013；张忆洁等，2016；李超，2017）。汪志铮（2012）开发了香焙草莓脯，即在后期制作中采用了瞬间高温焙香工艺，具体做法是：先在按常规工艺制作后的草莓脯表面喷涂少量食用油，然后置于 180℃烘箱内焙烤 2～3min 后迅速取出，使草莓脯表面籽粒呈金黄色，闻香浓郁。孙娜（2021）先用 0.3% D-异抗坏血酸钠、0.2%柠檬酸、1.5%氯化钠组成的混合液进行护色 20min，再在 1.5% CaCl$_2$、1.0% δ-葡萄糖酸内酯组成的混合液中硬化 4h，最后在 0.3%黄原胶、0.3%羧甲基纤维素钠（CMC-Na）、0.3%海藻酸钠组成的混合液中填充 30min 后在 51℃条件下采用超声技术辅以渗糖过程，可使渗糖时间降低至 1.9h，大大提高了生产效率，同时制得的五叶草莓低糖果脯色泽鲜红，酸甜适口，组织饱满。

（四）草莓罐头

草莓罐头具有口味浓郁、食用方便、保质期长等优点，深受消费者的喜爱。草莓罐头的制作工艺主要是原料选择（除果柄、萼片）—清洗—烫漂—装罐—排气—密封—杀菌—冷却—成品。草莓罐头中的果实容易出现软烂等问题，如何提高果实的硬度是目前研究的热点。有研究表明，多糖物质的降解是引起草莓罐头果实软烂的主要原因。采用1%海藻酸钠和 0.4% CaCl$_2$ 分别在 20℃和 40℃下对草莓进行硬化处理（刘海军等，2000），可以明显改善草莓软烂的问题；抽真空处理（姜启兴等，2002）也可以使草莓保持较好果形，整个储藏过程中保持良好的硬度，不瘫软。除了质地退化和香气损失之外，草莓在加工过程中易出现褪色和褐变问题，这是多酚氧化酶分解酚类物质造成的，严重影响了草莓罐头的质量。通过使用黑胡萝卜和接骨木果的商业浓缩物作为天然着色剂（Kammerer et al.，2007）可以稳定罐装草莓的颜色。

（五）草莓醋

草莓醋具有排毒、美容养颜、增强体力等功效。它可以以草莓残次果榨汁后的草莓汁为主要原料，采用液态发酵工艺（王海英等，2010；姜英杰和戚海滨，2011）或酒精发酵工艺（在调配好的草莓汁中加入 5%～10%活化好的活性干酵母）（王倩等，2010），通过响应面分析法（姜英杰和戚海滨，2011）或正交试验（王倩等，2010），优化草莓醋发酵的最佳工艺条件，酿制出来的草莓醋颜色为红棕色，澄清透亮，醋味浓郁，同时具有草莓的特殊清香味，不仅可以用于烹调，而且经调配后可作为一种天然保健饮品。通过气相色谱测定草莓醋中的气体化合物，得出草莓醋的最终香味由原料中的香气物质以及酒精和丙酮发酵过程中形成的化合物共同构成（Ubeda et al.，2012）。Ubeda 等（2016）认为在不同容器（玻璃、橡木和樱桃木桶）中生产的草莓醋的气味是不同的，通过气相色谱-嗅觉测定法和动态顶空气相色谱-质谱法进行测定，发现木桶提供了比玻璃容器更复杂的香气，玻璃容器中的醋主要含有冲击性的青草味，而木桶中的醋则含有甜味和水果味。通过主成分分析法分析表明，不同生产过程导致气味产生差异。

（六）草莓果酒

草莓酒是以草莓为原料的生物发酵制品，其最大限度地保留了果实中的营养成分和保健功能因子。以草莓鲜果为原料，接种酿酒活性干酵母，添加复合酶制剂、白砂糖，在常温（17.5～22.5℃）下全果发酵，发酵所得草莓酒的各项指标均达到优质果酒标准（潘晓飚等，2005）。草莓酒的酿造工艺也随着研究的深入不断得到优化，通过响应面分析试验，得出草莓酒酿造最优工艺为：初始糖度 25%，接种量 0.75%，发酵时间为 240h，感官评分值为 90.625（孙晓璐等，2019）。草莓酒生产中还存在很多问题，其中化学性浑浊沉淀是最常见也是最严重的问题，澄清稳定处理是解决果酒浑浊沉淀的主要方法，以壳聚糖作为草莓酒澄清剂，当壳聚糖添加量为 0.05%、pH 为 3.66、温度为 32℃时，澄清效果最好（张忆洁等，2015）。草莓酒的香气成分分析也是近几年研究的热点，利用顶空固相微萃取结合气相色谱质谱联用法对某发酵甜型草莓酒香气成分进行测定，结果表明，该甜型草莓酒检出了 53 种香气成分，主要香气成分有：肉桂酸乙酯、异戊醇、芳樟醇、乙酸乙酯、苯乙醇、辛酸乙酯、正己醇、己酸乙酯等，初步确定这些物质构成该甜型草莓酒的特征香气（高哲等，2021）。酵母菌株不同，其发酵的草莓酒特性也均不相同。为筛选出适于草莓酿造的酵母菌株，张阳阳等（2021）比较了 5 种不同酿酒酵母对草莓发酵特性和理化特性的影响，并通过感官品评，筛选出 RV002 适合草莓发酵，该草莓酒风味佳、回味蜜甜、酒精度最高。

（七）草莓汁

草莓汁是以草莓为主要原料制作而成的饮品，是草莓深加工过程中最有潜力的加工产品之一，既延长了货架期，又通过深加工增加了附加值。草莓汁的澄清是草莓汁加工工艺的重要环节，澄清效果会影响草莓汁的品质和货架期。目前在草莓汁澄清过程中主要应用酶解澄清法，以红颜草莓为原料，采用正交试验对果胶酶、壳聚糖澄清草莓汁的条件进行了优化，结果表明：采用果胶酶-壳聚糖（果胶酶 0.015g/L 和壳聚糖 0.6g/L）复合法澄清草莓汁，其透光率为 97.3%，澄清效果较好（李娜等，2015）。除了草莓汁的澄清技术，浓缩技术近几年也逐渐改进。相较于传统的热浓缩和膜浓缩技术，利用渐进式冷冻浓缩技术，草莓汁冷冻浓缩后总糖、黄酮、多酚等营养成分保存良好（余金橙等，2020）。灭菌是保证草莓汁货架期的一个重要环节。柳青等（2014）研究超高压处理对草莓汁多酚氧化酶、果胶甲酯酶和杀菌效果的影响，当处理条件为 300MPa、15min 时，菌落总数、霉菌和酵母菌均符合商业无菌条件。在延长新鲜草莓汁的保质期方面，德国萨卡里亚大学 Yildiz 团队基于等效的加工方法和多元数据分析，探究了等效超声波（US）、高压（HPP）和脉冲电场（PEF）非热灭菌处理对鲜榨草莓汁冷藏期间（4℃，42 天）天然微生物菌群和品质特性的影响，得出了在选定的加工条件下，三种处理中高压处理是延长鲜榨草莓汁货架期并增强其植物化学特性的最佳选择，可以替代热处理；脉冲电场处理使草莓汁的保质期至少延长了 28 天；而超声处理和高压处理使草莓汁的保质期至少延长了 42 天（Yildiz et al.，2020）。

（八）草莓副产品

草莓产业的快速发展使草莓叶、草莓籽等草莓副产物的产量逐年增加。据统计，每亩草莓一个生产周期（9 个月）产生的草莓副产物多达 7216kg，但是这些副产物多以填埋、焚烧等方式进行处理，不仅浪费了草莓叶、草莓籽等具有开发潜力的天然生物资源，也在一定程度上造成环境污染。因此，迫切需要更加高效合理地开发利用草莓副产物，变废为宝，提高其附加值，从而全面提升草莓产业的经济效益。

张晓荣等（2014）研究了草莓籽中的营养成分，结果表明，草莓籽中蛋白质含量约为 13.00%，氨基酸含量高达 9.61%，碳水化合物含量约为 8.00%，同时还含有钙、钾、镁、铁等矿物质。罗仓学等（2006）对草莓籽油中的脂肪酸组成及理化特性进行分析，研究表明草莓籽的含油量约为 18.00%，其中不饱和脂肪酸含量高达 94.52%，亚油酸和亚麻酸含量分别为 39.92% 和 39.50%。刘光敏等（2009）利用超临界 CO_2 萃取技术对草莓籽油的萃取工艺进行优化，显著提高了亚油酸和亚麻酸的含量。在日常饮食中，适量摄入草莓籽油对预防动脉硬化症及促进油脂在体内新陈代谢具有较好的效果。

草莓叶是草莓种植过程中最主要的副产物，富含多种生物活性成分，如槲皮素、山奈酚、鞣花酸、咖啡酸、绿原酸等。有研究表明草莓叶提取物的抗氧化效果要好于草莓果实。Ibrahim 和 Abd El-Maksoud（2015）研究表明草莓叶水提物具有降血糖作用，可提高糖尿病大鼠血浆中的胰岛素水平，对大鼠的肾功能具有一定程度的保护作用，且呈浓度依赖性。董坤等（2021）发现草莓叶水提物通过减少由 UVB 刺激产生的 ROS，抑制胶原降解、MMP-1 表达，提高 SOD 活力，降低 MDA 含量，缓解氧化应激造成的细胞损伤，结果表明草莓叶水提物对皮肤具有一定的保护作用。目前国内外对于草莓叶中生物活性成分的提取工艺及成分分离还没有成熟稳定的方法，需要进一步研究草莓叶中生物活性成分的组成及其结构。虽然对草莓叶的应用极少，但已有专利表明草莓叶茶中的维生素 C 含量高于龙井茶，与枸杞叶茶和酸枣叶茶相比较，草莓叶茶的抗氧化效果更佳（张运涛等，2013）。

二、市场存在的问题及发展趋势

我国草莓消费主要以鲜食为主，约占 90% 以上，同时鲜果冷链运输条件不够成熟，损耗很大，草莓加工比例仅为 10%，高品质的产品也不多见，同时在功能性产品开发方面还有很大空间。具体来看，草莓加工业上游生产种植水平发展较快，但整体水平较低；行业中游已有果酱、果酒、罐头等加工品，但深加工产品少，保鲜技术运用不足，质量标准不统一；在高附加值、高技术含量产品延伸方面，如草莓化妆品、草莓药品等领域，与发达国家相比存在较大的差距。

随着草莓产量的增加和消费者需求的日益提高，草莓制品应当更加多元化才能适应当今社会的发展。在草莓果酱工艺方面，由于低糖型草莓酱更符合现代健康理念，需要在增稠剂的选择和替代方面加大研究力度，改善果酱的流变特性和质构特性；草莓酒和草莓醋属于草莓典型的发酵制品，但其商品化市场还未形成。草莓酒口感较酸，酒体寡淡的品质缺陷是其商品化的主要阻碍，后续的研究需要集中在如何降低草莓酒酸度和改善品质方面。过去几年草莓醋的研究主要集中在发酵工艺和菌种处理技术方面，今后还需加大对草莓醋营养保健功能的开发研究。我国草莓罐头研究始于 20 世纪 80 年代。草莓罐头加工后的褪色和瘫软是质量控制的最大问题，杀菌工艺的改进及营养成分的保持可能是未来草莓罐头加工急需发展的方向。草莓叶片中富含强抗氧化剂维生素 C 和致癌物质抑制剂鞣花酸，草莓萼片中维生素 C 和鞣花酸的含量也极显著高于果实（张运涛，2019），由此看来，草莓副产物的加工利用潜力巨大，可以应用到功能食品、药品、化妆品等产业中，以提升草莓产品深层次加工的水平。

今后，草莓产业的发展应当把重点放在降低成本、提高草莓利用率、加工过程中避免过多营养物质的损耗、全面提高草莓经济附加值等方面，以实现资源的最大化利用，既能增加经济效益，又能提高保健功能。此外，还应完善草莓制品质量管理标准体系，使草莓制品生产的各个环节都有标准可依，以保证产品质量。

参 考 文 献

程然, 生吉萍. 2015. 草莓多酚类植物化学物研究进展. 食品安全质量检测学报, 6(2): 575-584.

代曜伊, 刘敏, 郑炯. 2017. 竹笋不溶性膳食纤维对草莓果酱流变及质构特性的影响. 食品与发酵工业, 43(3): 83-88.

董坤, 翟文丽, 王兰青, 等. 2021. 草莓叶水提物对 UVB 致皮肤损伤的保护作用. 精细化工, 38(4): 806-814

高秀艳. 2013. 酚酸类化合物对大鼠离体胸主动脉环舒张作用的相关研究. 石家庄: 河北医科大学硕士学位论文.

高哲, 房新宇, 杨利峰. 2021. 草莓果酒香气成分研究. 食品界, 9: 98-100.

葛会波. 1993. 草莓的种质资源. 古今农业, (3): 66-70.

顾荷英. 2007. 上海地区草莓优质种苗繁育技术体系与管理规程的研究. 南京: 南京农业大学硕士学位论文.

郭建业, 张艳红, 张岚, 等. 2021. 草莓片真空冷冻干燥工艺研究. 农产品加工, (7): 27-30, 35.

郭婷, 张柳敏, 夏申珅, 等. 2018. 一种非油炸奶味草莓脆的制作方法. CN201810641421.0[2018-12-21].

侯丽媛, 董艳辉, 聂园军, 等. 2018. 世界草莓属种质资源种类与分布综述. 山西农业科学, 46(1): 145-149.

侯丽媛, 张春芬, 聂园军, 等. 2017. 草莓品种及其选育方法研究进展. 山西农业科学, 45(12): 2038-2043.

黄慧福, 周开聪. 2013. 苹果-草莓-胡萝卜复合低糖酱加工的工艺研究. 食品工业, 34(4): 77-80.

姜启兴, 唐建军, 王琪, 等. 2002. 抽空在糖水草莓罐头加工过程中的作用研究. 食品工程, (4): 15-17.

姜英杰, 戚海滨. 2011. 响应面法优化草莓醋发酵工艺研究. 中国酿造, (9): 112-115.

孔祥辉, 郭玮, 王笑庸, 等. 2015. 黑木耳草莓果酱的研制. 农产品加工, (18): 20-23.

兰欢. 2018. 温室草莓品种生长特性及果实品质比较. 晋中: 山西农业大学硕士学位论文.

李超. 2017. 鼠李糖乳杆菌发酵制备低糖草莓脯的工艺研究. 食品工业, 38(3): 104-108.

李娜, 孙翔宇, 战吉宬. 2015. 草莓汁澄清工艺研究. 中国酿造, 34(9): 45-48.

李素云, 杨留枝, 段建伟. 2011. 低糖苹果草莓复合果酱的研制. 中国调味品, 36(10): 48-49.

李卓豪, 毕金峰, 易建勇, 等. 2021. 不同小分子糖渗透草莓的传质动力学及对真空冷冻干燥草莓品质的影响. 食品科学, 1-16.

刘光敏, 徐响, 高彦祥. 2009. 超临界 CO_2 萃取草莓籽油工艺研究及其对脂肪酸组成的影响. 中国粮油学报, 24(3): 84-88.

刘海军, 潘廷发, 吕春炎. 2000. 提高草莓罐头果实硬度的工艺研究. 食品科技, (1): 28-29.

刘伟, 刘倩楠, 张良, 等. 2020. 草莓多糖树脂法脱色工艺优化及其化学性质研究. 食品工业科技, 41(10): 38-46, 51.

刘晓鑫, 田维熙, 马晓丰. 2010. 草莓提取物对脂肪酸合酶及脂肪细胞的抑制作用. 中国科学院研究生院学报, 27(6): 768-777.

柳青, 王丹, 马越, 等. 2014. 超高压处理对草莓汁品质酶和杀菌效果的影响. 食品工业科技, 35(18): 144-148.

罗仓学, 张广栋, 陈燃. 2006. 草莓籽油脂肪酸组分分析. 中国油脂, (5): 68-69.

潘晓飚, 杨建华, 冯春梅, 等. 2005. 草莓果酒的酵母发酵特性研究. 酿酒科技, (12): 72-74.

曲世明, 艾丽昆. 2012. 真空冷冻干燥草莓的实验研究. 考试周刊, (3): 194-195.

舒锐, 焦健, 臧传江, 等. 2019. 我国草莓产业现状及发展建议. 中国果菜, 39(1): 51-53.

宋妍妍, 陈代文, 余冰, 等. 2019. 单宁酸的营养生理功能及其在单胃动物生产中的应用研究进展. 动物营养学报, 31(6): 2544-2551.

孙娜, 朱秀娟, 胡文斌, 等. 2021. 模糊数学感官评价法优化低糖五叶草莓果脯加工工艺. 保鲜与加工, 21(2): 80-87, 93.

孙晓璐, 王明跃, 张源. 2019. 响应面法优化草莓酒酿造工艺. 阜阳师范学院学报(自然科学版), 36(3): 32-36.

田莉莉. 2010. 天然酚酸类对 DNA 损伤的抑制效应研究. 天津: 天津大学硕士学位论文.

汪志铮. 2012. 香焙草莓脯. 福建农业, (10): 25.

王海英, 姜雪, 杜为民, 等. 2010. 草莓残次果生产草莓醋的工艺研究. 中国食物与营养, (5): 54-58.

王建化, 孙高飞, 李庆典. 2011. 低糖草莓脯配方优化的研究. 农业机械, (5): 130-132.

王倩, 王敏, 吴荣荣. 2010. 草莓醋酿造工艺研究. 江苏农业科学, (3): 343-345.

王蕊. 2015. 草莓杏复合低糖果酱的研制. 河南农业, (13): 55-56.

王中凤, 韦田, 刘燕, 等. 2016. 基于渗透脱水的草莓魔芋酱加工工艺优化. 食品与机械, 32(4): 215-218, 230.

吴金花, 程朝辉. 2019. 真空冷冻干燥草莓粉工艺分析研究. 饮食科学, (14): 81-82.

吴晓云, 高照全, 李志强, 等. 2016. 国内外草莓生产现状与发展趋势. 北京农业职业学院学报, 30(2): 21-26.

肖星凝, 徐雯慧, 左丹, 等. 2017. 6 种黄酮协同抗氧化作用及构效关系研究. 食品与机械, 33(2): 17-21.

杨斯超, 花成. 2021. 草莓果酱超高压杀菌与贮藏稳定性研究. 现代食品, (19): 95-98.

于方园, 张丁洁, 吴娜娜, 等. 2020. 草莓速溶粉喷雾干燥工艺的研究. 食品研究与开发, 41(10):

161-166.

余金橙, 蒋文鸿, 郑海花, 等. 2020. 响应面优化草莓汁冷冻浓缩工艺研究. 食品科技, 45(8): 107-114.

曾佑炜, 赵金莲, 彭永宏. 2008. 黄酮的吸收和代谢研究进展. 中草药, (3): 460-464.

翟文丽, 何聪芬, 董坤. 2019. 草莓叶中主要活性成分及其生物活性研究进展. 北方园艺, (19): 114-121.

张红霞, 罗祖友. 2003. 低糖草莓胡萝卜复合果酱的研制. 中国食物与营养, (3): 41-42.

张军, 王建化. 2019. 橘皮草莓复合果酱的工艺研究. 中国调味品, 44(9): 4.

张莉会, 刘杜娟, 廖李, 等. 2018. 真空冷冻-热风联合干燥对草莓品质的影响. 现代食品科技, 34(4): 188-197.

张莉会, 吕亭逸, 乔宇, 等. 2020. 超声结合超高压预处理对冻干草莓片品质的影响. 食品工业科技, 41(14): 15-21, 28.

张琳. 2013. 富锌草莓脆片的制备方法. 中国: CN201210432479.7[2013-1-30].

张雯丽. 2012. 我国草莓产业发展现状与前景思考. 农业展望, 8(2): 30-33.

张晓荣, 刘拉平, 刘朝霞, 等. 2014. 草莓籽的营养成分分析及开发利用. 北方园艺, (11): 134-136.

张鑫. 2021. 2020 年中国草莓种植面积、产量、出口、需求及使用农药登记现状分析. https://www.huaon.com/channel/trend/773281.html[2022-3-21].

张炎, 吴玥霖. 2009. 气流膨化草莓脆片的优化条件. 食品工业, (4): 55-57.

张阳阳, 汪雅馨, 王荣荣, 等. 2021. 不同酿酒酵母对草莓酒发酵特性影响的研究. 发酵科技通讯, 50(4): 212-217.

张忆洁, 冯怀章, 徐艳文, 等. 2015. 壳聚糖对草莓酒澄清作用的研究. 农村科技, (2): 67-68.

张忆洁, 祁岩龙, 宋芳芳, 等. 2016. 低糖草莓果脯关键工艺研究. 农村科技, (11): 58-60.

张友峰, 邓洁红, 张华. 2013. 草莓脯加工工艺优化研究. 包装与食品机械, 31(5): 15-18.

张运涛, 雷家军, 赵密珍, 等. 2019. 新中国果树科学研究 70 年——草莓. 果树学报, 36(10): 1441-1452.

张运涛, 王丽娜, 钟传飞, 等. 2013. 草莓叶茶及其制备方法. 中国: CN201210493879.9[2013-2-27].

赵保民. 2012. 一种巧克力草莓脆片的制备方法. 中国: CN201110291722.3[2012-2-8].

赵彦华. 2020. 草莓种质资源介绍. 果树资源学报, 1(4): 90-91.

赵瑛, 胡美蓉. 1995. 草莓罐头护色工艺的研究. 甘肃农业科技, (3): 34-35.

钟兰兰, 屠迪, 杨亚, 等. 2013. 花青素生理功能研究进展及其应用前景. 生物技术进展, 3(5): 346-352.

周雨, 王凤忠, 孟胜亚, 等. 2019. 响应曲面法优化西藏亚东野生草莓果酱的配方研究. 农产品加工, (3): 40-44.

邹盼红. 2016. 草莓种质资源研究进展. 中国园艺文摘, 32(5): 29-31.

Alqahtani N. 2020. Effects of replacing pectin with date pits powder in strawberry jam Formulation. Basic and Applied Sciences-Scientific Journal of King Faisal University, 21(1): 135-146.

Amatori S, Mazzoni L, Alvarez-Suarez J M, et al. 2016. Polyphenol-rich strawberry extract(PRSE)shows *in vitro* and *in vivo* biological activity against invasive breast cancer cells. Scientific Reports, 6: 30917.

Basu A, Wilkinson M, Penugonda K, et al. 2009. Freeze-dried strawberry powder improves lipid profile and lipid peroxidation in women with metabolic syndrome: Baseline and post intervention effects. Nutrition Journal, 8(1): 1-17.

Carlton P S, Kresty L A, Siglin J C, et al. 2001. Inhibition of *N*-nitrosomethylbenzylamine-induced tumorigenesis in the rat esophagus by dietary freeze-dried strawberries. Carcinogenesis, 22(3): 441-446.

Chen X, Zhang X, Lu Y, et al. 2012. Chemoprevention of 7, 12-dimethylbenz[a]anthracene(DMBA)-induced hamster cheek pouch carcinogenesis by a 5-lipoxygenase inhibitor, garcinol. Nutrition and Cancer, 64(8): 1211-1218.

Duarte L J, Chaves V C, Nascimento M V P D, et al. 2018. Molecular mechanism of action of Pelargonidin-3-*O*-glucoside, the main anthocyanin responsible for the anti-inflammatory effect of strawberry fruits. Food and Chemical Toxicology, 1: 247.

Fumagalli M, sangiovanni E, Vrhovsek U, et al. 2016. Strawberry tannins inhibit IL-8 secretion in a cell model of gastric inflammation. Pharmacological Research, 111: 703-712.

Garcia-Noguera J, Oliveira F I P, Weller C L, et al. 2014. Effect of ultrasonic and osmotic dehydration pre-treatments on the colour of freeze dried strawberries. Journal of Food Science and Technology, 51(9): 2222-2227.

Gasparrini M, Forbes-Hernandez T Y, Giampieri F, et al. 2017. Anti-inflammatory effect of strawberry extract against LPS-induced stress in RAW 264.7 macrophages. Food and Chemical Toxicology, 102: 1-10.

Gasparrini M, Giampieri F, Alvarez-Suarez J M, et al. 2015. AMPK as a new attractive therapeutic target for disease prevention: The role of dietary compounds. Current Drug Targets, 16: 1-25.

Gasparrini M, Giampieri F, Forbes-Hernandez T Y, et al. 2018. Strawberry extracts efficiently counteract inflammatory stress induced by the endotoxin lipopolysaccharide in Human Dermal Fibroblast. Food and Chemical Toxicology, 114: 128-140.

Giampieri F, Alvarez-Suarez J M, Battino M. 2014. Strawberry and human health: Effects beyond antioxidant activity. Journal of Agricultural and Food Chemistry, 62: 3867-3876.

Giampieri F, Alvarez-Suarez J M, Cordero M D, et al. 2017. Strawberry consumption improves aging-associated impairments, mitochondrial biogenesis and functionality through the AMP-activated protein kinase signaling cascade. Food Chemistry, 234: 464-471.

Gimenez J, Kajda P, Margomenou L, et al. 2001. A study on the colour and sensory attributes of high-hydrostatic-pressure jams as compared with traditional jams. Journal of the Science of Food and Agriculture, 81(13): 1228-1234.

Grigelmo-Miguel N, Martin-Belloso O. 1999. Influence of fruit dietary fibre addition on physical and sensorial properties of strawberry jams. Journal of Food Engineering, 41(1): 13-21.

Harman D. 1956. Aging: A theory based on free radical and radiation chemistry. Journal of Gerontology, 11: 298-300.

Ibrahim D S, Abd El-Maksoud M A E. 2015. Effect of strawberry (*Fragaria × ananassa*) leaf extract on diabetic nephropathy in rats. International Journal of Experimental Pathology, 96(2): 87-93.

Iwamoto A, Inoue A, Inoue Y, et al. 2013. Anti-allergic effect of strawberry extract. Journal of Functional Foods, 5(4): 1947-1955.

Jribi S, Ouhaibi M, Boukhris H, et al. 2021. Formulations of low-sugar strawberry jams: quality characterization and acute post-pandrial glycaemic response. Journal of Food Measurement and Characterization, 15(2): 1578-1587.

Kammerer D R, Schillmller S, Maier O, et al. 2007. Colour stability of canned strawberries using black carrot and elderberry juice concentrates as natural colourants. European Food Research and Technology, 224(6): 667-679.

Kang S W, Hwang J H, Chung K H, et al. 2021. Evaluation of infrared assisted freeze drying for strawberry snacks: Drying kinetics, energy efficiency and quality attributes. Food Science and Biotechnology, 30(8): 1087-1096.

Kårlund A, Hanhineva K, Lehtonen M, et al. 2016. Non-targeted metabolite profiling highlights the potential of strawberry leaves as a resource for specific bioactive compounds. Journal of the Science of Food and Agriculture, 97(7): 2182-2190.

Liu C, Lin J. 2012. Anti-inflammatory and anti-apoptotic effects of strawberry and mulberry fruit polysaccharides on lipopolysaccharide-stimulated macrophages through modulating pro-/anti-inflammatory cytokines secretion and Bcl-2/Bak protein ratio. Food and Chemical Toxicology, 50(9): 3032-3039.

Mekhoukhe A, Mohellebi N, Mohellebi T, et al. 2020. Jam processing: Effect of pectin replacement by locust bean gum on its characteristics. Mediterranean Journal of Nutrition and Metabolism, (1): 1-12.

Molinett S, Nuñez F, Moya-León M A, et al. 2015. Chilean strawberry consumption protects against LPS-induced liver injury by anti-inflammatory and antioxidant capability in Sprague-Dawley rats[J]. Evidence-Based Complementary and Alternative Medicine, 2015: 11.

Ochoa J J, Pamplona R, Ramirez-Tortosa M C, et al. 2011. Age-related changes in brain mitochondrial DNA deletion and oxidative stress are differentially modulated by dietary fat type and coenzyme Q10. Free Radical Biology and Medicine, 50: 1053-1064.

Okut D, Devseren E, Ko M, et al. 2018. Developing a vacuum cooking equipment prototype to produce strawberry jam and optimization of vacuum cooking conditions. Journal of Food Science and Technology, 55(1): 90-100.

Petersen C, Bharat D, Ronald B, et al. 2018. Circulating metabolites of strawberry mediate reductions in vascular inflammation and endothelial dysfunction in *db/db* mice. International Journal of Cardiology, 263: 111-117.

Petersen C, Wankhade U D, Bharat D, et al. 2019. Dietary supplementation with strawberry induces marked changes in the composition and functional potential of the gut microbiome in diabetic mice. The Journal Nutritional Biochemistry, 66: 63-69.

Pistollato F, Battino M. 2014. Role of plant-based diets in the prevention and regression of metabolic syndrome and neurodegenerative diseases. Trends in Food Science and Technology, 40: 62-81.

Ribes S, Fuentes A, Talens P, et al. 2017. Application of cinnamon bark emulsions to protect strawberry jam from fungi. LWT-Food Science and Technology, 78: 265-272.

Ribesa S, Ricoa M R, Esteve É P, et al. 2017. Eugenol and thymol immobilised on mesoporous silica-based material as an innovative antifungal system: Application in strawberry jam. Food Control, 81: 181-188.

Semenov G V, Krasnova S, Khvylia S I, et al. 2020. Freezing and freeze-drying of strawberries with an additional effect of micro-vibrations. Journal of Food Science and Technology, 58(8): 3192-3198.

Stoner G D, Gupta A. 2001. Etiology and chemoprevention of esophageal squamous cell carcinoma. Carcinogenesis, 22(11): 1737-1746.

Su W K, Hwang J H , Kang H C , et al. 2021. Evaluation of infrared assisted freeze drying for strawberry snacks: drying kinetics, energy efficiency and quality attributes[J]. Food Science and Biotechnology, 30(8): 1087-1096.

Suutarinen J, Honkapää K, Heiniö R L, et al. 2002. Modeling of calcium chloride and pectin methylesterase prefreezing treatments of strawberries and jams. Journal of Food Science, 67(3): 1240-1248.

Ubeda C, Callejón R M, Troncoso A M, et al. 2012. Characterization of odour active compounds in strawberry vinegars. Flavour and Fragrance Journal, 27(4): 313-321.

Ubeda C, Callejón R M, Troncoso A M, et al. 2016. A comparative study on aromatic profiles of strawberry vinegars obtained using different conditions in the production process. Food Chemistry, 192: 1051-1059.

Xu B G, Chen J N, Tiliwa E S, et al. 2021. Effect of multi-mode dual-frequency ultrasound pretreatment on the vacuum freeze-drying process and quality attributes of the strawberry slices. Ultrasonics Sonochemistry, 78: 105714.

Yildiz S, Pokhrel P R, Unluturk S, et al. 2021. Changes in quality characteristics of strawberry juice after equivalent high pressure, ultrasound, and pulsed electric fields processes. Food Engineering Reviews, 13(3). doi: 10.1007/s12393-020-09250-z.

Zamorska I, Zamorskyi V, Halahur Y, et al. 2020. Improvement of the technology of strawberry jam in combination with apple sauce. Eastern-European Journal of Enterprise Technologies, 6(11): 102.

Zhang L, Qiao Y, Wang C, et al. 2021. Impact of ultrasound combined with ultrahigh pressure pretreatments on color, moisture characteristic, tissue structure, and sensory quality of freeze-dried strawberry slices. Journal of Food Processing and Preservation, 45(3).

Zhu X, Xiong L, Zhang X, et al. 2015. Lyophilized strawberries prevent 7, 12-dimethylbenz[α]anthracene (DMBA)-induced oral squamous cell carcinogenesis in hamsters. Anticancer Research, 15: 476-486.

第三章　树莓营养与功能

第一节　树莓产业发展状况

树莓（*Rubus corchorifolius* L. f.），又名悬钩子、刺葫芦、覆盆子，为聚合浆果，蔷薇亚科悬钩子属。树莓柔软多汁，风味独特，富含维生素、矿物质，尤其是花青素、超氧化物歧化酶和鞣花酸等抗癌、抗衰老成分。许多学者通过动物和人类体内外进行树莓功能性研究，发现树莓中的植物化学成分（黄酮、酚酸、鞣花酸等多酚物质）对癌症、糖尿病、肥胖、心血管、黄斑变性、神经变性、炎症和氧化损伤等疾病有抑制作用，因此树莓在英国有"生命果"之称。

树莓的人工栽培源于欧洲，公元 4 世纪由罗马人栽培，16 世纪逐渐形成产业，至今已有数百年历史（Sun et al.，2019）。树莓作为重要的经济水果作物，在世界范围内种植业发展迅速，目前世界上有 40 多个国家栽培树莓，多集中在欧洲和北美洲，其产量和种植面积保持平稳或逐年增加。根据 FAO 最新数据统计，2011～2020 年世界树莓产量和种植面积年度分布见图 3-1，2016～2020 年连续 5 年产量均稳定在 80 万 t 以上，2020年产量接近 90 万 t，比 2011 年增长 49.63%。

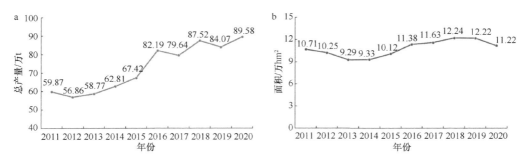

图 3-1　2011～2020 年世界树莓产量（a）和种植面积（b）

中国树莓产业虽然起步较晚，但发展迅速。中国栽培树莓历史不过百年，最早由俄侨从远东沿海地区引入我国黑龙江省尚志县（现为尚志市）栽培。后来吉林省、辽宁省的科研单位也纷纷从国外引种试栽，已选育出一些优良品种，并逐步应用于生产，近年快速发展，已成为现代树莓分布中心之一。

第二节　树莓的种类、分布及生物学特性

一、树莓的分布情况

以 2020 年世界树莓产量为例，从表 3-1 中可以明显看出世界树莓主产区的地理分

表 3-1　2020 年树莓世界主产区地理分布

排名	国家	产量/t	排名	国家	产量/t
1	俄罗斯	182 000	11	英国	14 980
2	墨西哥	130 187	12	阿塞拜疆	11 702
3	波兰	121 700	13	加拿大	7 434
4	塞尔维亚	118 674	14	德国	7 140
5	美国	100 698	15	保加利亚	6 170
6	西班牙	49 640	16	法国	5 390
7	乌克兰	35 310	17	瑞士	4 670
8	葡萄牙	25 276	18	摩尔多瓦	4 490
9	波斯尼亚	18 794	19	荷兰	3 600
10	智利	15 362	20	吉尔吉斯斯坦	2 551

布特征。俄罗斯、塞尔维亚、波兰、乌克兰、西班牙、葡萄牙、英国、法国、德国、保加利亚、瑞士总产量达到 57.10 万 t，加拿大、美国、墨西哥、智利总产量达到 25.37 万 t，欧洲和美洲树莓产量占世界总产量的 90%以上。具有冷凉生态的自然环境是树莓主产区。中国树莓种植省份主要有江西、浙江、安徽、江苏、辽宁和黑龙江。

二、树莓的主要品种

世界范围内树莓共有 400 多种（主要品种见表 3-2），原产于欧美和亚洲。树莓品种选育开始的时期较早，其中美国是最早开始重视树莓种质资源利用的国家。

表 3-2　树莓主要品种

序号	名称	序号	名称
1	保加利亚 Bulgaria	16	丰满红 Fengman red raspberry
2	金秋 Jinqiu	17	红玉 Hongyu
3	黄树莓 Yellow raspberry	18	欧洲红树莓 European red raspberry
4	库页悬钩子 Kuye Xuangouzi	19	美红 Meihong
5	美特 Meite	20	秋萍 Qiuping
6	威拉米特 Willamette	21	双季红树莓 Double season red raspberry
7	费尔杜德 Fertod Zamatos	22	奥瑞斯 Oris
8	哈瑞太兹 Heritage	23	加拿大 1 号 Canada 1
9	秋来斯 Qiulais	24	大图 G Datu G
10	托拉米 Tulameen	25	红孩 Honghai
11	尚早 Shangzao	26	天得 Tiande
12	秋福 Autumn Bliss	27	大图 SL Datu SL
13	迈克 Mike	28	秋莓 Qiumei
14	无刺红 Thornless red	29	绥棱红树莓 Suiling red raspberry
15	波鲁德 Prelude	30	牛迭肚 Niudiedu

三、树莓的栽培与生物学特性

树莓的生长环境需要具备足够的光源、潮湿的土壤，其根部由多种杂乱的根茎组成营养汲取点，花雌蕊、雄蕊共存。根据树莓的生物学特性，其一般在五六月开始萌芽，夏季或秋季结果，因此适宜在气候温和的春季开始栽种，当土壤随着温度的上升变得柔软、测量土壤温度达到 0℃以上时，即可进行翻地栽种（谈开雪，2017）。若在其他季节栽种，应避免土壤受冻，确保土地的温度值能够保障植株的正常生长，尽可能提早栽种，避免出现温差反应造成的生长问题（陆庆光，2018）。栽种后应双向化为植株提供温度保护，在植株的周围利用培土堆积保护植株的根系稳定。

第三节　树莓的功能基础试验

树莓是抗氧化成分最丰富的来源之一，在人类饮食中越来越受欢迎。树莓含有丰富的具有生物活性的植物化学成分（表 3-3），其中一些功能因子可通过影响受体、转运体、基因表达和其他细胞活动的细胞信号通路对人体健康起到重要保护作用。树莓具有独特的多酚结构，其主要特征活性成分是花青素和鞣花酸。树莓鞣花酸显著的功能性已成为医药和食品领域专家学者研究的热点，若应用于医药和保健品中并发挥其特效，既有利于人类疾病的预防，又能推动树莓产业的发展。

表 3-3　树莓基本营养成分

成分	含量	成分	含量
水分/（g/100g）	85.75	锰/（mg/100g）	0.670
能量/（kcal/100g）	52	铜/（mg/100g）	0.90
蛋白质/（g/100g）	1.2	维生素 C/（mg/100g）	26.2
总脂肪/（g/100g）	0.65	维生素 B_1/（mg/100g）	0.032
灰分/（g/100g）	0.46	维生素 B_2/（mg/100g）	0.038
碳水化合物/（g/100g）	11.94	烟酸/（mg/100g）	0.598
膳食纤维/（g/100g）	6.5	泛酸/（mg/100g）	0.329
糖/（g/100g）	4.42	维生素 B_6/（mg/100g）	0.055
钙/（mg/100g）	25	叶酸/（μg/100g）	21
铁/（mg/100g）	0.69	胆碱/（mg/100g）	12.3
镁/（mg/100g）	22	维生素 A/（IU/100g）	33
磷/（mg/100g）	29	β-胡萝卜素/（μg/100g）	12
钾/（mg/100g）	151	α-胡萝卜素/（μg/100g）	16
钠/（mg/100g）	1	维生素 E/（mg/100g）	0.87
锌/（mg/100g）	0.42	维生素 K/（μg/100g）	7.8

一、功能成分分离和鉴定

（一）花青素

花青素是类黄酮化合物，具有 C6-C3-C6 基本骨架。花青素是极性分子，其芳香环上含羟基、羧基、甲氧基和糖基键，常规提取溶剂是乙醇。目前用于树莓花青素的提取方法有溶剂提取、超声波提取以及高压脉冲电场提取，后两种为辅助提取方法，借助外力促使细胞膜破裂，加速花青素的溶出。花青素的稳定性较差，不同的提取工艺对花青素的质与量有影响，高压脉冲电场辅助提取工艺在提取质量上更具优势（张燕等，2011）。

经鉴定，矢车菊素-3-槐糖苷（cyanidin-3-sophoroside）、矢车菊素-3,5-二糖苷（cyanidin-3,5-diglucoside）、矢车菊素-3-（2G-葡糖基芸香糖苷）[cyanidin-3-(2G-glucosylrutinoside)]、矢车菊素-3-葡萄糖苷（cyanidin-3-glucoside，cyanidin-3-rutinoside）、矢车菊素-3-芸香糖苷（cyanidin-3-rutinoside）、天竺葵素-3-槐糖苷（pelargonidin-3-sophoroside）、天竺葵素-3-（2G-葡糖基芸香糖苷)[pelargonidin-3-（2G-glucosylrutinoside)]、天竺葵素-3-葡萄糖苷（pelargonidin-3-glucoside）和天竺葵素-3-芸香糖苷（pelargonidin-3-rutinoside）是树莓中花青素主要的存在形式（Mullen et al.，2002；Beekwilder et al.，2005）。尽管所有的浆果均含有矢车菊素结构的花青素，但糖苷单元不尽相同（图3-2）。天竺葵苷结构的花青素只存在于草莓和树莓果实中，而槐糖苷却是红树莓所独有的花青素糖苷（Kassim et al.，2009）。树莓鲜果花青素含量约为92mg/100g FW，其中矢车菊素和天竺葵素结构花青素的比例为32∶1，但树莓品种、气候差异、测定方法等因素均会影响树莓花青素含量的确定结果（Remberg et al.，2010）。

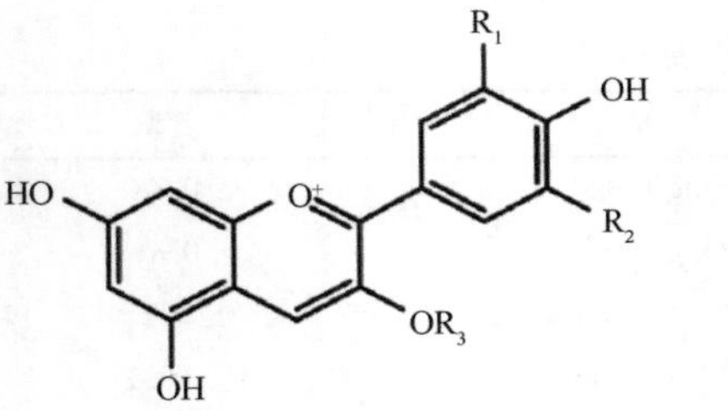

名称	R_1	R_2	R_3
天竺葵素	H	H	H
矢车菊素	OH	H	H
天竺葵素-3-葡萄糖苷	H	H	葡萄糖
矢车菊素-3-葡萄糖苷	OH	H	葡萄糖
天竺葵素-3-芸香糖苷	H	H	芸香糖
矢车菊素-3-芸香糖苷	OH	H	芸香糖
天竺葵素-3-槐糖苷	H	H	槐糖
矢车菊素-3-槐糖苷	OH	H	槐糖

图 3-2 树莓花青素主要存在形式

（二）鞣花酸

鞣花酸是由两种没食子酸通过C-C偶联和缩合而成的二内酯，能以游离的形式存在，大多是以缩合形式（如鞣花单宁、苷等）存在于树莓中。鞣花单宁是水解单宁，基本单元是没食子酸，是多个没食子酸单体与D-葡萄糖或奎宁酸以不同方式结合而形成的化合物。

树莓是天然鞣花单宁含量最高的水果，其含量可达230mg/kg FW。树莓籽和树莓果肉中的鞣花单宁含量分别为87.8%和12.2%。地榆素H-6、地榆素H-10、木麻黄亭/蛇含鞣质、栗木鞣花素/栎木鞣花素、花梗苷、柯里拉京是树莓中鞣花单宁的存在形式，其中地榆素H-6在树莓中含量最为丰富（Dincheva et al.，2013）。由于鞣花单宁结构复杂，其在树莓中的含量通常在水解成鞣花酸后采用高效液相色谱法测定。除了花青素和鞣花酸，羟基肉桂酸（咖啡酸、对香豆素和阿魏酸）、羟基苯甲酸（鞣花酸和对羟基苯甲酸）、游离和共轭形式的黄酮醇（槲皮素和山柰酚）及浓缩单宁等酚类化合物少量存在于树莓果实当中（Jakobek et al.，2007）。

（三）树莓酮

树莓酮是烷基酚类化合物的衍生物，其结构与辣椒素和脱氧肾上腺素相似，是存在于树莓果实中的一种重要的芳香成分。目前树莓酮因其良好的风味已应用于化妆品中，也作为增味剂添加到食品当中。树莓酮不仅是树莓的特殊气味成分，也是衡量树莓果实品质的重要指标。利用高效液相色谱法测定红树莓树莓酮的含量为 3.32μg/g（张成涛等，2013），高效液相色谱-串联质谱（HPLC-MS/MS）分析方法用于树莓酮的检测具有分析速度快、灵敏度高和重现性好的特点，可以解决因树莓酮在树莓中含量少而测不准的问题（李斌等，2013）。

二、功能成分营养学特点

树莓多酚通过吸收、分配、代谢和排泄，遍及全身器官以被生物利用。树莓中的一部分花青素以糖基化的形式被完整地吸收，而另一部分花青素则被水解成苷元，降解成酚类化合物或进入结肠被肠道微生物分解为酚酸。在小肠中，60%的花青素被吸收或降解，23%的鞣花单宁进入回肠水解成为鞣花酸（Britt et al.，2016）。在大肠中，鞣花酸和鞣花单宁的一个内酯基团水解转化为尿黄素，进一步脱羟基成为尿黄素 A、异硫素 A 或尿黄素 B；花青素 C 环被微生物分解，脱羟基或脱羧基产生酚酸，其中原儿茶酸是矢车菊素-3-葡萄糖苷的主要代谢物。被吸收的酚类化合物（母体、降解物或微生物产物）在小肠、肝脏或肾脏中经历 I 级和 II 级代谢，形成甲基化、葡萄糖苷或硫酸盐结合物（Wu et al.，2002）。树莓多酚生物利用度较低，主要受食物基质、摄入剂量、个体差异、摄入时间、吸收消化过程中与其他化合物的复杂相互作用等因素影响。

三、功能成分的细胞、动物试验

（一）有助于抗氧化

树莓提取物或营养成分对氧化应激的潜在影响评估通过体外细胞培养、化学分析和酶活性研究开展。树莓功能成分可通过降低体外低密度脂蛋白氧化、脂质过氧化、DNA 损伤、活性氧（ROS）生成以及增加抗氧化酶活性（过氧化氢酶和超氧化物歧化酶）来发挥抗氧化活性。

树莓鞣花酸对抗氧化活性的贡献率高达 60%，浓度为 3mg/ml 的树莓鞣花酸提取物对·OH 的清除作用可达 74.8%，对 DPPH·的清除作用可达 57.82%。Aiyer 等（2008）研究表明红树莓鞣花酸对降低内生 DNA 加合物具有显著作用，连续 3 周给雌鼠喂食鞣花酸含量为 1500ppm[①]的树莓脱水制品，DNA 氧化损伤抑制率高达 59%，同时 DNA 修复基因的表达水平提高 3～8 倍。树莓花青素具有较强的脂质氧化抑制作用（抑制率>50%，浓度 50μg/ml）和环氧化酶抑制作用（抑制率 27.5%～33.1%，浓度 100μg/ml）（Bowen-Forbes et al.，2010）。Fouad 等（2019）研究表明树莓酮（200mg/kg）能够通过降低肝功能酶活性，增加超氧化物歧化酶、谷胱甘肽过氧化物酶和总抗氧化活性，减少 DNA 断裂，从而减缓由四氯化物诱导的肝损伤。

---

① 1ppm=1×10^{-6}。

（二）有助于抗炎

树莓功能成分可通过减少细胞因子产生、改变 NF-κB 和 MAPK/c-Jun N 端激酶活性、刺激 TLR2 和 TLR4 活化、调节环氧合酶活性和前列腺素 E2 分泌来发挥抗炎活性。

关节炎动物模型中，红树莓提取物（15mg/kg）显著降低了关节炎的临床体征如软组织肿胀和骨赘形成，防止关节破坏（Figueira et al.，2014）。在胃炎动物模型中，鞣花单宁可减少炎症反应，增加内源性抗氧化防御酶（过氧化氢酶和超氧化物歧化酶）活性（Allen et al.，2003）。免疫功能模型中，0.5～2.0mg/kg 鞣花酸剂量依赖性抑制特异性免疫球蛋白 M 抗体应答并抑制细胞毒性。胃炎和克罗恩病体内模型中，鞣花酸（0.1～10g/L 或 10～20mg/kg）可减少肠组织中胃脂质过氧化和中性粒细胞浸润，抑制诱导型一氧化氮合酶（iNOS）和环氧化酶（COX-2）的过量分泌（Iino et al.，2002；Rosillo et al.，2011）。中波紫外线（UVB）暴露致皮肤损伤模型中，树莓提取物通过 DNA 活性氧清除，蛋白质羟基化抑制，以及凋亡和炎症信号通路调控保护皮肤免受炎症反应的影响（Wang et al.，2019）。

（三）有助于维持血压健康水平

树莓多酚或树莓果实/提取物对内皮功能指标具有重要调节作用，能够增加血管舒张，尤其是富含鞣花单宁的组分。鞣花酸是血管内皮生长因子和血小板源生长因子受体的天然抑制剂，血管内皮生长因子和血小板源生长因子受体对血管生成起到重要的互补作用。树莓鞣花酸（0～50mmol/L）可减少人脐静脉内皮细胞中的 ROS 生成，抑制 IL-1β 诱导的 NF-κB 核转位，从而抑制血管细胞黏附分子-1 和 E-选择素的表达（Yu et al.，2007）。其他体外试验表明，鞣花酸通过灭活细胞外信号调节激酶，可显著抑制氧化 LDL 诱导的和血小板衍生生长因子 BB 诱导的大鼠主动脉平滑肌细胞原代培养的增殖（Chang et al.，2008；Rani et al.，2013）。鞣花酸的影响可能部分归因于 Nrf2 活化和 eNOS 活性增加。Jia 等（2011）将树莓提取物 0mg/(kg·d)、100mg/(kg·d)、200mg/(kg·d)灌胃自发性高血压大鼠，5 周后血压下降，该作用与 NO 激活、血管收缩内皮素-1 抑制、血管内皮功能改善相关。此外，动脉粥样硬化模型仓鼠和兔子饮用不同种类树莓汁 12 周后，甘油三酯水平降低，高密度脂蛋白胆固醇浓度的调节因树莓品种而异。树莓酮也被证实具有降低血压的作用（Kshatriya et al.，2020）（表 3-4）。

（四）有助于维持血糖健康水平

餐后葡萄糖的控制机制与 α-淀粉酶和 α-葡萄糖苷酶活性抑制对葡萄糖吸收的限制相关。树莓的不同多酚成分会影响淀粉消化过程，控制餐后血糖升高。树莓对糖尿病的缓解作用研究如表 3-5 所示。与其他浆果提取物相比，树莓提取物抑制 α-淀粉酶效果最为明显，但对 α-葡萄糖苷酶的抑制作用一般。树莓花青素/花色苷可刺激葡萄糖介导的胰腺 β 细胞胰岛素分泌；通过改变脂肪细胞因子基因表达（即脂联素上调和炎性细胞因子下调）以及 AMP 激活的蛋白激酶途径，监测细胞能量状态，增强脂肪细胞的胰岛素敏感性。胰岛素或葡萄糖耐量试验中，矢车菊素-3-葡萄糖苷（占饮食量的 0.2%）可降低空腹血糖并改善胰岛素敏感性；白色脂肪组织中炎性细胞因子的基因表达抑制，葡萄糖转运蛋白 4 表达增强（Guo et al.，2012）。膳食补充树莓鞣花酸（2%或 5%）12

表 3-4　树莓的血管保护功能

研究模型	试验设计	处理	结果		参考文献
			危险因子/生物标志物	氧化应激生物标志物	
体外	评价包括树莓在内的 19 种水果和蔬菜提取物的抗血栓形成作用。测定体外凝血和纤维蛋白凝块溶解时间	1g/L 树莓提取物	抗血栓形成活性：APTT↑、纤维蛋白溶解↑、PT↔、dPT↔、TT↔		Yu et al.，2007
主动脉环（体外）	树莓提取物：鞣花单宁、维生素 C、花色苷的高效液相色谱分离成分。采用兔动脉环测定血管舒张能力	树莓提取物和色谱分离成分	血管内皮功能：血管舒张作用↑		Chang et al.，2008
动脉粥样硬化仓鼠（体内）	仓鼠饲喂致动脉粥样硬化的高脂高胆固醇饲料，同时连续 12 周饲喂树莓汁或水。花青素和鞣花单宁浓度分别为 218～305μg/ml 和 45～72μg/ml。测定心脏和大动脉的抗氧化酶活性、血脂及体重	树莓汁 12 周	甘油三酯↓、总胆固醇↓、低密度脂蛋白胆固醇↓、高密度脂蛋白胆固醇↑、体重↓	主动脉氧化应激↓、ROS↓、肝谷胱甘肽转移酶↑	Rani et al.，2013
自发性高血压大鼠（体内）	高血压大鼠分为正常组、100mg/(kg·d)树莓果提取物、200mg/(kg·d)树莓果提取物，灌胃 5 周。测定收缩压、氧化应激和血管舒张生物标志物	0mg/(kg·d)、100mg/(kg·d)、200mg/(kg·d)树莓提取物，连续 5 周	血压↓、内皮素↓、NO↑	氧化应激↓、丙二醛↓、超氧化物歧化酶↑	Ding et al.，2014
高脂饮食大鼠（体内）	高脂饮食大鼠分为高剂量组和低剂量组，树莓酮干预剂量为 200mg/kg 和 400mg/kg，灌胃 14 天。测定体重、血压、肝功能酶活性、抗氧化酶活性、血管内壁形态	0mg/kg、200mg/kg、400mg/kg 树莓酮，14 天	体重↓、血压↓		Kshatriya et al.，2020

注：APTT，活化部分凝血活酶时间；PT，凝血酶原时间；dPT，取栓时间；TT，凝血酶时间；↑，上调；↓，下调；↔，无变化

表 3-5　树莓对糖尿病的缓解作用

研究模型	试验设计	处理	结果			参考文献
			胰岛素	葡萄糖	其他	
大鼠脂肪细胞（体外）	采用花色苷处理大鼠脂肪细胞，测定基因表达水平和蛋白质激活状态	100μmol/L C3G，Cy			基因表达：脂联素↑，瘦素↑（Cy），PPARγ↑（Cy），LPL↑，UCP2↑，AMPK-P↑	Tsuda et al.，2004
糖尿病小鼠（体内）	糖尿病小鼠分为三组（n=15）：正常组，2% 咖啡酸处理组，2% 没食子酸处理组；以非糖尿病小鼠作为对照组。测定血液高凝标记物、氧化应激和炎症指标	0% 或 2% 没食子酸膳食干预 12 周	胰岛素↑	葡萄糖↓	糖尿病症状↓、氧化应激↓、炎症↓、TG↓、MDA↓、ROS↓、IL-1β↓、IL-6↓、TNF↓、MCP-1↓、AOX 酶 mRNA 水平↑	Lin and Yin，2013
T2DM 小鼠（体内）	2 型糖尿病小鼠饲喂正常饲料或正常饲料+0.2% C3G 5 周。测定空腹血糖和胰岛素、胰岛素敏感性、白脂肪组织相关蛋白表达	0.2% C3G（m/m）膳食干预 5 周	胰岛素↔，胰岛素敏感度↑	葡萄糖↓	白色脂肪组织基因表达：MCP-1↓，TNE-α↓，GLUT4↓，RBP4↓，脂联素↔	Sasaki et al.，2007

续表

研究模型	试验设计	处理	结果			参考文献
			胰岛素	葡萄糖	其他	
DIO 和 db/db 小鼠（体内）	肥胖小鼠高脂饮食12周。测定空腹血糖和胰岛素，胰岛素敏感度，血清和白脂肪组织炎症标记物	0%或0.2% C3G膳食干预5周	胰岛素↔，胰岛素敏感度↑	葡萄糖↓	基因表达：白色脂肪组织和血清中 MCP-1↓、TNF-α↓、IL-6↓，白色脂肪组织中 c-JUN↓、FoxO1↑。肝脏组织中肝脂肪↓、脂肪变性↓	Guo et al., 2012
DM 小鼠（体内）	糖尿病小鼠喂养咖啡酸或没食子酸：0%，2.5%，5%没食子酸（m/m）膳食干预12周。测定肾脏标记物，葡萄糖代谢、肾功能	0%，2.5%，5%没食子酸（m/m）	胰岛素分泌水平↑	葡萄糖↓	糖尿病症状，体重、血尿素氮、肉毒碱棕榈酰转移酶、尿糖化白蛋白、肾脏炎症：IL-6↓，TNF↓，MCP-1↓，IL-1β↓	Chao et al., 2010
高脂高糖小鼠（体内）	高脂高糖组喂养树莓酮（55mg/kg）、藤黄果（600mg/kg）、树莓酮+藤黄果	树莓酮55mg/kg、藤黄果600mg/kg、树莓酮55mg/kg+藤黄果600mg/kg	胰岛素稳态↑	葡萄糖↓	高密度脂蛋白胆固醇↑、Nrf-2↑、GSH↑、p-IRS-1/p-Akt/GLUT-4基因表达↑、丙二醛↓、瘦素/STAT-3↓ 和 SREBP-1c↓	Attia et al., 2019

注：ATGL，脂肪甘油三酯脂肪酶；HSL，激素敏感性甘油三酯脂肪酶；CPTIB，肉毒碱棕榈酰基转移酶1B；SOD，超氧化物歧化酶；GSH-Px，谷胱甘肽过氧化物酶；HFD，高脂饮食；↑，上调；↓，下调；↔，无变化

周可恢复糖尿病模型小鼠胰岛素正常分泌，降低空腹血糖、血红蛋白A1c和尿糖化白蛋白。树莓活性物质可在脂肪组织发挥抗氧化、抗炎和胰岛素敏感性调控作用，从而降低血糖和糖基化蛋白质水平。胰腺 β 细胞分泌胰岛素的作用增强是控制葡萄糖和减慢疾病进程的另一重要机制。利用细胞培养、糖尿病动物以及原位对接配体受体模型，将树莓花色苷或鞣花酸与已知胰岛素分泌药物进行比较，发现树莓花色苷和鞣花酸均是极具潜力的胰岛素促分泌剂。

（五）有助于调节体内脂肪

树莓酮的减肥作用引起了广泛关注（表3-6）。树莓与辣椒素和辛弗林结构相似，这两种化合物已被证实具有改变脂质代谢和抗肥胖作用。树莓酮膳食补充可控制高脂饮食引发的体重增加、高脂血症，以及内脏脂肪组织（附睾、腹膜后和肠系膜）增重。树莓酮可通过改变脂质代谢，特别是增加去甲肾上腺素诱导的白色脂肪细胞脂解作用来预防和改善肥胖症及脂肪肝。脂肪细胞（3T3-L1细胞）模型也证实了树莓酮对脂肪细胞脂质代谢的影响（Leu et al., 2017），包括增加脂解和脂肪酸氧化以及抑制脂质积累。但树莓酮的天然浓度较低是限制其发挥体内功效的挑战性问题。

（六）辅助改善记忆

树莓多酚成分的抗氧化、抗炎和胰岛素信号转导调控作用有助于降低阿尔茨海默病风险，延缓衰老过程。树莓功能成分对氧化应激、炎症和胰岛素抵抗等生物标记物的改善作用应与临床认知行为增强和病理学症状降低（如淀粉样 β 蛋白的清除或沉积减少）相一致。

表 3-6 树莓对肥胖的缓解作用

研究模型	试验设计	处理	结果	参考文献
脂肪细胞（体外）	研究树莓酮作用于 3T3-L1 脂肪细胞的抗肥胖机制。测定脂联素、脂肪分解和脂肪酸氧化的表达及分泌情况	10μmol/L 树莓酮	脂联素↑,脂肪酸氧化↑（Cy）脂肪堆积↓	Park，2010
脂肪细胞（体外）	采用不同剂量的树莓酮分别处理 3T3-L1 分化 2～8 天或处理成熟细胞 12h 或 24h，测定脂肪生成基因表达	1μmol/L、10μmol/L、20μmol/L、50μmol/L 树莓酮	剂量依赖性脂肪细胞分化↓，脂肪堆积↓；不同剂量和不同分化阶段：PPARγ↓，C/EBPα↓，FASN↓，ACC1↓，SCD1↓；成熟细胞：ATGL↑，HSL↑，CPTIB↑	Park，2015
小鼠（体内）	研究树莓酮对肥胖和脂肪代谢的影响。两组干预：高脂饮食小鼠连续 10 周喂养 0.5%、1%、2%树莓酮，小鼠高脂饮食 6 周后连续 5 周高脂饮食+1%树莓酮。测定体重、肝脏和脂肪重量、肝细胞甘油三酯含量、去甲肾上腺素引发的脂肪分解、激素敏感性脂肪酶作用和转位现象	HFD+0%、0.5%、1%、2%树莓酮连续干预 10 周；1%树莓酮+HFD 连续干预 6 周	脂肪组织↓，去甲肾上腺素引发的脂肪分解↑、激素敏感性脂肪酶作用和转位↑	Morimoto et al.，2005
小鼠（体内）	低脂组、高脂组、高脂+树莓花色苷（200mg/kg）组，12 周。测定体重、抗氧化酶活性、短链脂肪酸、血液和肝组织脂肪组成、炎症因子和相关基因表达	200mg/kg 树莓花色苷	体重↓，SOD/GSH-Px、丁酸↑；血清和肝组织脂肪↓；TNF-α、IL-6、NF-κB 基因表达↓；恢复甘油磷脂代谢、胰岛素信号通路和谷胱甘肽代谢	Wu et al.，2018

注：↑,上调；↓,下调

树莓提取物在神经退行性疾病模型中表现出神经保护作用。SKN-MC 人欧洲母细胞瘤细胞系和大鼠脊髓损伤模型中，树莓提取物增强神经细胞存活力，减少神经元丢失，减少氧化应激并增加功能恢复（Fortalezas et al.，2010）。Farbood 等（2015）研究表明树莓鞣花酸[100mg/（kg·d）]可防止外伤性脑损伤引发的记忆力和海马体作用受损，同时降低外伤性脑损伤引起的脑 IL-1β、IL-6 升高以及血脑屏障通透性增大。最新研究强调了现代慢性外周疾病（脑血管疾病、肥胖症和 2 型糖尿病）与中枢性疾病（阿尔茨海默病）之间的联系。尽管树莓功能成分对阿尔茨海默病的影响研究有限，但现有数据证明了树莓保护脑神经健康的重要作用。

第四节　树莓的功能临床试验

一、有助于维持血糖健康水平

（一）树莓甜点

1. 试验对象

Törrönen 等（2013）从芬兰库奥皮奥市招募 22 名健康女性志愿者（25～69 岁），BMI 20～28kg/m²，无糖尿病或其他代谢疾病，过去 3 个月内无吸烟、抗生素治疗、献血经历。

2. 试验过程

白麦面包或黑麦面包，150g 浆果果泥，进行为期 14 天的含树莓浆果混合浓缩汁甜点的膳食干预试验,试验期间每天不限时间摄入 200g 浆果浓缩汁甜点。采集试验 1 天、15 天的血液样本。

3. 试验方法

采用 ELISA 试剂盒测定血糖和胰岛素水平。

4. 试验结果

同时食用浆果多酚和白麦/黑麦面包 2 周对餐后胰岛素作用几乎没有影响,也没有改变受试老年志愿者的机体总抗氧化防御能力和氧化应激状态,多酚体外显著的抗氧化活性并没有在体内表现出来。

5. 试验结论

当白麦面包与浆果一起食用时,分泌较少的胰岛素便可维持正常或改善餐后葡萄糖代谢。与白麦面包相比,食用黑麦面包的低胰岛素响应性也可以通过浆果膳食干预进一步降低。浆果不会抑制餐后血糖峰值,但会优化面包食用引起的血糖升高过程。

(二)树莓冻果

1. 试验对象

Schell 等(2019)招募 25 名患有临床 2 型糖尿病的成年志愿者(25~69 岁),女性腰围>89cm,男性腰围>102cm。BMI 20~28kg/m^2,具有稳定糖尿病病史 5 年且没有接受胰岛素治疗,无癌症、心脏病、肝病、肾和甲状腺功能缺陷,不食用抗氧化剂或鱼油产品,无减肥安排。此外,男性要求无抽烟史,女性要求非孕期和哺乳期。

2. 试验过程

采用随机交叉研究,快餐早餐包括 2 个煎蛋、1 匙黄油、70g 炸薯饼、2 片酸奶脆饼干和 1 个 57g 香肠肉饼。树莓干预组摄入由 250g 红树莓冻果和一杯水混合制成的果泥,与快餐早餐一同食用。对照饮食包括 85g 熟香蕉(相当于树莓的 130kcal 能量和 30g 碳水化合物含量)。试验分为两个阶段:①快餐早餐+树莓组($n=12$)和快餐早餐+对照组($n=13$)间隔 1 周后进入第二阶段,分别采用快餐早餐+对照($n=12$)和快餐早餐+树莓($n=13$)干预,分析餐后指标($n=25$)。②22 名志愿者随机分为两组:对照组($n=11$)和树莓干预组($n=11$)连续干预 4 周,间隔 1 周后进入第二阶段分别采用树莓和对照干预 4 周,进行结果分析。

3. 试验方法

采用自动化诊断设备测定血糖、胰岛素、血脂成分(总胆固醇、甘油三酯、低密度脂蛋白胆固醇和高密度脂蛋白胆固醇),采用超灵敏比浊法测定血清中高密度 C-反应蛋白含量。血清炎症因子(IL-6、IL-1β、TNF-α 和 PAI-1)采用 ELISA 方法测定。

4. 试验结果

餐后阶段显示，与对照组相比，饮食树莓后 2h 和 4h 的血糖水平显著降低，4h 后的炎症标志物 IL-6 和 hsTNF-α 含量降低，甘油三酯水平呈现下降趋势。4 周的树莓膳食干预后，炎症因子显著降低、收缩压降低，但对空腹血糖和血脂、C-反应蛋白和动脉弹性无影响。

5. 试验结论

在高热量、高脂肪的快餐和方便食品消费引发高患病率的情况下，树莓膳食干预可以显著改善餐后高血糖症和炎症，同时可降低餐后甘油三酯水平，研究结果在通过膳食树莓补充改善餐后不良影响方面具有实际意义。树莓干预 4 周效果不太显著，对空腹血糖和血脂没有影响，但能够继续降低特定炎症生物标志物及收缩压。

二、有助于调节体内脂肪

1. 试验对象

Puupponen-Pimiä 等（2013）招募 37 名志愿者（包括健康志愿者和患有代谢疾病志愿者），排除服用降脂药物志愿者，代谢疾病筛选标准：超重（BMI 26～39kg/m²）、餐后血糖升高（5.6～6.9mmol/L）、血脂异常[空腹血清甘油三酯浓度≥1.7mmol/L、高密度脂蛋白胆固醇<1.0mmol/L（男性）或<1.3mmol/L（女性）]、腰围>102cm（男性）或>88cm（女性）、血压≥130mmHg/85mmHg。平均年龄：浆果干预组（53.0±6.5）岁，对照组（49.8±7.1）岁。

2. 试验过程

基础饮食 2 周，富含鞣花酸浆果膳食干预 8 周，复原饮食 4 周。膳食干预期间每天摄入 300g 浆果（含 100g 草莓原浆、100g 树莓冻果、100g 云莓）。试验 4 天、8 天、12 天和 16 天时空腹 12h 采集血液、尿液和粪便样本。

3. 试验方法

记录体重、体长、腰围、血压，采用超高效液相色谱四极杆飞行时间质谱技术（UPLC-QTOF-MS）测定血脂组成，气相色谱技术（GC）测定脂肪酸组成，同时测定总抗氧化能力（TRAP 法）、脂联素、胰岛素、瘦素、抵抗素、脂肪酶、炎症因子（TNF-α、IL-6），变性梯度凝胶电泳技术（PCR-DGGE）法分析肠道微生物，配有二极管阵列检测器的高效液相色谱多级质谱技术（HPLC-DAD-MS/MS）法分析鞣花酸代谢产物。

4. 试验结果

浆果干预组瘦素浓度在 8 周内持续增加，但对照组没有增加。浆果摄入对血压、低密度脂蛋白胆固醇、胆固醇、抵抗素、总抗氧化能力具有积极的调控作用，但与对照组相比并无显著性差异。富鞣花酸饮食有助于甘油三酯、胆固醇酯、卵磷脂和磷脂酰乙醇胺的平衡，但对脂肪酸组成没有影响。此外，鞣花酸膳食组的代谢产物中鉴定出尿石素，说明鞣花酸降解后改变了结肠菌群组成。

5. 试验结论

浆果鞣花酸的生物利用度取决于肠道微生物群的组成，即肠道微生物群对富含鞣花酸浆果的生物利用度起关键作用。

三、有助于抗氧化

1. 试验对象

Zhang 等（2020）从芝加哥招募的 102 名志愿者中筛选出 25 名患有前驱糖尿病和胰岛素抵抗（PreDM-IR）志愿者及 10 名健康对照志愿者。性别：PreDM-IR 组 14 名男性和 11 名女性，对照组 3 名男性和 7 名女性；年龄：28～37 岁；空腹血糖浓度：PreDM-IR 组（5.7±0.1）mmol/L，对照组（5.1±0.2）mmol/L；胰岛素稳态指数（HOMA-IR）：PreDM-IR 组 3.3±0.4，PreDM-IR 组 1.0±0.1；BMI：PreDM-IR 组（28±1）kg/m^2，对照组（22±1）kg/m^2。

2. 试验过程

受试者首先经过饮食稳定期，即在每次药代动力学检测前 3 天保持低酚饮食。为期 4 周的试验开始后，受试者每日摄入 50g 红树莓、8g 红树莓冻干粉和 8g 低聚果糖，期间限制其他浆果的摄入量，保持日常饮食和运动锻炼。药代动力学测定时，0.5h、1h、2h、3h、4h 和 24h 采血，1h、2h、3h、4h 和 24h 收集尿液。

3. 试验方法

双盲实验设计。采用 UHPLC-QQQ 检测血浆和尿液中的多酚及多酚代谢产物。

4. 试验结果

共鉴定出 123 种多酚代谢产物。红树莓膳食干预 4 周后，尿石素和酚酸含量显著增加；而红树莓和低聚果糖共同干预 4 周后，苯甲酸衍生物显著增加；PreDM-IR 组的微生物代谢产物含量大多低于参照组；血浆和尿液中多酚的微生物代谢物占 99%以上。

5. 试验结论

该项研究的结果表明，定期食用红树莓可以增强 PreDM-IR 患者的肠道微生物组代谢水平且改变多酚代谢能力，说明肠道微生物群在多酚代谢中的重要性。定期摄入红树莓和低聚果糖有利于增加血液中多酚的微生物代谢产物，从而有助于提高机体抗氧化水平。

第五节　树莓功能产品开发现状及发展趋势

一、产品分类及开发特点

树莓占浆果总产量的 3%～4%。树莓可鲜食，但储藏寿命短，易发生软烂损失，新鲜树莓在气调储藏条件下保鲜时间是 2～3 周。因此树莓果除了少量被鲜食以外，大多用作菜肴、酱汁、沙拉和饮料中的加工配料（冷冻、成泥），或加工成树莓产品。以树莓为主要原料的食品研究丰富，如树莓饮料、果酱、果酒等。树莓常作为果粒添加到面包、蛋糕、酸奶等食物中增加口味和营养，中国还将树莓晒干作为中药覆盆子。

（一）树莓汁

树莓汁及饮料产品丰富，如奥地利 PRANNER 树莓汁、德国 Amecke 树莓混合汁、辽宁欧本红树莓果茶、上海 COTE 黑麦树莓果露、河南生命果树莓果汁饮料、黑龙江绿野浆果树莓浓缩汁等。百事可乐、农夫山泉等知名饮料品牌也相继推出树莓口味饮料。树莓汁类型以澄清汁和复合汁为主。用于树莓澄清汁的主要加工技术有酶解法（师聪等，2020）和超滤法（叶永铭等，2009）。树莓复合汁有树莓复合谷物饮料、树莓复合发酵型饮料、树莓复合保健型饮料等（崔静等，2018；覃引等，2019）。制汁过程和储藏条件都对树莓汁色、香、味、形和主要功能成分有影响。

（二）树莓果酒

树莓果酒因具有独特的香气而越来越被消费者喜爱，如德国 Katlenburger 树莓果酒、加拿大 Kermode 野生树莓酒、英国 Alska 树莓酒、辽宁桓龙湖树莓酒、山东黑尚莓树莓酒。树莓果酒的研究内容主要为酿造工艺的优化、酿造工艺对香气和活性成分的影响。CO_2 浸渍工艺较传统方法酿造的树莓酒保留了更多的多酚含量（房玉林等，2011）。现代检测方法已应用于果酒发酵过程品质监控和成分分析，如利用 GC-MS、GC-FID 和 GC-PFPD 方法分析挥发性成分，采用 HPLC 方法分析乙醇和甘油，采用 HPLC-DAD 方法分析酚酸含量变化。树莓酒在陈酿期间的香气物质含量发生变化，主发酵期（10 天）挥发性物质共 54 种，其峰面积相对含量占总峰面积的 89.40%；后发酵期（20 天）挥发性物质共 81 种，其峰面积相对含量占总峰面积的 78.50%；陈酿 4 个月后挥发性物质共 65 种，其峰面积相对含量占总峰面积的 87.59%（师艳秋，2008）。

（三）树莓果酱

国内外均有树莓干和果酱产品，如欧洲瑞士英雄集团 Hero 树莓果酱、法国 Boiron 树莓果蓉和中国金百瑞覆盆子淋酱等。在树莓果酱生产中，添加低甲氧基果胶有利于花青素稳定和口感提升（Kopjar et al.，2007）。黄酮在果酱加工过程中损失较小，但储藏过程中损失严重。鞣花酸衍生物在加工和储藏过程中均很稳定，储藏后游离鞣花酸的含量增加了 3 倍，可能是热处理过程导致鞣花单宁中鞣花酸的释放。储藏温度是影响果酱色泽稳定性和花青素降解速率的主要因素，储藏温度越高，花青素损失越严重，产品色泽越差，但色泽的损失远低于花青素的降解速率。

（四）树莓提取物

市场上树莓保健品较少，以树莓酮胶囊为主，主要由美国 Puritan's Pride 公司和英国 Holland & Barrett 公司生产。树莓酮胶囊每粒含树莓酮100mg，相当于新鲜红树莓 90

磅（1 磅≈0.454kg），主要作用为促进体内脂肪分解代谢。树莓提取物包括花色苷提取物、树莓酮提取物、树莓芳香成分提取物等。目前，将从树莓中提取的活性成分用于药品的研究和专利很多，但实际投入生产较少，国内仅有天津尖峰、云南华冠生物等几家大规模生产厂家。

二、市场存在的问题及发展趋势

（一）树莓副产物利用率低

树莓籽作为加工副产物常被用作燃料、肥料，或当作废物丢弃，浪费资源的同时污染环境。然而树莓籽重量占树莓鲜重的 10%，且富含矿物质、维生素、多酚、黄酮等活性物质，树莓籽油也被证明具有抗氧化、降血脂和抗炎等功效，具有良好的应用前景和开发价值。因此，加强树莓籽的高价值利用和多方位开发是提高树莓副产物利用率的重要途径。

（二）树莓加工技术相对落后

现代加工技术不仅可以提高生产效率，也能够降低活性成分的损失。但目前树莓加工生产和活性物质提取工艺中，大多采用传统方式，缺少技术创新。超临界二氧化碳萃取和膜分离等绿色分离提取技术、超高压和超声处理等非热加工技术、3D 打印和信息化生产等现代技术手段均是树莓加工创新领域的新思路。

（三）树莓功能活性临床研究少

树莓是多种功能性成分的天然来源，在食品业和医药业均有很好的开发前景。目前关于树莓功能活性的研究较为深入，但缺乏临床数据，无法为膳食营养提供理论依据和量化参考。今后应开展树莓花色苷、鞣花酸、树莓酮等功能成分的临床试验，探究其对人类健康的实际作用。

目前树莓果实大部分用于速冻出口，而高附加值的深加工产品在市场上较少，国际市场对树莓相关加工制品的需求量大，深加工产业和副产物利用产业还有待发展。今后，树莓活性物质临床效果、功能性成分的研究利用、特色深加工产品的开发、深加工配套技术的建立是树莓产业发展的主要方向，为科学合理地保护、开发和利用树莓资源提供技术支撑。

参 考 文 献

崔静, 王菲菲, 石能, 等. 2018. 红树莓山药复合保健饮料的研究. 农产品加工, (19): 1-6.

房玉林, 张昂, 孟江飞, 等. 2011. 不同酿造工艺对树莓酒中单体酚的影响. 林业科学, 47(3): 156-160.

李斌, 王小杰, 杨磊, 等. 2013. HPLC-MS/MS 法测定树莓中树莓酮含量的研究. 生物技术进展, 3(6): 439-442.

陆庆光. 2018. 世界树莓产业发展新动态. 中国果树, (5): 105-108.

覃引, 熊音如, 卢丽, 等. 2019. 不同发酵方式制备树莓-石榴复合果汁酵素的抗氧化活性研究. 中国酿造, 38(10): 105-109.

师聪, 李哲, 张建萍, 等. 2020. 超声波辅助酶法澄清树莓果汁的工艺优化. 食品工业科技, 41(1): 132-137.

师艳秋. 2008. 红树莓酒发酵工艺的条件优化和陈酿期间挥发性物质的变化研究. 兰州：甘肃农业大学硕士学位论文.

谈开雪. 2017. 论红树莓丰产栽培配套技术. 农技服务, 34(23): 48.

叶永铭, 陈福玉, 李明, 等. 2009. 澄清树莓汁饮料的研制. 食品工业科技, 30(3): 254-257.

张成涛, 万国盛, 赵余庆, 等. 2013. 红树莓果实中鞣花酸和树莓酮的含量测定. 中国实验方剂学杂志, 19(19): 140-143.

张燕, 徐茜, 王婷婷, 等. 2011. 不同工艺提取树莓花青素的品质比较. 食品与发酵工业, 37(6): 201-205.

Aiyer H S, Vadhanam M V, Stoyanova R, et al. 2008. Dietary berries and ellagic acid prevent oxidative DNA damage and modulate expression of DNA repair genes. International Journal of Molecular Sciences, 9(3): 327-341.

Allen C T, Peden-Adams M M, EuDaly J, et al. 2003. Subchronic exposure to ellagic acid impairs cytotoxic T-cell function and suppresses humoral immunity in mice. Immunopharmacol Immunotoxicol, 25(3): 409-422.

Attia R T, Abdel-Mottaleb Y, Abdallah D M, et al. 2019. Raspberry ketone and *Garcinia Cambogia* rebalanced disrupted insulin resistance and leptin signaling in rats fed high fat fructose diet. Biomedicine & Pharmacotherapy, 110: 500-509.

Beekwilder J, Jonker H, Meesters P, et al. 2005. Antioxidants in raspberry: on-line analysis links antioxidant activity to a diversity of individual metabolites. Journal of Agricultural and Food Chemistry, 53(9): 3313-3320.

Bowen-Forbes C S, Zhang Y, Nair M G. 2010. Anthocyanin content, antioxidant, anti-inflammatory and anticancer properties of blackberry and raspberry fruits. Journal of Food Composition and Analysis, 23(6): 554-560.

Britt M, Burton-Freeman, Amandeep K, et al. 2016. Red raspberries and their bioactive polyphenols: Cardiometabolic and neuronal health links. Advances in Nutrition, 7(1): 44-65.

Chang W C, Yu Y M, Chiang S Y, et al. 2008. Ellagic acid suppresses oxidized low-density lipoprotein-induced aortic smooth muscle cell proliferation: Studies on the activation of extracellular signal-regulated kinase 1/2 and proliferating cell nuclear antigen expression. British Journal of Nutrition, 99(4): 709-714.

Chao C Y, Mong M C, Chan K C, et al. 2010. Anti-glycative and anti-inflammatory effects of caffeic acid and ellagic acid in kidney of diabetic mice. Molecular Nutrition & Food Research, 54(3): 388-395.

Dincheva I, Badjakov I, Kondakova V, et al. 2013. Identification of the phenolic components in Bulgarian raspberry cultivars by LC-ESI-MSn. International Journal of Agricultural Science and Research, 3: 127-137.

Ding Y, Zhang B, Zhou K, et al. 2014. Dietary ellagic acid improves oxidant-induced endothelial dysfunction and atherosclerosis: Role of Nrf2 activation. International Journal of Cardiology, 175(3): 508-514.

Farbood Y, Sarkaki A, Dianat M, et al. 2015. Ellagic acid prevents cognitive and hippocampal long-term potentiation deficits and brain inflammation in rat with traumatic brain injury. Life Sciences, 124: 120-127.

Figueira M E, Camara M B, Direito R, et al. 2014. Chemical characterization of a red raspberry fruit extract and evaluation of its pharmacological effects in experimental models of acute inflammation and collagen-induced arthritis. Food & Function, 5(12): 3241-3251.

Fortalezas S, Tavares L, Pimpao R, et al. 2010. Antioxidant properties and neuroprotective capacity of strawberry tree fruit (*Arbutus unedo*). Nutrients, 2(2): 214-229.

Fouad D, Badr A, Attia H A. 2019. Hepatoprotective activity of raspberry ketone is mediated via inhibition of the NF-κB/TNF-α/caspase axis and mitochondrial apoptosis in chemically induced acute liver injury. Toxicology Research, 8(5): 663-676.

Guo H, Xia M, Zou T, et al. 2012. Cyanidin 3-glucoside attenuates obesity-associated insulin resistance and hepatic steatosis in high-fat diet-fed and db/db mice via the transcription factor FoxO1. The Journal of Nutritional Biochemistry, 23(4): 349-360.

Iino T, Tashima K, Umeda M, et al. 2002. Effect of ellagic acid on gastric damage induced in ischemic rat stomachs following ammonia or reperfusion. Life Sciences, 70(10): 1139-1150.

Jakobek L, Seruga M, Novak I, et al. 2007. Flavonols, phenolic acids and antioxidant activity of some red fruits. Dtsch Lebensm Rundsch, 103: 369-378.

Jia H, Liu J W, Ufur H, et al. 2011. The antihypertensive effect of ethyl acetate extract from red raspberry fruit in hypertensive rats. Pharmacognosy Magazine, 7(25): 19-24.

Kassim A, Poette J, Paterson A, et al. 2009. Environmental and seasonal influences on red raspberry anthocyanin antioxidant contents and identification of quantitative traits loci (QTL). Molecular Nutrition and Food Research, 53(5): 625-534.

Kopjar M, Pilizota V, Tiban N N, et al. 2007. Effect of different pectin addition and its concentration on colour and textural properties of raspberry jam. Deutsche Lebensmittel-Rundschau, 103(4): 164-168.

Kshatriya D, Hao L, Li X, et al. 2020. Raspberry ketone [4-(4-hydroxyphenyl)-2-Butanone] differentially effects meal patterns and cardiovascular parameters in mice. Nutrients, 12(6): 1754.

Leu S Y, Chen Y C, Tsai Y C, et al. 2017. Raspberry ketone reduced lipid accumulation in 3T3-L1 cells and ovariectomy-induced obesity in Wistar rats by regulating autophagy mechanisms. Journal of Agricultural and Food Chemistry, 65(50): 10907-10914.

Lin M C, Yin M C. 2013. Preventive effects of ellagic acid against doxorubicin-induced cardio-toxicity in mice. Cardiovascular Toxicology, 13(3): 185-193.

Morimoto C, Satoh Y, Hara M, et al. 2005. Anti-obese action of raspberry ketone. Life Sciences, 77(2): 194-204.

Mullen W, Lean M E, Crozier A. 2002. Rapid characterization of anthocyanins in red raspberry fruit by high-performance liquid chromatography coupled to single quadrupole mass spectrometry. Journal of Chromatography A, 966(1-2): 63-70.

Park K S. 2010. Raspberry ketone increases both lipolysis and fatty acid oxidation in 3T3-L1 adipocytes. Planta Medica, 76(15): 1654-1658.

Park K S. 2015. Raspberry ketone, a naturally occurring phenolic compound, inhibits adipogenic and lipogenic gene expression in 3T3-L1 adipocytes. Pharmaceutical Biology, 53(6): 870-875.

Puupponen-Pimiä R, Seppänen-Laakso T, Kankainen M, et al. 2013. Effects of ellagitannin-rich berries on blood lipids, gut microbiota, and urolithin production in human subjects with symptoms of metabolic syndrome. Molecular Nutrition & Food Research, 57(12): 2258-2263.

Ramirez-Tortosa M C, García-Alonso J, Vidal-Guevara M L, et al. 2004. Oxidative stress status in an institutionalised elderly group after the intake of a phenolic-rich dessert. British Journal of Nutrition, 91(6): 943-950.

Rani U P, Kesavan R, Ganugula R, et al. 2013. Ellagic acid inhibits PDGF-BB-induced vascular smooth muscle cell proliferation and prevents atheroma formation in streptozotocininduced diabetic rats. The Journal of Nutritional Biochemistry, 24(11): 1830-1839.

Remberg S F, Sonsteby A, Aaby K, et al. 2010. Influence of postflowering temperature on fruit size and chemical composition of Glen Ample raspberry (Rubus idaeus L.). Journal of Agricultural and Food Chemistry, 58(16): 9120-9128.

Rosillo M A, Sanchez-Hidalgo M, Cardeno A, et al. 2011. Protective effect of ellagic acid, a natural polyphenolic compound, in a murine model of Crohn's disease. Biochemical Pharmacology, 82(7): 737-745.

Sasaki R, Nishimura N, Hoshino H, et al. 2007. Cyanidin 3-glucoside ameliorates hyperglycemia and insulin sensitivity due to downregulation of retinol binding protein 4 expression in diabetic mice. Biochemical Pharmacology, 74(11): 1619-1627.

Schell J, Betts N M, Lyons T J, et al. 2019. Raspberries improve postprandial glucose and acute and chronic inflammation in adults with type 2 diabetes. Annals of Nutrition and Metabolism, 74: 165-174.

Sun X Y, Yan Z C, Zhu T, et al. 2019. Effects on the color, taste, and anthocyanins stability of blueberry wine by different contents of mannoprotein. Food Chemistry, 279(1): 63-69.

Törrönen R, Kolehmainen M, Sarkkinen E, et al. 2013. Berries reduce postprandial insulin responses to wheat and rye breads in healthy women. The Jouranl of Nutrition, 143(4): 430-436.

Tsuda T, Ueno Y, Aoki H, et al. 2004. Anthocyanin enhances adipocytokine secretion and adipocyte-specific gene expression in isolated rat adipocytes. Biochemical and Biophysical Research Communication, 316(1): 149-157.

Wang P W, Cheng Y C, Hung Y C, et al. 2019. Red raspberry extract protects the skin against UVB-induced damage with antioxidative and anti-inflammatory properties. Oxidative Medicine & Cellular Longevity, 2019: 1-14.

Wu T, Yang L, Guo X, et al. 2018. Raspberry anthocyanin consumption prevents diet-induced obesity by alleviating oxidative stress and modulating hepatic lipid metabolism. Food & Function, 9(4): 2112-2120.

Wu X, Cao G, Prior R L. 2002. Absorption and metabolism of anthocyanins in elderly women after consumption of elderberry or blueberry. The Journal of Nutrition, 132(7): 1865-1871.

Yu Y M, Wang Z H, Liu C H, et al. 2007. Ellagic acid inhibits IL-1 beta-induced cell adhesion molecule expression in human umbilical vein endothelial cells. British Journal of Nutrition, 97(4): 692-698.

Zhang X, Sandhu A, Edirisinghe I, et al.2020. Plasma and urinary(poly)phenolic profiles after 4-week red raspberry (*Rubus idaeus* L.) intake with or without fructo-oligosaccharide supplementation. Molecules, 25(20): 4777.

第四章 软枣猕猴桃营养与功能

第一节 软枣猕猴桃产业发展状况

国外对软枣猕猴桃的开发利用较早，美国和智利把软枣猕猴桃称为"小型猕猴桃"（Kiwi berry）或"奇异莓"（Baby Kiwi），美国已经选育出日内瓦（Geneva）、杜巴斯（Dumbarton Oaks）和红哈迪（Hard Red）等13个软枣猕猴桃品种。韩国从20世纪90年代就开始开展软枣猕猴桃品种选育工作，并且用软枣猕猴桃与美味猕猴桃品种杂交，培育出一些优良品种：从野生软枣猕猴桃中筛选出具有抗寒、抗病、早熟且适合北方寒冷地区栽培的 Chiak、Congsan 和 Gwangsan 3 个纯软枣猕猴桃品种；以软枣猕猴桃为父母本育成了 Bi-dan、Bangwoori、Skinnygreen、Book 和 Bo-hua 5 个软枣猕猴桃杂交种。日本也一直在进行软枣猕猴桃的品种选育工作，选育出了峰香、香粹、里泉、山形娘、雪娘、花之井、茂绿、光香和信山 9 个品种。新西兰选育出赤焰（Ken's red）、陶西（HortgemTahi）、陶柔（Hortgem Toru）、路亚（Hortgem Rua）、红妃（RedPrincess）、沃哈（Hortgem）、Mar ju Red 和 K2D4 共 8 个品种。欧洲选育出 16 个软枣猕猴桃品种，分别是宾果（Bingo）、红九月（Scarlet September）、韦迪（Vitikiwi）、罗高（Rogow）、退斯特（Twist）、娇客（Joker）、多米诺（Domino）、萨多瓦（Purpurna Saduwa）、巨人（Jumbo）、罗萨那（Rossana）、安娜（Annanasnaya）、他狄安娜（Tatyana[TM]）、娜塔莎（Natasha[TM]）、安德烈（Andrey[TM]）、维基雌（Weiki female）和维基雄（Weiki male）（朴一龙和赵兰花，2008；郭晓成，2006；秦红艳等，2015；黄国辉，2020）。国外对软枣猕猴桃研究虽然起步早，但是大面积商业化栽培面积较小。

我国软枣猕猴桃的产业化栽培主要从 2014 年开始，以露地栽培为主，少量设施栽培。截至 2018 年，我国软枣猕猴桃种植面积近 2800hm²，大部分处于未结果或初果期，产量仅 1000t 左右，成品率约 50%。随着我国软枣猕猴桃主要生产基地种植面积的不断扩大，以及现有栽培基地进入盛果期，未来几年软枣猕猴桃产量将迅速增长（滕云龙，2017）。我国软枣猕猴桃种植基地主要分布于辽宁、吉林、黑龙江和四川，在山东、江苏、安徽、浙江、河北和陕西等省份有少量引种栽培。辽宁省为我国软枣猕猴桃的主产区，主要分布在丹东、鞍山、大连、本溪和沈阳等地，主要栽培品种为 LD133、魁绿、茂绿丰（龙成 2 号）和桓优 1 号等。截至 2018 年，辽宁省软枣猕猴桃种植面积近 2467hm²，占全国栽培面积的 88%。其中，丹东地区种植面积近 2000hm²，占全国栽培面积的 71%。吉林省的软枣猕猴桃主要分布在延边地区和吉林市，主栽品种为 LD133、魁绿、茂绿丰和桓优 1 号，种植面积 200hm²（黄国辉，2020）。东北野生猕猴桃种质资源圃依托沈阳农业大学食品学院，由农业部于 2009 年立项，2012 年完成验收。在软枣猕猴桃种质资源种类和数量上是目前国内外种质资源最为丰富的资源圃之一，作为致力于猕猴桃资源保护、开发和利用、种质资源评价和核心种质资源构建，新品种（品系）选育，组培工厂化育苗，果实软化机理及贮藏保鲜新工艺研究以及软枣猕猴桃次生物质提取及精深加工的种质研究平台，推动了我国猕猴桃产业的发展。资源圃现存包括从大兴安岭、长白山脉、辽宁东部山区、四川广元、秦岭等地区收集到的各类野生软枣猕猴桃资源 300 余份，共 1200 余株。

由于野生猕猴桃的品质不稳定，市场售价变化较大，一般为 6~20 元/kg。生产上栽培的软枣猕猴桃，由于性状稳定、品质较好，市场价格相对较高。其包装规格一般为每小盒 125g，每箱 12 小盒，净重为 1.5kg，批发市场价格一般为 40~60 元/kg。

第二节　软枣猕猴桃的种类、分布及生物学特性

我国是软枣猕猴桃原产地，种质资源极为丰富，但开发利用还很少。至今选育的品种有魁绿、丰绿、佳绿、苹绿、馨绿、绿王、桓优 1 号、红宝石星、宝贝星、长江 1 号、长江 2 号、长江 3 号、红迷 1 号、绿迷 1 号和紫迷 1 号。另外，还有一些未经过农作物品种主管部门审定或登记的优良品系，如辽东学院小浆果研究所选育的 LD241 和丹东北林农业研究所选育的 LD133 等（黄国辉，2020）。

一、软枣猕猴桃的分布情况

猕猴桃属共有 56 个种，主要分布于马来西亚至西伯利亚东部地区。中国有 54 种，集中产地在秦岭以南和横断山脉以东的大陆地区。软枣猕猴桃是猕猴桃属中最耐寒的一个种，朝鲜半岛、日本和俄罗斯远东地区均有分布，新西兰、美国、智利等国家已大量引种栽培。软枣猕猴桃分布广阔，在我国主要分布于东北、华北、西北、长江流域及台湾等十余个省份，生于混交林或水分充足的杂木林中，其中以东北地区的软枣猕猴桃资源最为丰富（黄国辉，2020）。软枣猕猴桃共有 5 个变种：软枣猕猴桃（原变种）产自中国黑龙江、吉林、辽宁、山东、山西、河北、河南、安徽、浙江和云南等地，主产地区在东北，朝鲜和日本有分布；凸脉猕猴桃产自四川、云南、河南和浙江等地，生于海拔 900~2400m 的山林中；紫果猕猴桃产自云南、贵州、四川、陕西、湖北、湖南和广西等地，生于海拔 700~3600m 的山林中、溪旁或湿润处，四川和云南是主产地；陕西猕猴桃产自陕西、河北、河南和湖北等地，生于海拔 1000m 左右的山林中；心叶猕猴桃产自辽宁、吉林、山东和浙江等地，生于海拔 70m 以上山地的丛林中，朝鲜和日本有分布。

二、软枣猕猴桃的主要品种

我国软枣猕猴桃主要品种有魁绿、丰绿、金香玉、绿珍珠、LD133、LD237、LD241、LD243、LD121、LD109、LD126、LD1443、LD1442、怀柔、恒优 1 号、珍玉 1 号、珍玉 2 号、珍玉 3 号、8131、8134、8401、9701、63-8、T4-5-2、T5-3-1、T5-5-3、T9-4-2、T6-4-1、T8-3-3、T9-2-2、T9-3-3、T9-4-1、T9-8-1、T9-8-3、长江 1 号、茂绿、佳绿、9701、绿野

12 号、宝贝星、14-6-2、S8-3-3、S8-3-2、S9-2-1、红佳丽、天源红、红宝石星、韦狄、萨多瓦、库库瓦、赤焰、维基、花之井、峰香、里泉和 Chicak 等（秦红艳等，2015）。

三、软枣猕猴桃的栽培与生物学特性

（一）软枣猕猴桃的栽培

（1）选地整地。选择土壤疏松、土层深厚、腐殖质含量高、光照条件较好、地形为缓坡的半阳坡山地。选地后进行条带状整地，整地深度 20~30cm，施充分腐熟的有机肥 15~25t/hm^2。

（2）移栽定植。软枣猕猴桃苗木适宜春栽，在土壤化冻后，将准备好的 2 年生苗，按株距 2.0~2.5m、行距 4~5m 进行定植。定植时先挖宽和深分别为 30cm 和 35cm 的栽植坑，少量回土，用脚踩成馒头形，将苗木放入坑中，舒展根系，回土为苗木高度的一半，轻轻踏实，灌 2 次透水后，覆土。因猕猴桃为雌、雄异株，应注意配置授粉树，雌、雄株的比例以 8∶1 为宜。新栽植的苗木，及时浇水防旱，结合灌水适量追肥。如雨水过多，要及时排涝。

（3）搭设棚架。软枣猕猴桃藤条长达几十米，枝蔓细长，需要设立支架，供其攀缘。因其水平生长的枝条较直立的枝条花芽数量多、易于管理和采摘，因而适于棚架栽培。棚架木杆高 1.6~2.0m，立杆之间搭横杆或铁丝。新梢要及时引缚以免损伤和折断枝蔓。

（4）中耕管理。建园后每年在栽培穴周围结合除草进行松土 2~3 次，以增加地温和土壤通透性，松土面积随树冠的扩展而逐渐扩大。猕猴桃根为肉质根，除草松土时需注意避免损伤，保持根际附近土壤疏松，无杂草。定植后的前 3 年，每年封冻之前，根部培土 10~20cm 防寒。

（5）水肥管理。软枣猕猴桃喜温、喜湿，如遇干旱，及时浇水；如遇雨积水，及时排除；入冬前灌防冻水。施肥要勤施、少施、浅施。在春季萌芽至新梢开始生长期间，对即将结果的植株进行第 1 次追肥，每株丛追施尿素 40~50g，以促进萌芽开花及新梢生长；7 月下旬再进行 1 次追肥，以磷钾为主，将磷酸二铵和 40%硫酸钾以 2∶1 混合，每株丛 50g，在距植株 30cm 一侧追肥，及时覆土，以促进枝蔓充分成熟、芽眼饱满，利于果实发育（朴一龙和赵兰花，2008）。

（二）软枣猕猴桃的生物学特性

软枣猕猴桃（*Actinidia arguta*）是猕猴桃科猕猴桃属大型落叶藤本植物；小枝基本无毛或幼嫩时星散地薄被柔软绒毛，长 7~15cm，隔年枝灰褐色，直径 4mm 左右，洁净无毛或部分表皮呈污灰色皮屑状，皮孔长圆形至短条形；髓白色至淡褐色，片层状。叶膜质或纸质，卵形、长圆形、阔卵形至近圆形，长 6~12cm，宽 5~10cm，顶端急短尖，基部圆形至浅心形，等侧或稍不等侧，边缘具繁密的锐锯齿，腹面深绿色，无毛，背面绿色，侧脉腋上有髯毛，个别较普遍地被卷曲柔毛，横脉和网状小脉细，不发达，可见或不可见，侧脉稀疏，6~7 对，分叉或不分叉；叶柄长 3~6cm，无毛或略被微弱的卷曲柔毛。花序腋生或腋外生，为 1~2 回分枝，1~7 花，或厚或薄地被淡褐色短绒毛，花序柄长 7~10mm，花柄长 8~14mm，苞片线形，长 1~4mm。花绿白色或黄绿色，芳香，直径 1.2~2cm；萼片 4~6 枚，卵圆形至长圆形，长 3.5~5mm，边缘较薄，有不甚显著的缘毛，两面薄被粉末状短茸毛，外面毛较少或近无毛；花瓣 4~6 片，楔状倒卵形或瓢状倒阔卵形，长 7~9mm，1 花 4 瓣，其中有 1 片二裂至半；花丝丝状，长 1.5~3mm，花药黑色或暗紫色，长圆形箭头状，长 1.5~2mm；子房瓶状，长 6~7mm，洁净无毛，花柱长 3.5~4mm。果圆球形至柱状长圆形，长 2~3cm，有喙或喙不显著，无毛，无斑点，不具宿存萼片，成熟时绿黄色或紫红色。种子纵径约 2.5mm。

第三节 软枣猕猴桃的功能基础试验

软枣猕猴桃具有较高经济价值，享有"水果之王"和"维 C 之冠"的美誉，其果实翠绿，柔软多汁，酸甜可口，风味独特。果实营养丰富，含有 20 多种氨基酸和多种维生素，其中维生素 C 含量高达 450mg/100g，是其他水果的几十倍。软枣猕猴桃主要含有多糖、多酚和生物碱等活性成分，具有镇痛、抗菌、抗氧化、降血糖和抑制肥胖等功能。

一、功能成分分离和鉴定

近几年对软枣猕猴桃的研究越来越多，其中的功能成分不断被开发出来，主要有多酚类、多糖类、生物碱类化合物和其他成分。多酚类化合物大多存在于软枣猕猴桃的叶和果实中，且主要以黄酮类化合物为主，黄酮类化合物通常被认为是最有效的抗氧化剂，这与软枣猕猴桃有较强的抗氧化能力是相关的（牛强等，2019）。

（一）多酚类

国内外研究发现软枣猕猴桃中多酚类化合物的含量居多，且以黄酮类化合物为主，它们大多存在于果实中。软枣猕猴桃多酚类化合物的提取方法见表 4-1。王菲（2011）采用响应面法优化超声提取软枣猕猴桃黄酮，黄酮得率为 0.297mg/g FW，分离纯化后得到 5 个馏分，纯度均可达99%以上，并鉴定了其中 3 种化合物，为异槲皮苷、槲皮素和芦丁。温钢等（2015）通过超声提取法提取软枣猕猴桃黄酮，考察了料液比、乙醇浓度、超声温度、超声时间和超声功率对黄酮提取率的影响。王菲等（2010）利用响应面法优化微波提取软枣猕猴桃黄酮，黄酮得率为 0.322mg/g FW。王鹏（2013）利用正交试验优化超声波辅助溶剂浸提法提取软枣猕猴桃多酚，发现得到的多酚含量高于常规的溶剂浸提法。Wojdy 等（2017）鉴定了 31 种从软枣猕猴桃果实中提取到的多酚类化合物，其中27种软枣猕猴桃多酚是首次报道，含量最高的黄烷醇占总多酚类化合物的92%。Pliszka 等（2016）比较了以柠檬酸和80%甲醇作溶剂提取软枣猕猴桃多酚，发现柠檬酸提取的软枣猕猴桃多酚含量较高。软枣猕猴桃多酚中黄酮类化合物的提取方法主要采用微波提取法，在乙醇浓度 76%、提取时间 6min、微波功率 300W 条件下得率最高，为 0.322mg/g FW。

表 4-1　软枣猕猴桃多酚类化合物的提取方法

多酚类化合物	提取工艺	参考文献
异槲皮苷、槲皮素、芦丁	超声功率 300W，料液比（1∶80）g/ml，水浴温度 75℃，乙醇浓度 62%，超声时间 20min	王菲，2011
黄酮类化合物	乙醇浓度 76%，提取时间 6min，微波功率 300W	王菲等，2010
多酚	柠檬酸和 80%甲醇作溶剂	Pliszka et al.，2016
黄酮	70%（V/V）乙醇为提取剂，料液比（1∶8）g/ml，提取温度 70℃，提取时间 5min，超声功率 300W	温钢等，2015

（二）多糖类

软枣猕猴桃多糖类化合物的提取方法主要有热水浸提法、超声提取法和微波提取法。近几年应用较多的是微波提取法，该法提取效率高、无污染，而不同的工艺条件对多糖的提取率影响也很大，软枣猕猴桃果实多糖提取率最高为 17.83%，软枣猕猴桃茎多糖提取率最高为 10.23%。宣丽（2013）利用正交试验优化高温水提、低温水提和微波提取软枣猕猴桃多糖，多糖提取率分别为 2.19%、1.54%、1.41%，并探究了微波提取多糖中 4 个纯化组分的单糖组成。邵信儒等（2012）利用响应面法优化超声提取软枣猕猴桃多糖，多糖得率为 4.8%。杜凡星等（2018）通过热水浸提法和微波提取法提取软枣猕猴桃多糖，多糖提取率分别为 9.29%和 4.35%，并对所提多糖进行初步分离纯化。何婷婷等（2017）采用微波提取法提取软枣猕猴桃多糖，多糖提取率为 1.997%。刘长江等（2013）发现 NKA-9 树脂对软枣猕猴桃多糖的脱蛋白效果最好，多糖脱蛋白率为 88.1%，多糖保留率为 78.6%。彭雪和卢笑（2016）利用响应面法优化微波提取软枣猕猴桃多糖，多糖提取率为 17.83%。

（三）生物碱类

软枣猕猴桃的根、茎、叶、果实中均含有生物碱，果实中主要含有乌头碱和小檗碱等 8 种生物碱，其总生物碱含量略高于茎总生物碱。刘旸旸（2016）利用正交试验优化超声提取软枣猕猴桃生物碱，软枣猕猴桃茎总生物碱含量为 0.683mg/g，分离纯化后生物碱纯度为 77.6%，主要有乌头碱、小檗碱、延胡索碱、延胡索乙素、次乌头原碱、扁豆素、阿托品、猕猴桃碱 8 种生物碱。采用超声法提取软枣猕猴桃生物碱类化合物，在乙醇浓度 60%、料液比（1∶25）g/ml、超声功率 200W、超声时间 15min 的条件下提取 2 次，总生物碱得率最高为 0.683mg/g。

（四）其他成分

国内外学者从软枣猕猴桃中还分离出酯类、单萜类、甾体类等多种其他类型化合物。Zuo 等（2012）比较三种猕猴桃乙醇提取物的成分含量，结果表明，软枣猕猴桃总黄酮含量最高，维生素 C 含量最低，总多酚含量略低于狗枣猕猴桃，远高于中华猕猴桃。Park 等（2011）从软枣猕猴桃的乙醇提取物中分离出 5 种化合物，化合物Ⅰ为 α-亚麻酸、化合物Ⅱ为亚油酸、化合物Ⅲ为亚麻酸乙酯、化合物Ⅳ为亚油酸乙酯、化合物Ⅴ为硬脂酸乙酯。Adam 等（2003）从软枣猕猴桃的果实和花中提取了超过 240 种化合物，果实中主要含酯类化合物、少数单萜类和一些未鉴定的化合物，这是首次报道软枣猕猴桃中存在一系列芳樟醇衍生物。

二、功能成分营养学特点

大量体外试验证实软枣猕猴桃具有显著的生物活性。Wojdy 和 Nowicka（2019）研究发现软枣猕猴桃多酚类化合物具有一定的清除自由基能力。Zuo 等（2012）比较三种猕猴桃乙醇提取物的体外抗氧化能力，发现软枣猕猴桃乙醇提取物清除羟基自由基、DPPH 自由基和 ABTS 自由基的能力较强。此外，软枣猕猴桃还具有抗炎、降血糖、降血脂等活性。软枣猕猴桃功能成分的体内活性与其消化、吸收特性有关。软枣猕猴桃酚类物质在胃肠消化后，其总酚含量降低了 15.6%，黄酮含量降低了 5.5%，多酚组分减少了 3 种。目前，关于软枣猕猴桃中单一功能成分的吸收、代谢还未见报道，有待进一步研究。

三、功能成分的细胞、动物试验

功能成分的细胞、动物试验相比体外化学试验而言更具有生物相关性，能更准确地反映出功能成分在生理温度、pH 等环境下的消化、吸收、转运和代谢情况，也是进行功能临床试验的基础。软枣猕猴桃功能成分在细胞、动物试验中体现的主要活性有抗氧化、抗炎、抗过敏性皮炎、降血糖、调节血脂、防治失眠、免疫调节和抗疲劳等（赵楠等，2020）。

（一）有助于抗氧化

石浩等（2018）通过超声提取软枣猕猴桃黄酮，研究发现其对 H_2O_2 诱导的 HaCat 细胞损伤起保护作用，证明软枣猕猴桃黄酮具有一定的细胞抗氧化能力。Lee 等（2015）以高脂高糖饲喂的小鼠为模型，发现软枣猕猴桃提取物能够降低巴比妥酸反应物质含量，同时还会增加小鼠体内谷胱甘肽水平，显著提高小鼠体内的抗氧化水平。

（二）有助于抗炎

以脂多糖诱导的小鼠巨噬细胞株 RAW264.7 为细胞模型，软枣猕猴桃中的总多酚和总黄酮可以有效抑制 IL-6、肿瘤坏死因子等促炎因子的释放，并且剂量依赖性影响 NO 的释放量（An et al.，2016）。Kim 等（2014）以软枣猕猴桃提取物为研究对象得出相同的结论，试验结果表明该影响通过 NF-κB 通路发挥作用。体外试验表明，软枣猕猴桃的提取物可以有效控制 NLRP3 的泛素化，抑制 IL-1β 的分泌。该结论在腹膜炎小鼠模型的体内试验中同样被证实。

（三）有助于抗过敏性皮炎

过敏性皮炎是免疫系统应激异常引起的皮肤感染，部分原因是 Th2 细胞的过度表达。软枣猕猴桃水提物中得到的 PG102 可以通过降低血浆中 IgE、IgG1 和 IL-4 的水平，同时伴随 IgG2α 和 IL-12 水平升高,从而调节 Th1 和 Th2 的水平来治疗小鼠过敏性皮炎。此外,脾脏中 IL-4、IL-5 和 IL-10 水平下调,IFN-γ 和 IL-2 水平上调(Park et al., 2005, 2007)。

(四)有助于维持血糖健康水平

Lee 等(2015)以软枣猕猴桃 70%乙醇提取物饲喂链脲佐菌素诱导的糖尿病大鼠,发现与对照组相比,软枣猕猴桃提取物可以通过抑制 α-葡萄糖苷酶显著降低大鼠餐后血糖。Wojdy 等(2017)研究表明,软枣猕猴桃果实中的多酚提取物同样能够抑制 α-葡萄糖苷酶活性。刘延吉等(2012)通过腹腔注射四氧嘧啶建立糖尿病小鼠模型,以 3 种不同剂量的纯化软枣猕猴桃多糖(主要组分 APP 由木糖和葡萄糖组成,物质的量比分别为 1:0.29 和 1:4.6)灌胃,以蒸馏水、格列本脲为对照,21 天后,处死小鼠,取血,分离肝脏测定各组小鼠 0 天、21 天时空腹血糖值和 21 天时糖耐量,结果表明:糖尿病小鼠灌胃软枣猕猴桃多糖能显著降低空腹血糖、提高糖耐量、增加肝糖原。

(五)有助于维持血脂健康水平

Leontowicz 等(2016)对 71 只雄性 Wistar 大鼠饲喂 1%胆固醇造模,随机分组,研究发现软枣猕猴桃的试验组大鼠肝血清中总胆固醇、低密度脂蛋白、总胆固醇/高密度脂蛋白、动脉粥样硬化指数以及甘油三酯的水平均降低,伴随着高密度脂蛋白升高,同时血清抗氧化能力变强,大鼠肝纤维化降低、凝血酶原时间延长,血清过氧化物酶减少。刘延吉等(2012)以 3 种不同剂量的纯化软枣猕猴桃多糖对糖尿病小鼠进行灌胃,与模型对照组相比,软枣猕猴桃多糖的低、中、高 3 个剂量组,可明显对抗四氧嘧啶所致糖尿病小鼠血脂代谢紊乱,均能使糖尿病小鼠血清 TC、TG 明显降低,HDL-C 显著上升,低、中、高剂量组和药物对照组与模型组相比,TC 质量分数分别降低了 17.89%、19.1%、25.2%和 22.36%,TG 质量分数分别降低了 40.49%、48.47%、56.44%和 59.51%,HDL-C 质量分数分别升高了 28.25%、33.53%、37.29%和 31.06%,说明软枣猕猴桃多糖增加了糖尿病小鼠 HDL-C 质量分数,降低了 TC 和 TG 质量分数,起到了调节血脂的作用。

(六)有助于改善睡眠

软枣猕猴桃富含多种营养物质,且维生素 C 含量丰富,其特殊的次生物质成分对人体大多数疾病(如糖尿病、高血压、高血脂等)有良好的治愈效果。唐柳(2020)以 10 个品系的软枣猕猴桃为原材料,对多糖黄酮进行提取分离、纯化、结构解析,建立小鼠失眠模型,鉴定软枣猕猴桃中的多糖、黄酮对小鼠失眠的防治作用。软枣猕猴桃多糖黄酮复合物高剂量(200mg/kg)治疗小鼠失眠的效果最好,显著增加了 5-羟色胺(5-HT)、5-羟吲哚乙酸(5-HIAA)含量($P<0.01$),促进睡眠效果明显,显著降低了多巴胺(DA)、去甲肾上腺素(NE)含量($P<0.01$),抑制失眠效果明显;通过多糖、黄酮不同配比进行分析得出:通过使 5-HT 和 5-HIAA 含量升高,DA 和 NE 含量降低起到防治小鼠失眠作用。

（七）有助于增强免疫力

宣丽（2013）研究发现软枣猕猴桃多糖高剂量组可以促进大鼠的生长，并显著提高大鼠的脾脏指数；AAP 中剂量组和高剂量组可以显著提高大鼠的胸腺指数、吞噬指数和 ConA 诱导的大鼠脾淋巴细胞转化指数。软枣猕猴桃多糖可以通过促进免疫器官生长、增强细胞免疫功能、增强单核巨噬细胞吞噬能力等方式来提高机体的免疫力，具有一定的免疫活性。刘旸旸（2016）对软枣猕猴桃生物碱的免疫活性进行了研究，发现软枣猕猴桃生物碱可以提高小鼠的脾脏、胸腺和肝脏指数；增强小鼠单核巨噬细胞的吞噬能力；提高小鼠的白细胞介素-6、干扰素-γ 和血清溶菌酶指标；提升小鼠肝脏中谷胱甘肽-过氧化物酶、过氧化氢酶和超氧化物歧化酶的活性。软枣猕猴桃生物碱也具有良好的免疫活性。

（八）缓解体力疲劳

Liu 和 Liu（2016）将 28 只小鼠随机分成 4 组，分别用 0mg/(kg·d)、50mg/(kg·d)、100mg/(kg·d)和 200mg/(kg·d)剂量的软枣猕猴桃生物碱粗提物饲喂 28 天，通过前肢力量训练和负重游泳时间考察运动能力，通过肝、肌肉中糖原含量以及横纹肌、骨骼肌纵剖面的形态学改变来评价抗疲劳能力。结果表明，该生物碱粗提物能够提高小鼠的忍耐力及握力，使负重游泳时间延长，其中 100mg/(kg·d)组延长的时间最长，与对照组相比，试验组的乳酸、氨、肌酸激酶水平明显降低，伴随着组织中糖原含量升高，横纹肌与骨骼肌的形态学并没有发生改变。

（九）润肠通便功能

杨帆（2018）采用热水提取法和乙醇提取法提取黄酮来分析 19 种软枣猕猴桃的次生物质含量，19 个品系软枣猕猴桃均含有酚类、挥发油脂类，多糖及其苷，不含鞣质及皂苷。基于慢性病间的相通性及便秘的病机，该试验通过研究 19 种软枣猕猴桃的性状表现、次生物质含量、营养成分筛选出 4 个品系，并对这 4 个品系进行多糖、黄酮的提取及纯化，用提取物灌胃小鼠，探讨其对便秘小鼠的影响，结果表明提取物可以促进小鼠肠道蠕动，缩短首次排便时间，增加 6h 内排便次数，起到软化粪便的作用，为润肠通便类功能食品的开发提供理论依据。未来，食疗会成为营养保健、预防慢性病的主流，功能食品可有效提高人民身体素质，增进健康，减少疾病，治未病，防慢性病。

第四节　软枣猕猴桃的功能临床试验

软枣猕猴桃富含多种生物活性物质，在体外、细胞和动物试验中都表现出优异的功能活性，但是软枣猕猴桃的功能临床试验较少，目前有关软枣猕猴桃的临床应用主要在抗过敏性皮炎方面。

1. 试验对象

90 名成人（18～65 岁），当前无过敏反应症状，无软枣猕猴桃或任何其他软枣猕猴桃衍生食品过敏史,当前没有在任何抗过敏药物治疗中对一个或更多个常年性过敏原皮肤测试阳性,血清总 IgE 水平大于 300 IU/ml(Kim et al.,2011)。

2. 试验过程

本研究采用随机、双盲和安慰剂控制方式。第 1 次就诊时,受试者接受了医生的体检,血液检查包括完整的血细胞计数、肝脏功能试验、电解质和肾功能试验、凝血试验、尿液分析、大便检查(以排除寄生虫感染)、妇女尿液 hCG 测试,并做血清 IgE 检测,体检后进行资格审查。在第 2 次就诊时(0 周),符合入选标准的受试者随机分为 PG102 组或对照组,用常见吸入性过敏原和血液检测以确定基线血清 IgE、嗜酸性粒细胞阳离子蛋白(ECP)、嗜酸性粒细胞趋化因子、胸腺活化调节趋化因子(TARC)、IL-4、IL-5 和 IL-13 水平。受试者服用 2 片 PG102 或安慰剂,每天 2 次,持续 8 周。治疗剂量和持续时间根据动物试验结果确定。第 3 次就诊时(第 8 周),再次进行皮肤点刺试验和血液试验。皮肤点刺试验包括 45 种常见的吸入性过敏原,包括粉尘螨、二斑蜘蛛螨、嗜酪螨、猫皮屑、狗皮屑、蟑螂、各种花粉[树花粉(桤木、榛树、榆树、柳树、桦树、山毛榉、橡树和梧桐树)、草花粉(黑麦、肯塔基蓝草甸草、艾蒿、豚草)]和各种真菌孢子。

3. 试验方法

90 例无症状过敏患者随机分为 PG102 组和安慰剂组对照组,治疗 8 周后测定血清总 IgE、嗜酸性阳离子蛋白、细胞趋化因子、胸腺、活化调节趋化因子、IL-4、IL-5 和 IL-13 水平。治疗前后分别测定嗜酸性粒细胞,并对结果进行比较。

4. 试验结果

对照组的血清总 IgE 水平明显升高,但是 PG102 组的无变化,并且 PG102 与对照组的组间差异有显著性(+12.9% vs. -5.7%,$P = 0.015$)。ECP、嗜酸性粒细胞趋化因子和嗜酸性粒细胞水平也是类似的结果。然而,其他变量在治疗后没有显著变化。

5. 试验结论

在本次探索性临床试验中,发现 8 周的 PG102 治疗有效地减少了无症状过敏者的总 IgE 水平,因此,从软枣猕猴桃水提物中得到的 PG102 可能成为慢性过敏性皮炎的有效抑制剂。

第五节　软枣猕猴桃功能产品开发现状及发展趋势

作为一种富含维生素、矿物质、多酚及膳食纤维等多种营养物质的浆果,开发软枣猕猴桃相关产品已成为未来研究发展的重要趋势。近几年,为满足当今消费者的需求,软枣猕猴桃加工产品逐渐增多,出现了果汁、果酒、果酱、果脯、果醋、果胶口服液和果冻等软枣猕猴桃加工产品。使软枣猕猴桃加工产品达到营养价值良好、制作工艺简单、果实生理品质良好的要求,是国内外学者研究的重点。

一、产品分类及开发特点

（一）软枣猕猴桃果酒

软枣猕猴桃果酒含有大量的维生素 C、黄酮、果酸、氨基酸，以及人体所需常量、微量元素等，营养价值高且具有抗氧化、抗炎和抗病毒等多种生理作用，还有防治白内障、心血管疾病、促进胎儿发育等生理功能。张宝香等（2017）以软枣猕猴桃丰绿为原料发酵酒，采用左山一酵母菌株，在醪液初始糖度为 20%、酵母菌液接种量 4%、发酵温度 27℃的条件下所得到的果酒含有较高的维生素 C 和黄酮含量，且微量元素和氨基酸配比合理。闫胜楠（2016）确定了适合软枣猕猴桃果酒发酵的碳源、酵母和工艺条件，以蜂蜜为碳源，发酵菌种为 Fermivin 酵母菌，添加量为 0.4%，在硫代硫酸钠添加量 100mg/L、初始糖度 25°Brix、温度 16℃条件下，所得果酒感官评价较高，具有很强的抗氧化性。以传统发酵方式加工的软枣猕猴桃果酒的酸度会明显增加，透光率与稳定性较差。采用 CO_2 浸渍发酵法研制的发酵型果酒能有效降酸，最大限度地保留软枣猕猴桃的香气物质和营养成分，较传统发酵而言，降酸幅度提高 18.5%，pH 升幅比传统发酵高 0.17，乙酸乙酯和总酯含量比传统发酵分别高出 0.07g/L 和 0.2g/L；酶解条件为果胶酶用量 0.08%、pH 3.4、酶解时间 9h；在发酵温度 20℃、菌种接种量 0.04%、初始 pH 3.2 的环境下，以果胶酶 50mg/kg、皂土 0.16%和乙烯吡咯烷酮 100mg/kg 为澄清参数所得软枣猕猴桃发酵型果酒口感质量较传统发酵更好，透光率能够达到 94%以上且稳定性较好（王雪松等，2009）。为减少软枣猕猴桃果酒口感的苦涩程度，以软枣猕猴桃和苹果为原料研制复合果酒，口感清香且不具有软枣猕猴桃的苦涩味（王敬贤等，2019；赫亮等，2019）。除此之外，还可以在软枣猕猴桃果酒、碳酸钙和果胶酶的复合物中用 0.1%的 PCL5 室温处理 2h，陈化过程中加入 1.0g/L $CaCO_3$，以达到降低酸度和消除苦涩的效果，使果酒更适口（Park et al.，2013）。

（二）软枣猕猴桃果汁

传统的软枣猕猴桃果汁是以 40%软枣猕猴桃原汁、16%白砂糖、0.25%柠檬酸和 0.12%羧甲基纤维素混合而成（左丽丽等，2018）。该制法简单方便，但存在口感不佳、出汁率低、营养流失较多等弊端，因此优势菌株的筛选、发酵条件、酶解工艺的优化成为研究的重要方向。马云（2019）从 LD241 软枣猕猴桃果浆中筛选出 1 株产酸量高的优势菌株 *Lactobacillus harbinensis* SYS5613 用于发酵果汁，可以较好地解决营养物质的流失问题。工艺条件为：温度 38℃、糖添加量 7%、接种量 8%、发酵时间 11h。王菲菲（2011）研制了添加 15%软枣猕猴桃果汁、12%糖、0.1%柠檬酸、0.05%稳定剂及其他辅料，酶添加量为 0.08%、酶解时间为 8h 的饮料，出汁率高且口感较佳。

（三）软枣猕猴桃果酱

果酱是一种以水果、果汁和果浆等为原料，经过一系列处理制成的酱状产品，可在延长水果保存时间的同时保留水果原本的味道，在加工酱的过程中还可以添加一些有效成分用于产品品质的提升；但果酱制品存在酸甜不太协调、口感较为粗糙、组织状态较差且不够均匀、流动性差等缺点。邵信儒等（2012）以长白山野生软枣猕猴桃为原料通过正交试验研究其果酱配方，得到最佳配方为野生软枣猕猴桃果浆添加量 40%、白砂糖添加量 12%、黄原胶添加量 0.04%、柠檬酸添加量 0.06%，所得果酱颜色较为纯正、组织状态均匀一致。为了延长软枣猕猴桃果酱的保质期、提高其抗氧化性，可以适当地降低储藏温度。猕猴桃果酱酚类含量和抗氧化活性对温度有很强的依赖性，储藏温度的升高会导致果酱的总酚含量和抗氧化活性随时间的延长而降低（Kim et al., 2018）。

（四）软枣猕猴桃果脯

果脯也是一种既能延长水果保质期又能保存水果味道的加工品，不同的加工条件制得的果脯，口感存在很大差异。孙海涛等（2015）以长白山野生软枣猕猴桃为原料研制了低糖果脯，工艺参数为：蔗糖和木糖醇质量比为 2 : 1、蔗糖和木糖醇混合溶液质量分数为 50%、羧甲基纤维素钠质量分数为 0.5%、柠檬酸质量分数为 0.6%，在渗糖真空度为 0.075MPa 条件下真空渗糖 12h，制得的软枣猕猴桃低糖果脯色泽鲜亮、口感品质、组织状态最佳。

（五）软枣猕猴桃其他产品

除了上述的果汁、果酒、果酱和果脯外，还有很多加工品也进入了人们的生活，如果醋、果胶口服液和果冻。果醋是由水果经酒精发酵（发酵温度 25℃）和果醋发酵（发酵温度 33℃）后得到的饮料，具有水果和醋的多重营养，富含多种有机酸和人体必需的氨基酸等营养成分，能有效地调节机体代谢，提高人体免疫力（张敬哲等，2012）。添加 10%醋酸发酵液、80%软枣猕猴桃果汁、0.08g/ml 木糖醇，经发酵后可得到醋酸含量为 5.99×10^{-2}g/ml、酯含量为 0.76g/L 的果醋饮料（刘长江和金月婷，2014）。钟宝等（2016）在单一果醋的基础上以软枣猕猴桃和玫瑰为原料研制了复合型果醋，果香浓郁、味道鲜美。果胶口服液可以浓缩水果中的果胶成分以达到美容养颜的效果。王岩松（2018）以液料比 6 : 1、提取时间 90min、提取温度 90℃、pH 2.3、提取 2 次制得软枣猕猴桃果胶。王馨甜（2017）还以软枣猕猴桃果胶、柑橘果胶和苹果果胶为原料制备复合型果胶口服液，果胶浓缩液添加量 60%、木糖醇添加量 6%、麦芽糖醇添加量 10%、柠檬酸添加量 0.3%、果汁添加量 15%，在温度 85℃、时间 60min、pH 0.5 的条件下制得的果胶口服液口感极佳。果冻外观晶莹、口感爽滑，是一种深受青少年喜爱的休闲食品，为满足人们对食品保健功能的需求，使果冻具有多种营养成分和保健功能，王雪媛等（2015）以软枣猕猴桃和葡萄为原料研究果肉型果冻配方，通过添加软枣猕猴桃果肉量 8%、葡萄汁量 25%、复合胶（卡拉胶与魔芋胶的比例为 2 : 1）1%、白砂糖 10%、柠檬酸 0.1%，制得的果冻口感较好，且具有一定的营养价值。

二、市场存在的问题及发展趋势

随着生活水平的提高，人们对软枣猕猴桃产品质量标准要求越来越高，消费趋向营养、健康的发展方向。软枣猕猴桃加工品的开发可以满足该消费群体的消费时尚和消费需求，但目前高品质、原汁原味的软枣猕猴桃产品在市场上较少。为了对软枣猕猴桃进行大规模和深度开发，还需要解决一些问题。

（一）营养成分保留率低

软枣猕猴桃果汁、果酒的加工工艺已经取得了明显的进展，口感、出汁率、酸涩度、澄清度等问题也得到了很好的解决。但加工过程中普遍存在营养流失多等弊端，而消费者的关注点更加注重于软枣猕猴桃果汁、果酒的营养价值，因此在确保加工工艺合理的基础上，保持果实原有营养成分的完整性、提高营养物质的利用率、增加果汁的营养价值将成为未来的研究热点之一。

（二）果品综合利用率低

目前对软枣猕猴桃果酱、果脯、果醋、果胶口服液和果冻等方面的研究工艺报道较少，它们的最佳制作工艺还有待进一步研究。同时，从资源、环境、经济等方面不断地开发相关技术，延伸软枣猕猴桃综合利用产业链，实现果品加工与可持续综合利用，应是今后发展的方向与挑战。

（三）产业化程度低

尽管目前软枣猕猴桃产业发展迅猛，但多数种植者还处于个体生产，规模小，信息少，技术含量低，抗风险能力差。围绕软枣猕猴桃产业的包装、储藏、运输、加工等服务业还没有与种植规模配套，没有形成与软枣猕猴桃产业相关的种苗、标准化种植、安全生产、采收、储藏、运输、销售等完整的产业链条。

随着软枣猕猴桃加工研究的不断深入，软枣猕猴桃加工产品必将达到营养价值良好、产品感官优良、制作工艺简单的效果，未来在软枣猕猴桃鲜果保鲜领域也将取得重大突破，使新鲜果品的货架期得以延长，进而真正解决制约软枣猕猴桃产品工业化发展的问题，推动产业进一步发展。

参 考 文 献

杜凡星, 杨寒, 王昕怡, 等. 2018. 软枣猕猴桃'龙成 2 号'果实中多糖提取及纯化工艺优化. 辽宁林业科技, (1): 13-16.

郭晓成. 2006. 日本选育的猕猴桃品种简介. 中国果树, (3): 63-64.

何婷婷, 柴军红, 金志民, 等. 2017. 软枣猕猴桃多糖、黄酮提取工艺的优化及抗氧化活性. 江苏农业科学, 45(21): 199-201.

赫亮, 王宇, 王昕怡, 等. 2019. 软枣猕猴桃苹果复合果酒的澄清与稳定性研究. 辽宁林业科技, 3: 23-26.

黄国辉. 2020. 软枣猕猴桃产业发展现状与问题. 北方果树, (1): 41-45.

刘长江, 金月婷. 2014. 软枣猕猴桃果醋酿制及调配技术研究. 沈阳农业大学学报, 5: 123-126.

刘长江, 卢笑, 宣丽, 等. 2013. 软枣猕猴桃多糖脱蛋白工艺的研究. 食品工业, 34(11): 24-26.

刘延吉, 刘金凤, 田晓艳, 等. 2012. 软枣猕猴桃多糖降血糖降血脂活性研究. 食品与生物技术学报, 31(1): 86-89.

刘旸旸. 2016. 软枣猕猴桃中生物碱的提取纯化及生物活性研究. 沈阳: 沈阳农业大学博士学位论文.

马云. 2019. 软枣猕猴桃品质分析及乳酸菌发酵饮料的加工工艺优化. 锦州: 锦州医科大学硕士学位论文.

牛强, 申健, 刘悦, 等. 2019. 软枣猕猴桃主要活性成分及药理活性研究进展. 食品工业科技, 40(3): 333-338, 344.

彭雪, 卢笑. 2016. 微波法提取软枣猕猴桃干粉多糖的工艺研究. 辽宁大学学报(自然科学版), 43(4): 351-355.

朴一龙, 赵兰花. 2008. 软枣猕猴桃研究进展. 北方园艺, (3): 76-78.

秦红艳, 许培磊, 艾军, 等. 2015. 软枣猕猴桃种质资源、果实品质、表型性状多样性及主成分分析. 中国农学通报, 31(1): 160-165.

邵信儒, 孙海涛, 李虹昆. 2012. 长白山野生软枣猕猴桃果酱的研制. 现代食品科技, 28(11): 1548-1550.

邵信儒, 孙海涛, 刘颖. 2012. 超声提取野生软枣猕猴桃多糖工艺优化. 食品科学, 33(14): 64-68.

石浩, 王仁才, 吴小燕, 等. 2018. 软枣猕猴桃黄酮对过氧化氢诱导 HaCaT 细胞损伤的保护作用. 食品科学, 39(13): 229-234.

孙海涛, 邵信儒, 姜瑞平, 等. 2015. 长白山野生软枣猕猴桃低糖果脯真空渗糖工艺优化. 食品研究与开发, 36(14): 67-70.

唐柳. 2020. 软枣猕猴桃多糖黄酮提取分离鉴定及对小鼠失眠防治作用的研究. 沈阳: 沈阳农业大学硕士学位论文.

滕云龙. 2017. 丹东市软枣猕猴桃产业发展现状及对策. 现代农业科技, (2): 80-84.

王菲, 栾云峰, 刘长江, 等. 2010. 响应面分析法优化微波辅助提取软枣猕猴桃黄酮. 食品研究与开发, 31(9): 6-10.

王菲. 2011. 软枣猕猴桃黄酮类化合物的提取纯化及生物活性研究. 沈阳: 沈阳农业大学博士学位论文.

王菲菲. 2011. 软枣猕猴桃饮料工艺的研究. 农产品加工, 3: 74-76.

王敬贤, 陈罡, 王宇, 等. 2019. 软枣猕猴桃苹果复合果酒发酵工艺优化. 吉林林业科技, 48(6): 29-33.

王鹏. 2013. 丹东地区野生软枣猕猴桃中多酚提取工艺. 辽东学院学报(自然科学版), 20(1): 8-11.

王馨甜. 2017. 软枣猕猴桃果胶口服液的制备研究. 沈阳: 沈阳农业大学硕士学位论文.

王雪松, 隋洪涛, 隋韶奕. 2009. CO_2 浸渍法加工软枣猕猴桃酒的研究. 食品工业科技, 34(4): 233-236.

王雪媛, 高贵田, 耿鹏飞, 等. 2015. 葡萄味软枣猕猴桃果肉果冻的研制. 农产品加工, 13: 19-22.

王岩松. 2018. 软枣猕猴桃果胶的提取工艺及抑菌和抗氧化活性研究. 沈阳: 沈阳农业大学硕士学位论文.

温钢, 刘海燕, 杨梅. 2015. 软枣猕猴桃黄酮的提取及体外抗氧化研究. 北方园艺, (4): 140-143.

宣丽. 2013. 软枣猕猴桃多糖的结构初探及抗氧化活性、免疫活性的研究. 沈阳: 沈阳农业大学博士学位论文.

杨帆. 2018. 软枣猕猴桃多糖、黄酮的分离纯化及润肠通便活性研究. 沈阳: 沈阳农业大学博士学位论文.

闫胜楠. 2016. 软枣猕猴桃果酒最适工艺条件和抗氧化性的研究. 延边: 延边大学硕士学位论文.

于雪骊. 2016. 软枣猕猴桃多糖 AAP-3b 的生物安全性评价及抗肝癌活性研究. 沈阳: 沈阳农业大学博士学位论文.

张宝香, 秦红艳, 刘迎雪, 等. 2017. 软枣猕猴桃全浆发酵酒工艺优化及成分分析. 酿酒科技, 7: 65-69.

张敬哲, 姜英, 张宝香. 2012. 软枣猕猴桃果醋液态发酵工艺研制. 特产研究, 3: 50-52.

赵楠, 柴军红, 何婷婷, 等. 2020. 软枣猕猴桃植物化学成分及生物活性研究进展. 食品研究与开发, 41(2): 211-215.

钟宝, 李凤林, 张传军. 2016. 软枣猕猴桃玫瑰醋发酵条件响应面法优化. 中国酿造, 35(2): 88-91.

周丽萍, 王化, 李梦莎, 等. 2016. 野生软枣猕猴桃的多酚含量及抗氧化能力研究. 黑龙江科学, 7(12): 14-15.

左丽丽, 安婷, 戢美娇, 等. 2018. 基于模糊数学评价法优化软枣猕猴桃果汁工艺. 食品研究与开发, 39(2): 127-131.

Adam J M, Harry Y, John M A, et al. 2003. *Actinidia arguta*: Volatile compounds in fruit and flowers. Phytochemistry, 63(3): 285-301.

An X, Lee S, Kang H, et al. 2016. Antioxidant and anti-inflammatory effects of various cultivars of Kiwi

Berry (*Actinidia arguta*) on lipopolysaccharide-stimulated RAW 264.7 cells. Journal of Microbiology and Biotechnology, 26(8): 1367-1374.

Heo K, Sun X, Shim D, et al. 2018. *Actinidia arguta* extract attenuates inflammasome activation: Potential involvement in NLRP3 ubiquitination. Journal of Ethnopharmacology, 213: 159-165.

Kim A N, Kim H J, Chun J, et al. 2018. Degradation kinetics of phenolic content and antioxidant activity of hardy kiwifruit (*Actinidia arguta*) puree at different storage temperatures. LWT – Food Science and Technology, 89: 535-541.

Kim M, Hwang K, Park S. 2014. Extracts of *Actinidia arguta* stems inhibited LPS-induced inflammatory responses through nuclear factor-kappa B pathway in RAW 264.7 cells. Nutrition Research, 34(11): 1008-1016.

Kim S, Kim S, Lee S, et al. 2011. The effects of PG102, a water-soluble extract from *Actinidia arguta*, on serum total IgE levels: A double-blind, randomized, placebo-controlled exploratory clinical study. European Journal of Nutrition, 50(7): 523-529.

Lee A, Kang M, Choe E, et al. 2015. Hypoglycemic and antioxidant effects of Daraesoon(*Actinidia arguta* shoot)in animal models of diabetes mellitus. Nutrition Research and Practice, 9(3): 262-267.

Leontowicz M, Leontowicz H, Lesion I, et al. 2016. *Actinidia arguta* supplementation protects aorta and liver in rats with induced hypercholesterolemia. Nutrition Research, 36(11): 1231-1242.

Liu Y, Liu C. 2016. Antifatigue and increasing exercise performance of *Actinidia arguta* crude alkaloids in mice. Journal of Food and Drug Analysis, 24(4): 738-745.

Park E, Kim B, Eo H, et al. 2005. Control of IgE and selective T(H)1 and T(H)2 cytokines by PG102 isolated from *Actinidia arguta*. The Journal of Allergy and Clinical Immunology, 116(5): 1151-1157.

Park E, Park K, Eo H, et al. 2007. Suppression of spontaneous dermatitis in NC/Nga murine model by PG102 isolated from *Actinidia arguta*. The Journal of Investigative Dermatology, 127(5): 1154-1160.

Park H, Son M, Kim D, et al. 2011. Fatty acid components of hardy kiwifruit(*Actinidia arguta*)as IL-4 production inhibitor. Biomolecules & Therapeutics, 19(1): 126-133.

Park K L, Hong S W, Kim Y J, et al. 2013. Manufacturing and physicochemical properties of wine using hardy kiwi fruit (*Actinidia arguta*). Microbiology and Biotechnology Letters, 41(3): 327-334.

Pliszka B, Huszcza C, Kowska G, et al. 2016. Effects of solvents and extraction methods on the content and antiradical activity of polyphenols from fruits *Actinidia arguta*, *Crataegus monogyna*, *Gaultheria procumbens* and *Schisandra chinensis*. Acta Scientiarum Polonorum, Technologia Alimentaria, 15(1): 57-63.

Wojdy A, Nowicka P, Oszmiański J, et al. 2017. Phytochemical compounds and biological effects of *Actinidia* fruits. Journal of Functional Foods, 30: 194-202.

Wojdy A, Nowicka P. 2019. Anticholinergic effects of *Actinidia arguta* fruits and their polyphenol content determined by liquid chromatography- photodiode array detector-quadrupole/time of flight-mass spectrometry (LC-MS-PDA-Q/TOF). Food Chemistry, 271: 216-223.

Zuo L, Wang Z, Fan Z, et al. 2012. Evaluation of antioxidant and antiproliferative properties of three Actinidia (*Actinidia kolomikta*, *Actinidia arguta*, *Actinidia chinensis*) extracts *in vitro*. International Journal of Molecular Sciences, 13(5): 5506-5518.

第五章　蓝靛果营养与功能

第一节　蓝靛果产业发展状况

蓝靛果（*Lonicera caerulea* var. *edulis*），又名黑瞎子果、羊奶子、山茄子果等，为忍冬科忍冬属忍冬亚属囊管组蓝果亚组，多年生落叶小灌木。忍冬科是植物界较新的物种之一，忍冬属植物在忍冬科中占有中心地位。蓝果亚组的原始种类出现于第三纪末期，随冰河迁移，因土壤、气候等条件影响形成了隔离种群，不同种群植株的形态特征表现各异。关于蓝靛果起源中心尚无统一看法，但通过对其野生种群细胞染色体数目和分布进行研究发现，二倍体较四倍体更为原始，且亚洲东北部是蓝果亚组的起源中心之一。蓝靛果原始种类为野生植株，近年来，俄罗斯、日本和中国对其开展了引种驯化、品种选育及加工利用（霍俊伟，2004）。

蓝靛果是一种营养丰富的浆果，其干物质含量为 10%～17%，其中，糖含量为 5%～10%，酸含量为 1.50%～4.50%，含有维生素 B_1、维生素 B_2、维生素 PP、维生素 C 等多种维生素，以及铁、锌等矿物质和 16 种氨基酸，同时富含多酚类、萜烯类生物活性物质，特别是花色苷含量显著高于蓝莓、草莓、树莓等浆果，可以有效地调节机体功能，预防一些慢性疾病的发生，如心血管疾病、高血压等，具有极高的营养和保健价值，被称为"第三代水果"（丁健，2011；兰士波等，2008）。

蓝靛果采收期集中，果实皮薄多汁，味酸稍甜，多有苦味，可鲜食，更适合加工。目前，虽然蓝靛果鲜果的市场很小，只是以其产地为中心向四周小范围辐射，但是市面上蓝靛果的加工产品较多，如鲜果汁、果酒、复合果酱、复合果汁、酸奶、果粉、果脯、功能口服液等。近年来，蓝靛果市场需求日益旺盛，鲜果价格由 2003 年的每千克 4 元涨到 2019 年的每千克 60 元，速冻果市场价格为每吨 1.5 万～2.0 万元，果汁饮料销售价格为 15～20 元/250ml。为充分发挥蓝靛果资源优势，黑龙江等地方政府对发展蓝靛果产业在政策上给予大力支持，促进蓝靛果产业的专业化、规模化发展。

第二节　蓝靛果的种类、分布及生物学特性

一、蓝靛果的分布情况

蓝靛果是典型的中生植物，对土壤要求不严格，在沙壤土、壤土、重壤土的条件下均能正常生长，但其喜湿、耐寒，在中国、日本、朝鲜北部、俄罗斯远东和北美均有分布。我国蓝靛果植物资源主要分布在黑龙江、吉林、辽宁、内蒙古、河北、山西、宁夏、甘肃、青海、四川、云南，以东北的大小兴安岭和长白山地区的野生资源储量最大（霍俊伟，2004）。

二、蓝靛果的主要品种

俄罗斯蓝靛果的育种水平最高，已培育出 200 多个品种，其中 60 多个品种被广泛种植。俄罗斯西伯利亚科学院理萨文科园艺研究所自 1938 年开始从野生忍冬中选择优良单株收集种子，通过种间杂交培育出高产、果大、口感较好、抗寒、抗病虫的优良品种（部分统计品种见表 5-1）（古丽江·许库尔汗，2012）。

表 5-1 34 种俄罗斯蓝靛果品种相关信息

品种	单果重	颜色	口感	产量/（kg/亩）
北日勒	1.3～1.6g	果实近黑色，带有蓝色果粉	味酸甜，带轻微苦味和香味	440（株行距 1m×4m）
盖尔达	0.8～0.9g	果实深蓝色，果面带有蓝色果粉	果味酸甜，具轻微香味	386.7（株行距 1m×4m）
蓝色纺锤	0.9～1.3g	果实深蓝色，果面带有蓝色果粉	果肉酸甜，带有轻微苦味	466.7（株行距 1m×4m）
蓝色纺锤阿索利	1.1～1.5g	果实深紫色，果面具有蜡质	果肉柔软多汁，味酸甜可口，有清香味	500（株行距 1m×4m）
温柔	0.9～1.2g	果实深蓝色，果面带有蜡质果粉	果味酸甜，带有苦味，无香味	340（株行距 1m×4m）
小寒鸦	0.6～1.0g	果实蓝色，表面有浅蓝色果粉	味甜酸适口，无苦味	453.3（株行距 1m×4m）
灰姑娘	1～1.4g	果实深紫色或近黑色，果面具有浅蓝色果粉，果皮薄	果肉柔软多汁，味酸甜，带有草莓香味	620（株行距 1m×3m）
伊利亚达	0.9～1.3g	果实黑色，果面带有浅蓝色果粉	果味酸甜，较苦	646.7（株行距 1m×4m）
蔚蓝	0.9～1.2g	果实深紫色，果皮柔软	具有越橘香味，酸甜	886.7（株行距 1m×4m）
火红蛋白石	0.9～1.2g	果实黑色，表面有浅蓝色果粉，果皮柔软	果味酸甜，带有轻微苦味和香味	733～800（株行距 1m×4m）
外省美女	1.9～2.8g	果实深蓝色，果皮薄，表面有蜡层	果甜味佳	446.7（株行距 1m×3m）
礼炮	0.7～1.0g	果实深蓝色，表面有浅蓝色果粉	果味酸甜，带有苦味	566.7（株行距 1m×4m）
赛琳娜	1.0～1.4g	果实黑色，表面有浅蓝色果粉，皮薄	果味酸甜，带有轻微苦味	586.7（株行距 1m×4m）
蓝鸟	0.7～0.85g	—	果味酸甜，带有轻微的草莓香味	333～400（株行距 1m×4m）
天狼星	1.0～1.3g	果实深蓝色，表面有浅蓝色果粉，果皮中厚	果味酸甜可口，带有轻度苦味和香味	533.3（株行距 1m×3m）
起跑线	0.9～1.1g	果实蓝色，表面有果粉	果味酸甜，无苦味	133.3（株行距 1m×4m）
巴克恰尔	0.7～0.9g	果实深紫色，表面有较厚的蜡质果粉	果味酸甜可口，质优	213.3（株行距 1m×4m）
瓦休甘	0.75～0.8g	果实深紫色或接近黑色，带有蜡质果粉	果味酸甜可口，质优	320（株行距 1m×4m）
堪察加少女	1.1～1.8g	果实光滑，呈深蓝色	果味酸甜，质优	846.7（株行距 1m×4m）
纳日木斯卡娅	1.0～1.5g	果实深紫色，带有蜡质果粉	果味酸甜可口，带有轻微香味，质优	1.4（3～6 年生株丛产量）
纪念吉久卡	0.8～1.1g	果实深紫色或接近黑色，带有蜡质果粉	果味酸甜可口，质优	333～466（株行距 1m×4m）
帕拉别利	0.8～1.5g	果实深紫色或黑色，表面蜡质，果粉较厚	果味酸甜，具有草莓味	333.3（株行距 1m×4m）
西伯利亚少女	1.0～1.4g	果实深紫色，果面带有轻微的蜡质果粉	果实酸甜可口，味佳	3.2（8～13 年生株丛平均产量）
托米奇卡	0.8～1.3g	果实深紫色，表面有较厚的蜡质果粉	果味酸甜可口，质优	413（株行距 1m×4m）

续表

品种	单果重	颜色	口感	产量/（kg/亩）
巴克恰尔巨人	1.8～2.5g	果实蓝色，果面带有蜡质果粉	果味酸甜可口	386.7（株行距 1m×4m）
巴克恰尔之骄	1.2～2.3g	果皮紫色，较厚，被较厚蜡质果粉	果味酸甜可口	466～586（株行距 1m×4m）
罗克萨纳	1.3～1.8g	果面深蓝色，果皮较薄	果味酸甜可口，无苦味，品质佳	1.3～1.6 5～8 年生株丛平均产量
西丽金卡	1.4～2.2g	深蓝色，果表面带有蜡质果粉	果味酸，带有香气，品质佳	706.7（株行距 1m×3m）
友谊	1.3～1.7g	果面深蓝色	味酸甜，带有轻微的苦味	366～560（株行距 1m×3m）
丘雷姆斯	1.2～1.8g	果面深紫色，表面带有蜡质果粉	果味酸甜可口，品质极佳	680（株行距 1m×3m）
卡秋莎	1.3～2.7g	果实近黑色，果面带有蓝色蜡质果粉	果味甜，带有香味	613.3（株行距 1m×3m）
克拉斯诺亚尔少女	0.6～0.7g	果面深紫色或接近黑色，表面有蜡质果粉	味酸甜可口，带有草莓香味，味道极佳	0.8～2 栽植第 3 年株丛产量
密奴辛蓝	0.8～1.3g	深蓝色	果味酸甜，带有轻微苦涩，质优	333.3（株行距 1m×3m）
巴伊卡洛夫	1.0～1.3g	果面蓝色，带有淡蓝色蜡质果粉	果实带有草莓香味，品质佳	1.5～2.5 7 年生株丛产量

注 "-" 表示无记录

我国关于蓝靛果的育种研究起步较晚，20 世纪 80 年代初开始了野生蓝靛果资源调查后，引种并进行人工栽培研究。经过多年品种选育，培育出多个蓝靛果品种，有蓓蕾、蓝心、伊人、黑林丰、勃利、蓝精灵、中科蓝系列品种等，大部分品种尚未通过鉴定。蓓蕾是东北农业大学霍俊伟教授利用引进的俄罗斯品种，经过多年的观察和区域性试验，培育出国内第一个非野生蓝靛果新品种，于 2010 年 7 月经黑龙江省种子管理局组织专家进行田间鉴定，2011 年 4 月获得批准并命名。该品种蓝靛果栽后第 2 年见果，8 年后进入丰产期，单株产量 2kg 以上。4 月下旬进入盛花期，6 月上旬果实开始逐渐成熟。果实圆大、柔软多汁、味较温和。

2018 年 6 月 3 日，中国科学院东北地理与农业生态研究所赵恒田团队培育而成的中科蓝 1 号（原代号 L4-6）蓝靛果新品种由原国家林业局（现国家林业和草原局）植物新品种保护办公室组织通过田间审查鉴定，编号 20170267。中科蓝 1 号是我国第一个具有自主知识产权和国家备案的蓝靛果新品种，在我国蓝靛果育种史上具有里程碑意义，填补了我国蓝靛果新品种评价标准的空白。其果实长椭圆形，平均单果重 1.2g 以上，口感酸甜无苦味，为鲜食兼加工型品种，适宜东北寒区广泛种植。

三、蓝靛果的栽培与生物学特性

1. 生物学特性

落叶灌木。高度抗寒，休眠状态下能耐-50℃低温，花能忍受-8℃条件。常生于林缘灌丛、沼泽湿地或高山林下。树高 1.5m 以上（高）、1.2～1.5m（中）和 1.2m 以下（矮）。形态学特性因品种不同存在较大差异，有长椭圆形、短椭圆形、梨形、棒形、纺锤形。颜色：深紫色、深蓝色、蓝黑色、鲜紫色。品味：酸甜、酸甜略苦、苦味重。生长发育习性：蓝靛果种子表现出比较明显的光促进萌发特性，20～25℃是最适萌发温度，无须沙藏处理即可萌发。在哈尔滨地区，新梢速长期为 5 月上中旬，整个物候期为 156～163 天。果实成熟期：早熟（6 月上旬）、中晚熟（6 月中下旬）、晚熟（6月末至 7 月中上旬）。

2. 栽培

蓝靛果栽培方法主要有绿枝扦插、组织培养、种子实生繁殖。蓝靛果原产地多为河床、小溪和沼泽的边缘，是典型的中生植物，喜湿（保持土壤水分含量在 40%以上）。其休眠期很短，在温暖地区一般不能栽培。土壤适宜酸碱度为 pH 4.5～7.5，在有机肥充足的土壤中长势强。幼树生长需要充足的光照，栽植密度以 1.5m×3m、2m×2m 或 2m×3m为宜（林治国，2020）。

第三节　蓝靛果的功能基础试验

现代营养学研究表明，蓝靛果果实中富含维生素 C、矿物质（钾、钙和镁）、三萜、多酚等营养成分。多酚是蓝靛果的主要功能成分，由以矢车菊素-3-葡萄糖苷为主的花色苷，以绿原酸为主的酚酸和以儿茶酸为主的黄酮组成，其中花色苷含量在蓝靛果多酚中占比最大。利用不同提取方法获得的功能成分的组成存在差异。研究表明，蓝靛果中多酚类物质，特别是花色苷（Švarcová et al.，2007；包怡红等，2007），显著高于蓝莓、草莓和覆盆子等其他果实，这些功能成分可以有效地调节机体功能，如抗氧化、护肝、抗肥胖、抗炎、抗癌、调节肠道环境等。此外，蓝靛果果实功能成分所发挥的功效与其消化、吸收、代谢等营养学特性直接相关。

一、功能成分分离和鉴定

（一）功能成分分离、纯化

多酚类物质是蓝靛果的主要生物活性成分，提取方法主要包括有机溶剂法、超声波或微波辅助法、酶法等，其中有机溶剂法为主要的提取方法，常采用的溶剂有水、酸化甲醇、酸化乙醇、酸化丙酮、苯等，而酸化甲醇为最佳提取溶剂（Myjavcová et al.，2010），其花色苷提取率比水高 73%，比乙醇高 20%（李颖畅，2008）。超声波处理可破坏植物细胞壁和细胞膜，使提取物能够更容易地从细胞器中释放出来，既可减少提取时间，还可提高提取率。Myjavcová 等（2010）利用酸化甲醇提取蓝靛果花青素，得到的花青素含量最高；张雁南等（2012）利用微波辅助法提取蓝靛果花青素，确定最佳提取工艺条件为：65%乙醇体积分数、$0.54×10^3$kW 微波功率、（1∶10）g/ml 料液比、90s 提取时间，此时花青素提取量为 105.5mg/100g；李宁（2011）利用酶法、超声波辅助法、酶-超声波联用法提取蓝靛果中花青素，发现酶-超声波联用技术提取得到的花青素提取率最高，为 94.86%。

为进一步除去多酚类活性物质粗提物中的糖、有机酸和果胶等杂质或制备单体，常用吸附解吸法和制备液相色谱法对粗制品进行进一步的分离、纯化。吸附解吸法是最常用的方法。吸附解吸法中主要使用的填料有各种型号的大孔吸附树脂和葡聚糖凝胶等。制备液相色谱法包括高效液相色谱法、半制备色谱法、高速逆流液相色谱法等。刘德江等（2012）研究发现，纯化蓝靛果花青素粗提物的最佳树脂为HPD-200，得到的优化条件为：提取溶液pH为3、上样浓度为3g/L、流速为1ml/min、50%乙醇作为洗脱剂、洗脱流速为1.5ml/min，采用此树脂在最佳条件下提取得到花青素的色价提高了11倍，色素提取率为87.6%。Chen等（2014）利用高速逆流液相色谱法分离、纯化蓝靛果花色苷，制得矢车菊素-3-葡萄糖苷单体。

此外，高压脉冲电场技术是一种非热加工技术，研究表明该技术辅助提取果蔬内容物可显著提高溶出率，而且可以较好地保留果蔬天然的色泽、香味和营养物质（Susanne and Stefan，2008）。因此，可以考虑采用该技术辅助提取蓝靛果中的花青素，能够在提高花青素提取率的同时较大程度地保留其生物活性。

（二）功能成分鉴定

蓝靛果功能成分组成因提取方法不同会略存在差异。Palikova等（2008）研究发现，蓝靛果花青素的主要组分有矢车菊素、飞燕草素、芍药素和天竺葵素。Chaovanalikit等（2004）发现蓝靛果中花色苷含量较高，并且从蓝靛果提取物中鉴定出7种单体花色苷，分别为矢车菊素-3,5-己糖苷、矢车菊素-3-芸香糖苷、草飞燕色素-3-葡萄糖苷、芍药素-3-葡萄糖苷、芍药素-3-芸香糖苷、芍药素-3,5-己糖苷和矢车菊素-3-葡萄糖苷。Wang等（2016a）采用0.10% HCl酸化的甲醇溶液超声波辅助提取蓝靛果花色苷，经鉴定含有11种花色苷、4种酚酸、3种黄酮。在花色苷中，矢车菊-3-葡萄糖苷为主要花色苷，占总花色苷含量的90%左右。

二、功能成分营养学特点

蓝靛果功能成分的功效与其消化、吸收特性直接相关。蓝靛果多酚类活性物质在酸性条件下比较稳定，随着消化的进行，部分大分子多酚类物质被降解为小分子酚酸。研究表明，模拟胃肠消化后，蓝靛果提取物的总花色苷含量降低67.6%；花色苷种类减少3种、酚酸减少1种。摄入蓝靛果后，可到达血液及各组织器官中的生物活性成分尚不清楚，因此，关于蓝靛果生物活性物质的体内代谢有待进一步研究。

三、功能成分的细胞、动物试验

（一）有助于维持体重健康水平

肥胖症是一种由多种因素引起的慢性代谢性疾病，以体内脂肪细胞的体积和数量增加导致体重异常增高，并在局部过多沉积脂肪为特点。肥胖可导致一系列并发症或相关疾病，如高血压、高血脂、脂肪性肝炎、2型糖尿病、心血管疾病和睡眠呼吸暂停等。根据国际医学杂志《柳叶刀》发布的数据，中国有9000万肥胖人群，其中1200万属于重度肥胖。

体外试验表明，蓝靛果提取物具有显著抗肥胖作用。试验将 48 只适应环境 1 周后的雌性 6 周龄 ICR 小鼠随机分为 6 组。健康对照组（NFD）：小鼠口服基础饲料；高脂对照组（HFD）：小鼠口服高脂饲料；二甲双胍组：小鼠口服高脂饲料和二甲双胍（250mg/kg bw）；蓝靛果提取物高剂量组：小鼠口服高脂饲料和蓝靛果提取物（400mg/kg bw）；蓝靛果提取物中剂量组：小鼠口服高脂饲料和蓝靛果提取物 200mg/kg bw；蓝靛果提取物低剂量组：小鼠口服高脂饲料和蓝靛果提取物 100mg/kg bw。试验期间小鼠自由饮食、饮水。每天 12h 光暗循环。结果发现，试验 84 天之后，与健康对照组相比，高脂组小鼠体重增加 393.44%。然而，与高脂组小鼠相比，二甲双胍和蓝靛果提取物低、中、高剂量组小鼠体重变化分别为 47.02% 和 21.97%、31.28%、46.12%，说明二甲双胍和蓝靛果提取物显著抑制了高脂小鼠的体重增加。同时，二甲双胍和蓝靛果提取物显著降低小鼠的体脂、腹部脂肪密度和脂肪积累。蓝靛果提取物对小鼠肥胖的抑制效果呈剂量依赖性，并且 400mg/kg bw 剂量的蓝靛果提取物作用效果接近 250mg/kg bw 的二甲双胍。

目前，市售抗肥胖药物如奥利司他、氯卡色林、芬特明/托吡酯、二甲双胍等多会带来腹泻、恶心、呕吐等副作用，且多数药物通过作用于神经系统影响食欲或体内能量消耗，达到抑制肥胖的效果，严重损坏了机体功能。研究表明，蓝靛果可作为一种潜在的治疗或预防肥胖症的功能食品，无副作用，且效果显著。

（二）有助于维持炎性因子水平

许多慢性疾病是由慢性炎症演变而来，预防慢性炎症对提高机体健康水平尤为重要。然而，慢性炎症的病理机制复杂多样，寻找作用温和但药理效应广泛的天然抗炎物质是一个合理的选择。研究发现，蓝靛果富含的多酚、花色苷等生物活性物质具有较好的抗炎作用。

Jin 等（2006）在蓝靛果多酚提取物抑制脂多糖诱导炎症的试验中，将雄性大鼠（180～220g）随机分成 5 组，每组 14 只（其中，8 只用于收集眼房水，6 只用于组织学检查）。随后向试验组和模型组小鼠体内注入 200μg 脂多糖，诱导大鼠产生葡萄膜炎后，立即静脉注射高（100mg）、中（10mg）、低（1mg）不同剂量蓝靛果提取物的磷酸盐缓冲液，对照组的大鼠体内注射 10ml PBS。脂多糖注入 24h 后收集眼房水，并分析浸润细胞个数、蛋白质浓度和肿瘤坏死因子 α 表达水平的变化，结果发现蓝靛果多酚提取物处理组的大鼠眼房水中炎症细胞的渗透物、蛋白质浓度和 TNF-α 表达水平显著低于对照组，并且其眼组织的组织学状态较好；为进一步阐明蓝靛果多酚提取物的抗炎效果，研究者利用脂多糖分别诱导经过和未经过蓝靛果多酚提取物处理的 RAW264.7 细胞，并采用蛋白质印迹法对细胞中诱导型 NO 合成酶（inducible nitric oxide synthase，iNOS）和环氧合酶（cyclooxygenase-2，COX-2）的表达进行分析。结果发现，蓝靛果多酚提取物处理可有效抑制 RAW264.7 细胞中 iNOS 和 COX-2 的表达，抑制效果随提取物剂量的增大而增强。

灌胃 7 天后，100mg/kg bw、200mg/kg bw、400mg/kg bw 蓝靛果提取物（主要活性成分为矢车菊素-3-葡萄糖苷和绿原酸）均可以通过抑制 p38 和 c-Jun N 端激酶磷酸化降低 NF-κB 核表达，从而减轻二氧化硅颗粒诱导的小鼠肺部炎症，表现为支气管肺泡灌洗液中促炎因子、诱导型 iNOS 表达降低，以及核因子-2（Nrf2）和血红素加氧酶-1（HO-1）表达升高，这一结果在体外试验中也得到证实（Zhao et al.，2018），说明蓝靛果提取物可以作为一种补充和替代性的功能性食品来预防肺部炎症。

Wu 等（2017）利用皮下注射脂多糖诱导小鼠足水肿模型，同时采用蓝靛果多酚干预，实验 4 天后检测血液中 23 种炎性指标[G-CSF、RANTES、MCP-1、KC、IL-10、MIP-1α、eotaxin、IL-6、MIP-1β、IL-1β、IL-12（p40）、IL-4、IL-9、IFN-γ、IL-1α、IL-13、IL-12（p70）、IL-2、TNF-α、GM-CSF、IL-3、IL-5、IL-17]，发现口服蓝靛果多酚可显著降低 RANTES、MCP-1、KC、IL-10、MIP-1α、IL-6、IL-1β、IL-4、IL-12（p70）、IL-2、TNF-α 和 IL-3 的水平，但对 G-CSF、eotaxin、MIP-1β、IL-12（p40）、IL-9、IFN-γ、IL-1α、IL-13、GM-CSF、IL-5 和 IL-17 无显著影响。此外，通过 RAW264.7 细胞模型发现，蓝靛果多酚可阻碍 MAPK 和 NF-κB 信号通路转导，进而抑制促炎因子的释放。

Zdarilova 等（2010）在蓝靛果多酚提取物对脂多糖诱导牙龈成纤维细胞炎症的影响研究中发现，蓝靛果多酚提取物可以有效地抑制脂多糖诱导的活性氧的产生、谷胱甘肽的损耗和脂质的过氧化，同时有效地抑制了脂多糖诱导的白细胞介素（interleukin，IL）-1β、IL-6 和 COX-2 的表达上调，进而阻止炎症的发展；邱绍婕等（2002）发现蓝靛果可明显降低鼠化疗后白细胞数目。

综上所述，蓝靛果多酚提取物可以通过 MAPK、NF-κB 等信号通路，调节细胞炎性因子的表达，有效地抑制炎症的发展，具有一定的抗炎作用。

（三）有助于抑制肿瘤细胞增殖

据统计，在自然环境、生活方式、饮食习惯和老龄化等诸多因素的影响下，我国居民癌症发病率逐年上升。可见，从合理安排日常饮食来预防癌症的发生是每个人都应关注的事情。

Zhou 等（2018）分离得到 4 种蓝靛果花色苷组分，分别为：矢车菊素-3,5-葡萄糖苷、矢车菊素-3-葡萄糖苷、矢车菊素-3-芸香糖苷和芍药色素-3-葡萄糖苷。通过细胞实验（人肝癌细胞株 SMMC-7721），发现矢车菊素-3-葡萄糖苷对 SMMC-7721 增殖的抑制作用最好。随后以蓝靛果矢车菊素-3-葡萄糖苷[浓度为（42.91±0.32）%]组分为对象，利用细胞实验和小鼠实体瘤 H22 移植模型研究蓝靛果矢车菊素-3-葡萄糖苷组分对肝癌的抑制作用。细胞实验结果表明，0.2mg/ml 蓝靛果矢车菊素-3-葡萄糖苷组分处理 48h 能够显著促进 SMMC-7721 细胞凋亡和细胞周期紊乱。动物实验结果表明，与环磷酰胺（20mg/kg bw）处理组小鼠相比，口服 200mg/kg bw 蓝靛果矢车菊素-3-葡萄糖苷组分 15 天，每天 0.2ml，可显著抑制小鼠肿瘤的增长，同时，抗氧化因子 SOD、GSH-Px、GSH，以及免疫因子 IL-2、IFN-γ、TNF-α 表达显著增加，推测蓝靛果花色苷可能通过动态调节氧化还原平衡和免疫活性，发挥了有效的抗肿瘤作用。

刘奕琳（2012）采用四甲基偶氮唑盐（MTT）比色法测定蓝靛果花色苷对癌细胞繁殖的抑制作用，结果发现不同浓度的蓝靛果花色苷洗脱物对人肺癌 A-549、肝癌 HepG2 和宫颈癌 HeLa 三种常见的癌细胞均有抑制作用，并且抑制效果随着花色苷剂量的增加和处理时间的延长而提高。2.0mg/ml 蓝靛果花色苷作用于结肠癌 HT29 细胞 48h 后，细胞凋亡率达到（73.56±8.34）%，显著高于对照组，且结肠癌 HT29 细胞分别出现了体积缩小、皱缩变形、细胞表面有许多的球状突起、细胞间连接逐渐断裂、胞浆浓缩、呈斑块状等典型的凋亡细胞形态学特征。同时，与正常细胞相比，蓝靛果花色苷处理组线粒体膜电位水平显著下降，Caspase-3 酶活性显著升高。以上结果说明，蓝靛果花色苷可能通过诱导细胞凋亡来抑制肿瘤细胞的增殖，且其诱导肿瘤细胞凋亡的机制可能与线粒体介导的细胞凋亡通路有关。此外，杨玲（2009）和李文星等（2011）也发现蓝靛果花色苷处理后的 HT29 细胞具有典型的凋亡细胞结构。

综上，蓝靛果花色苷提取物对肝癌和结肠癌均具有一定的抵抗作用。

（四）对肝损伤有辅助保护功能

体外试验表明，蓝靛果花色苷提取物可以有效地抑制 LPS 诱导的活性氧（ROS）、8-羟基鸟核苷酸、蛋白羟基组、脂质过氧化产物的生成和谷胱甘肽（GSH）的消耗；阻止 ATP 合成酶、细胞色素 c 氧化酶（COX）、琥珀酸脱氢酶（SDH）活性降低和促炎因子（IL-1β 和 IL-6）表达上调；调节细胞内谷草转氨酶（AST）、谷丙转氨酶（ALT）和胆碱酯酶活性；维持细胞结构；抑制 LPS 诱导的细胞内过氧化氢酶（CAT）、超氧化物歧化酶（SOD）活性下降，进而维护细胞的抗氧化能力，表现为较高的总抗氧化能力（T-AOC）值（Wang et al.，2016a）；抑制细胞内核转录因子-κB（NF-κB）和肿瘤坏死因子 α 表达上调、IL-10 表达下调，从而在一定程度上阻止炎症的发展；抑制细胞内 Caspase-3、cleaved Caspase-3、Bax、cleaved PARP 蛋白表达量增加和 PARP、B 淋巴细胞瘤-2（Bcl-2）蛋白表达量降低，进而阻止细胞异常凋亡（Wang et al.，2017）。可见，蓝靛果花色苷提取物可通过抑制细胞内氧化应激反应，维持细胞内能量代谢，调节肝细胞功能，抗氧化、抗炎和抗凋亡途径抑制 LPS 对肝细胞造成的损伤，对肝细胞具有一定的保护作用。

此外，体内试验研究表明，蓝靛果花色苷提取物（50mg/kg bw、100mg/kg bw、200mg/kg bw）灌胃补充 4 周后可以减轻 LPS 诱导的大鼠肝脏组织氧化应激反应、肝功能异常和肝组织损伤，同时，蓝靛果花色苷提取物可以通过抑制氧化应激反应和 Toll 样受体（TLR2 和 TLR4）表达阻碍 MAPK 信号通路转导，进而抑制炎症的发展，对肝脏具有一定的保护作用，并且在 50～200mg/kg bw 范围内，随着蓝靛果花色苷剂量的增加，其对肝脏的保护效果越好（Wang et al.，2016b）。口服 200mg/kg bw 蓝靛果提取物可通过抑制结节形成、AST 和 ALT 水平、肝脏脂质过氧化物（MDA）增加、内源性抗氧化剂和抗氧化酶（SOD、CAT、GSH）的消耗、心叶坏死、cleaved Caspase-3 和 PARP 表达有效抑制 CCl₄ 诱导的急性肝损伤（Lee et al.，2019）。高脂饮食小鼠膳食补充 0.5% 蓝靛果提取物（59.5% 矢车菊素-3-葡萄糖苷和 25.5% 表儿茶酸）45 天后，可显著抑制高脂饮食诱导的小鼠肝脏脂肪沉积和脂质过氧化，并通过上调核转录因子 Nrf2 介导的途径抑制肝脏氧化应激，缓解肝组织损伤（Liu et al.，2018a）。

（五）有助于维持血糖健康水平

2 型糖尿病（T2DM）是一种全球性的流行病，如果得不到及时治疗，会引起心肌梗死和中风，甚至视网膜病变、神经病和肾病等并发症。研究表明，改变饮食模式或药物干预可以预防 T2DM。当前治疗 T2DM 的药物如二甲双胍等具有明显的副作用，如体重增加、胃肠道并发症、低血糖等。

在研究蓝靛果对 2 型糖尿病小鼠的血糖调节作用试验中，Sharma 等（2019）将 6 周龄雌鼠根据体重随机分为 6 组：正常饮食（NFD）组、高脂饮食（HFD）组、HFD+二甲双胍组、HFD+蓝靛果提取物 400mg/kg bw 组、HFD+蓝靛果提取物 200mg/kg bw 组和 HFD+蓝靛果提取物 100mg/kg bw 组。实验 12 周后，测定血糖、血清尿素氮（BUN）、肌酐、血清胰岛素和血红蛋白水平，发现高脂饮食组小鼠血糖、胰岛素、HbA1c、BUN 和肌酐水平明显升高，同时观察到与空泡肾小管退行性病变相关的脂滴沉积生长，胰岛明显增大和增生，在内分泌胰腺中产生胰岛素和胰高血糖素的细胞以及胰岛素/胰高血糖素细胞比率增加。然而，与 HFD 小鼠组相比，连续口服蓝靛果提取物 400mg/kg bw、200mg/kg bw 和 100mg/kg bw 84 天后，所有糖尿病及并发症相关指标均以剂量依赖性的方式得到了显著改善，表明蓝靛果可作为治疗 HFD 诱导小鼠糖尿病（2 型）和相关疾病的潜在补充或替代药物（Kim et al.，2018）。

（六）有助于维持血脂健康水平

在我国饮食结构高脂化的趋势下，调节胆固醇代谢研究对提高国民身体健康水平具有重要意义。Liu 等（2018b）研究蓝靛果多酚对高胆固醇血症大鼠胆固醇的调节作用。试验期间，给予大鼠高胆固醇饮食 12 周，试验组大鼠添加不同浓度的蓝靛果多酚（75mg/kg bw、150mg/kg bw 和 300mg/kg bw），结果发现，与高胆固醇组大鼠相比，150mg/kg bw 和 300mg/kg bw 浓度蓝靛果多酚通过提高 CYP7A1 活性和 ABCG5/8 表达，降低 NPC1L1、ACAT2、MTP mRNA 和蛋白质表达，促进中性和酸性固醇的排泄，有效抑制了胆固醇的积累；同时降低了血清 TC、TG 和 LDL-C 的水平，增加了 HDL-C 的水平，提高了结肠组织、结肠内容物和血液的抗氧化能力。此外，组织学研究结果发现，蓝靛果多酚改善了大鼠肝组织和胸主动脉的组织病理学特征。结果表明，蓝靛果多酚可改善高胆固醇饮食诱导的胆固醇代谢紊乱（Liu et al.，2018c）。

（七）有助于调节肠道菌群及修复肠道屏障

肠道氧化损伤是导致肠道环境失衡的重要因素。近年来，越来越多的研究表明，肠道环境与多种疾病的发生密切相关。维护肠道环境平衡，对有效预防慢性疾病具有重要的意义。

蓝靛果多酚（200mg/kg bw）灌胃高脂饮食诱导的肠道氧化损伤大鼠 8 周后，大鼠结肠通透性增强（GLP-2 和 Occludin 蛋白表达增加，而 Claudin-2 蛋白表达下降），肠道炎症（促炎细胞因子水平如 TNF-α、IL-6、Cox-2 和 NF-κB p65 降低）和肠道氧化损伤程度得到缓解。此外，肠道菌群测序分析结果表明，蓝靛果多酚处理显著改变了肠道菌群组成及丰度，改善了高脂饮食诱导的大鼠肠道菌群失衡，并发现 Bacilli，Lactobacillales，Lactobacillaceae，*Lactobacillus*，*Akkermansia*，Actinobacteria，Proteobacteria，*Rothia* 和 *Blautia* 等微生物群是与大鼠肠道氧化应激损伤和脂多糖易位诱导的肝损伤相关的关键肠道微生物，说明蓝靛果多酚通过 Nrf2/HO-1/NQO1 通路，对高脂饮食诱导的大鼠肠道环境发挥一定的调节作用（Li et al.，2020）。Wu 等（2018）研究发现，高脂喂养的小鼠在膳食补充 5%蓝靛果多酚 45 天后，粪便中 Firmicutes/Bacteroidetes 比例显著降低，*Bacteroides* 和 *Parabacteroides* 丰度增加，*Staphylococcus*，*Lactobacillus*，*Ruminococcus* 和 *Oscillospira* 丰度降低，改善了高脂饮食诱导的肠道菌群失衡。此外，内毒素脂多糖含量降低，非酒精性脂肪肝炎也得到有效的抑制。这些数据表明，蓝靛果多酚可能通过调节肠道微生物群和肠道屏障等，减轻非酒精性脂肪肝炎症状。

（八）对微生物有辅助抑制功能

Minami 等（2019a）研究蓝靛果果实提取物对牙龈杆菌的抑制机理，结果表明，500μg/ml 蓝靛果果实提取物作用于牙龈杆菌72h后，可显著抑制牙龈杆菌的生物膜形成，且作用效果呈浓度和时间依赖性，表明蓝靛果果实提取物具有抑制口腔细菌生物膜形成的作用。Minami 等（2019b）还研究了蓝靛果叶、茎、果实提取物对化脓性链球菌感染的影响，发现 500μg/ml 蓝靛果叶、茎、果实提取物对化脓链球菌具有抑制作用，且茎、叶提取物的作用明显优于果实提取物。此外，在蓝靛果果实提取物对大肠杆菌的抑制作用研究中，Minami 等（2019c）通过透射电镜和扫描电镜分析发现其鞭毛功能减弱，导致其运动和生物膜形成减少，伴随生物膜相关基因 *fliC*、*csgA*、*fimA* mRNA 表达下调。可见，蓝靛果果实提取物能够剂量依赖性地（0.5mg/ml、1mg/ml、2mg/ml）抑制大肠杆菌生物膜的形成，进而抑制了鞭毛的发育和功能。

姚月梅等（2002）在蓝靛果的抗菌性试验中发现，蓝靛果原汁、75%蓝靛果汁、50%蓝靛果汁均可明显抑制耐药金黄色葡萄球菌等 10 种细菌的活性；Raudsepp 等（2013）用两种提取液（磷酸缓冲液和30%的乙醇）提取蓝靛果、番茄、越橘、黑加仑子、西伯利亚大黄和沙棘 6 种果实，研究它们的抗微生物能力，并与抗微生物类食品添加剂亚硝酸钠（E250）进行比较，结果发现，蓝靛果中花色苷含量最高，其抗微生物性能高于亚硝酸钠，并且它对益生菌无抗性。

综上，蓝靛果提取物可作为天然抗菌剂，既能抑制一些有害菌的生长，又能提高食品的营养价值和安全性能。

（九）对辐射危害有辅助保护功能

长波紫外线（ultraviolet A，UVA；320～400nm）在紫外线中占 90%～95%。UVA具有极强的穿透力，大约80%的 UVA 可穿过表皮到达真皮和表皮的交界处，10%的 UVA可到达皮下组织并刺激其产生大量活性氧和活性氮自由基，进而对皮肤造成伤害（Vostálová et al.，2013）。

Vostálová 等（2013）研究发现蓝靛果多酚提取物具有抗 UVA 能力。试验将动物分成 3 组，第一组：标准饮食；第二组：标准饮食+UVA 照射；第三组：标准饮食+蓝靛果（10%，*m/m*）+UVA 照射，并分别在 UVA 照射 4h、24h 后评估鼠的血液学和抗氧化参数。结果发现，饲喂蓝靛果多酚提取物鼠的皮肤和红细胞中的丙二醛含量较低，并且抗氧化酶活性和谷胱甘肽含量较高，基底细胞细胞核组织学变化较小，皮肤中血红素氧合酶-1 活性较高，一定程度上减轻了 UVA 对皮肤的损伤。Svobodová 等（2008）用蓝靛果多酚提取物前处理或后处理 UVA 照射的人体角质化细胞株，发现细胞中活性氧生成量均相对降低，抑制了 UVA 引起的细胞内氧化应激反应，进而降低其受 UVA 损伤程度。赵海田（2012）利用蓝靛果花色苷处理辐射诱导的肝脏细胞，发现肝细胞中 B 淋巴细胞瘤-2 基因表达下调，Bax、p-P38 和 Caspase-3 表达上调，细胞凋亡率随之降低，说明蓝靛果花色苷对辐射诱导的肝组织氧化损伤具有显著的抑制作用。

第四节　蓝靛果的功能临床试验

目前，蓝莓、蔓越莓、樱桃等浆果因含有丰富的花色苷类生物活性物质越来越受到人们的青睐。在这些浆果中，蓝靛果因花色苷含量特别丰富，且矢车菊素-3-葡萄糖苷占总花色苷含量的 80%～90%脱颖而出（王月华，2017）。近年来，蓝靛果的护肝、抗氧化、抗炎、抑菌、抗辐射等功效已通过体内、外试验得到证实，提高记忆力功能也已在临床试验中得到验证。

临床试验表明，浆果花色苷对老年人的记忆力、血压具有积极的影响，摄入富含花色苷类物质（特别是矢车菊素-3-葡萄糖苷）的深色食物可提高认知功能、降低血压（Bell and Williams，2019）。因此，进行富含花色苷类物质的饮食干预将可能成为一种被大众接受的改善血压、年龄相关性认知衰退的有效途径。

1. 试验对象

20 名年龄为 62～81 岁的老年人（平均年龄 70.50 岁，9 名男性）。

2. 试验过程

受试者参加 5 次不同的试验，每次间隔 1 周。每次试验前 24h，要求受试者低多酚饮食。试验期间，每日上午 9：00 在 15min 内尽快摄入 250ml 含有 100mg、200mg、400mg 蓝靛果提取物（25%的花色苷）的饮料。摄入后，受试者完成 30min 认知测试，包括工作记忆（连续 3s 和 7s 减法）、注意/执行功能、情景记忆（听觉言语学习任务）、血压，等待 90min 后重复测试。

3. 试验方法

采用双盲、交叉试验设计方法，比较不同剂量蓝靛果提取物对认知能力和血压的影响。

4. 试验结果

与对照组相比，200mg 和 400mg 剂量蓝靛果提取物均能显著提高情景记忆任务中的单词记忆能力，400mg 剂量也能显著提高单词识别分数、降低舒张压。但是，对工作记忆和执行能力的影响不明显。

5. 试验结论

研究结果表明，蓝靛果提取物可显著提高记忆能力，降低舒张压，且在 100～400mg

内，剂量越高，效果越好。摄入富含花色苷食物，可普遍提高老年人的情景记忆能力，降低舒张压。

第五节　蓝靛果功能产品开发现状及发展趋势

蓝靛果作为一种新兴的绿色果蔬资源，营养、药用价值极高，具有极为广阔的国内外市场。蓝靛果口感酸涩，不易鲜食，开发功能产品、提高其附加值是蓝靛果产业发展的有利途径。随着蓝靛果新品种的培育、功能产品的开发、产品生产工艺的优化，未来将会有更多的高端保健产品进入市场，发挥其独特的功能和经济价值，使蓝靛果产业在国内外市场占有一席之地。

一、产品分类及开发特点

（一）蓝靛果果酒

果酒即利用原本存在于水果中的糖分被酵母菌发酵成为酒精，含有清香的水果风味，酒精度较低且具有一定的保健作用，深受人们的喜爱。蓝靛果自身的营养成分特点非常适合制作果酒，在酿造过程中会产生多种必需氨基酸。研究表明，安琪酵母 RV100 作为蓝靛果的发酵酵母可显著增加蓝靛果果酒产品的营养价值（关莹，2015）。低温 CO_2 浸渍工艺可提高蓝靛果果酒品质，浸渍温度 6℃、浸渍压力 0.1MPa、浸渍 5.6 天生产的蓝靛果品质最佳（韩春然等，2021）。

（二）蓝靛果果汁

随着人们生活品质的逐步提升，高端果汁的市场需求越来越大。蓝靛果果汁营养丰富，颜色鲜艳，出汁率高，适合作为高端果汁的原材料（张雁南，2010）。研究表明，利用 $2.50×10^7$ CFU/ml 的肠道益生菌——嗜酸乳杆菌发酵生产蓝靛果果汁具有明显的降酸效果，得到的蓝靛果发酵果汁口感极佳，营养成分稳定性好（马蕊等，2019）。此外，蓝靛果发酵果汁，对耐药金葡菌、痢疾志贺菌以及绿脓假单胞菌等 10 种细菌均有明显抑制作用（张英艳和邹立华，2002）。这些研究充分展现了蓝靛果果汁的优越性，也证明了蓝靛果高端果汁具有很大的商业潜力。蓝靛果口感酸涩，发酵技术可显著降低蓝靛果果汁的酸涩感，发酵产品将成为未来蓝靛果高端果汁产品的发展方向。

（三）蓝靛果干燥产品

蓝靛果中多种营养成分在加工中不稳定，果干、果粉等干制品在加工过程中可减少营养成分的损失，同时增加储藏期限，有利于远途运输及扩大蓝靛果市场。蓝靛果果干的制作过程中，0.45%的碳酸钙浓度处理、40%的糖料比、49℃下恒温鼓风干燥制得的蓝靛果果干色泽、风味和口感最佳（樊梓鸾等，2017）。此外，高纯度、无添加、低糖的果粉越来越受到消费者的喜爱。关于蓝靛果果粉加工工艺的研究较少。果粉加工过程中，干燥技术是关键。相比于高温处理等方式，微波辅助泡沫干燥技术可显著提高蓝靛果果粉的品质及营养价值（孙宇等，2012）。蓝靛果果粉主要营养成分为多酚类物质，如何提高果粉中营养成分的利用率意义重大，因此，果粉包埋处理等相关技术将成为未来蓝靛果果粉的研究热点。

（四）蓝靛果酸奶

近年来酸奶行业的发展势头迅猛，与普通牛奶相比，酸奶不仅香浓醇厚、口感顺滑，还含有多种有益微生物，可促进肠道消化，有利于机体健康。刘艳霞和于长龙（2013）以鲜牛乳、蓝靛果为原料，在鲜牛乳中加 3%的蓝靛果果汁、7%的蔗糖，接种 5%的保加利亚乳杆菌和嗜热链球菌（1∶1）混合菌种，在 42℃下发酵至滴定酸度为 70°T 后，4℃冷藏 10h，制得蓝靛果酸奶产品口感最佳，营养成分较高。蓝靛果中的花青素有抑菌作用，在酸奶中加入适量的蓝靛果能显著减弱酸奶在储藏期内的酸度上升幅度，显著提高储藏期口感，且不影响酸奶储藏品质（那治国等，2020）。

（五）深加工产品

因蓝靛果自身营养成分及口感特点，除去常见的蓝靛果加工产品以外，蓝靛果的深加工产品也得到了一定的发展。例如，蓝靛果颜色艳丽，可将其精制为天然色素添加在食品中，提高产品的美观性及营养价值（白龙林等，2020）。蓝靛果中多酚与花色苷含量较高，特别是矢车菊素-3-葡萄糖苷含量丰富，具有较强的抗氧化、抗癌、降血糖等功效，因此，蓝靛果功能口服液、蓝靛果多酚提取物等将在蓝靛果功能产品市场中占有一席之地。

二、市场存在的问题及发展趋势

近年来，随着对蓝靛果中生物活性物质的功能性评价体系的完善，多种蓝靛果功能产品逐渐问世，如功能性果酒、果汁、口服液等，已成为人们追求的时尚新型饮品。目前，蓝靛果功能产品尚未形成规模产业，原因主要有以下几个方面。①蓝靛果资源受限。蓝靛果育种研究多停留在对野生种质资源的开发利用方面，但品种单一严重制约了蓝靛果的生产推广与产业化开发，品种创新是加快产业开发、有效利用资源的关键因素，因此，需加强对蓝靛果品种创新、引进驯化栽培以及生产管理技术的研究。②蓝靛果功能产品开发投入不足。蓝靛果功能产品开发只是停留在小规模生产和试验阶段，应加快科研成果转化。③蓝靛果功能评价体系不完善。④宣传力度不够，应加大宣传，让更多消费者了解蓝靛果。

未来，应在完善蓝靛果功效成分评价体系、明确功效机理的基础上，针对蓝靛果功效成分，利用现代分子生物学、包埋、纳米等技术，构建功效成分提取物的复合体系，实现靶向递送及长效释放，进行精准营养干预，这是未来蓝靛果功能产品的发展方向。

参 考 文 献

白龙林, 张彦龙, 张聪. 2020. 蓝靛果的主要成分以及药用价值和应用价值研究进展. 食品安全导刊, 27: 29-30.

包怡红, 王恩福, 应华章. 2007. 蓝靛果果酒调配工艺研究. 酿酒, 34(1): 92-94.

丁健. 2011. 国内蓝靛果的发展及利用研究进展. 农业科技与信息, 14: 61-62

樊梓鸾, 丁丽萍, 李珊. 2017. 蓝靛果果干的加工工艺研究. 中国林副特产, 1: 1-6.

古丽江·许库尔汗. 2012. 俄罗斯的蓝靛果忍冬品种. 落叶果树, 44(1): 62-65.

关莹. 2015. 蓝靛果忍冬果酒发酵工艺研究. 酿酒科技, 10: 100-102.

韩春然, 宋晨, 鑫马蕊. 2021. 响应面法优化蓝靛果酒低温二氧化碳浸渍工艺. 食品研究与开发, 42(1): 117-123.

霍俊伟. 2004. 蓝靛果忍冬 Lonicera L.物学特性及种质资源的 RAPD 研究. 哈尔滨: 东北农业大学博士学位论文.

兰士波, 罗旭, 李谞. 2008. 蓝靛果忍冬研究进展及开发应用前景. 中国林副特产, 92(1): 87-90.

李宁. 2011. 蓝靛果中红色素的提取纯化及稳定性研究. 长春: 长春工业大学硕士学位论文.

李文星, 包怡红, 王振宇. 2011. 蓝靛果花色苷诱导人结肠癌细胞 HT29 凋亡的实验研究. 营养学报, 33(6): 575-580.

李颖畅. 2008. 蓝莓花色苷提取纯化及生理功能研究. 沈阳: 沈阳农业大学博士学位论文.

林治国. 2020. 蓝靛果忍冬原生环境人工栽培技术的研究. 林业勘察设计, 1(49): 107-112.

刘德江, 孙国志, 李佳琳. 2012. 五种 HPD 系列树脂分离纯化蓝靛果红色素的工艺研究. 中国食品添加剂, 5(1): 154-156.

刘艳霞, 于长龙. 2013. 蓝靛果酸奶的研制. 北方园艺, 2: 113-115 .

刘奕琳. 2012. 蓝靛果花色苷分离及其抗氧化与抗癌功能研究. 哈尔滨: 东北林业大学硕士学位论文.

马蕊, 王鑫, 韩春然, 等. 2019. 嗜酸乳杆菌对蓝靛果汁降酸效果的研究. 包装工程, 40(17): 27-32.

那治国, 高悦露, 唐敬思, 等. 2020. 蓝靛果花青素对乳酸菌生长及酸奶后酸化的影响. 中国酿造, 39(11): 147-152.

邱绍婕, 李盈, 贾颖. 2002. 蓝靛果汁对小鼠化疗药物副反应的影响. 哈尔滨医药, 22(5): 44-45.

孙宇, 郑先哲, 李强, 等. 2012. 微波辅助泡沫干燥蓝靛果果粉工艺的研究. 东北农业大学学报, 43(5): 17-23.

王月华. 2017. 蓝靛果花色苷提取物对脂多糖诱导肝炎的抑制作用机制研究. 沈阳: 沈阳农业大学博士学位论文.

杨玲. 2009. 蓝靛果提取物抗氧化及抗癌作用的研究. 哈尔滨: 东北林业大学硕士学位论文.

姚月梅, 张英艳, 邹立华. 2002. 发酵蓝靛果汁抑菌作用实验研究. 中国微生态学杂志, 4(4): 216-220.

张雁南. 2010. 蓝靛果饮料的研制. 吉林农业, 249(11): 242-243.

张雁南, 刘硕芳, 李皓. 2012. 蓝靛果红色素微波提取及抗氧化作用. 食品科学, 31(18): 104-107.

张英艳, 邹立华. 2002. 发酵蓝靛果汁抑菌作用实验研究. 中国微生态学杂志, 14(4): 219-220.

赵海田. 2012. 蓝靛果提取物抗氧化及抗癌作用的研究. 哈尔滨: 哈尔滨工业大学博士学位论文.

Bell L, Williams C M. 2019. A pilot dose–response study of the acute effects of haskap berry extract (*Lonicera caerulea* L.) on cognition, mood, and blood pressure in older adults. European Journal of Nutrition, 58(1): 3325-3334.

Chaovanalikit A, Thompson M M, Wrolstad R E. 2004. Characterization and quantification of anthocyanins and polyphenolics in blue honeysuckle (*Lonicera caerulea* L.). Journal of Agricultural and Food Chemistry, 52(4): 848-852.

Chen L, Xin X L, Lan R, et al. 2014. Isolation of cyanidin 3-glucoside from blue honeysuckle fruits by high-speed counter-current chromatography. Food Chemistry, 152(1): 386-390.

Jin, X H, Ohgami K, Shiratori K, et al. 2006. Effects of blue honeysuckle(*Lonicera caerulea* L.)extract on lipopolysaccharide-induced inflammation *in vitro* and *in vivo*. Experimental Eye Research, 82(5): 860-867.

Kim J W, Lee Y S, Seol D J, et al. 2018. Anti-obesity and fatty liver-preventing activities of *Lonicera caerulea* in high-fat diet-fed mice. International Journal of Molecular Medicine, 42(1): 3047-3064.

Lee Y, Cho I, Kim J, et al. 2019. Hepatoprotective effects of blue honeysuckle on CCl₄-induced acute liver damaged mice. Food Science and Nutrition, 7(1): 1-17.

Li B, Cheng Z, Sun X Y, et al. 2020. *Lonicera caerulea* L. polyphenols alleviate oxidative stress-induced intestinal environment imbalance and lipopolysaccharide-induced liver injury in HFD-fed rats by regulating the Nrf2/HO-1/NQO1 and MAPK pathways. Molecular Nutrition & Food Research, 64(10): 1901315.

Liu M, Tan J, He Z, et al. 2018a. Inhibitory effect of blue honeysuckle extract on high-fat-diet-induced fatty liver in mice. Animal Nutrition Journal, 3(1): 288-293.

Liu S, Wu Z, Guo S, et al. 2018b. *Lonicera caerulea* berry reduces cholesterol accumulation by mediating the expression of hepatic miR-33 and miR-122, HMGCR, and CYP7A1 in rats. Journal of Functional Foods, 40(1): 648-658.

Liu S, You L, Zhao Y, et al. 2018c. Wild *Lonicera caerulea* berry polyphenol extract reduces cholesterol accumulation and enhances antioxidant capacity *in vitro* and *in vivo*. Food Research International, 107(1): 73-83.

Minami M, Nakamura M, Makino T, et al. 2019b. Effect of *Lonicera caerulea* var. *emphyllocalyx* extracts on murine *Streptococcus pyogenes* infection by modulating immune system. BioMed Research International, 2019: 1797930.

Minami M, Takase H, Nakamura M, et al. 2019a. Effect of *Lonicera caerulea* var. *emphyllocalyx* fruit on biofilm formed by *Porphyromonas gingivalis*. BioMed Research Internationa, 2019(1): 1-9.

Minami M, Takase H, Nakamura M, et al. 2019c. Methanol extract of *Lonicera caerulea* var. *emphyllocalyx* fruit has anti-motility and anti-biofilm activity against enteropathogenic *Escherichia coli*. Drug Discoveries & Therapeutics, 13(6): 335-342.

Myjavcová, R, Marholb, P , Krenb, V, et al. 2010. Analysis of anthocyanin pigments in Lonicera (Caerulea) extracts using chromatographic fractionation followed by microcolumn liquid chromatography-mass spectrometry. Journal of Chromatography A, 1217(51): 7932-7941.

Palikova I, Heinrich J, Bednar P, et al. 2008. Constituents and antimicrobial properties of blue honeysuckle: a novel source for phenolic antioxidants. Journal of Agricultural and Food Chemistry, 56(1): 11883-11889.

Raudsepp P, Anton D, Roasto M, et al. 2013. The antioxidative and antimicrobial properties of the blue honeysuckle (*Lonicera caerulea* L.), Siberian rhubarb(*Rheum rhaponticum* L.)and some other plants, compared to ascorbic acid and sodium nitrite. Food Control, 31(1): 129-135.

Sharma A, Kim J W, Ku S K, et al. 2019. Anti-diabetic effects of blue honeyberry on high-fed-diet-induced type II diabetic mouse. Nutrition Research and Practice, 13(5): 367-376.

Susanne S, Stefan T. 2008. Comparative study of juice production by pulsed electric field treatment and enzymatic maceration of apple mash. European Food Research and Technology, 226(6): 1389-1398.

Švarcová I, Heinrich J, Valentová K. 2007. Berry fruits as a source of biologically active compounds: the case of *Lonicera caerulea*. Biomedical Papers of the Medical Faculty of the University Palacky Olomouc Czechoslovakia, 151(2): 163-174.

Svobodová A, Rambousková J, Walterová D, et al. 2008. Protective effects of phenolic fraction of blue honeysuckle fruits against UVA-induced damage to human keratinocytes. Archives of Dermatological Research, 300(1): 225-233.

Vostálová J, Galandakova A, Palikova I, et al. 2013. *Lonicera caerulea* fruits reduce UVA-induced damage in hairless mice. Journal of Photochemistry and Photobiology B: Biology, 128(2): 1-11.

Wang Y H, Li B, Lin Y, et al. 2017. Effects of *Lonicera caerulea* berry extract on lipopolysaccharide-induced toxicity in rat liver cells: Antioxidant, anti-inflammatory, and anti-apoptotic activities. Journal of Functional Foods, 33(1): 217-226.

Wang Y H, Li B, Ma Y, et al. 2016a. *Lonicera caerulea* berry extract attenuates lipopolysaccharide induced inflammation in BRL-3A cells: Oxidative stress, energy metabolism, hepatic function. Journal of Functional Foods, 24(1): 1-10.

Wang Y H, Li B, Zhu J Y, et al. 2016b. *Lonicera caerulea* berry extract suppresses lipopolysaccharide-induced inflammation via Toll-like receptor and oxidative stress-associated mitogen-activated protein kinase signaling. Food & Function, 7(1): 4267-4277.

Wu S, Hu R, Nakano H, et al. 2018. Modulation of gut microbiota by *Lonicera caerulea* L. berry polyphenols in a mouse model of fatty liver induced by high fat diet. Molecules, 23(12): 3213.

Wu S, Yano S, Chen J, et al. 2017. Polyphenols from *Lonicera caerulea* L. berry inhibit LPS-Induced inflammation through dual modulation of inflammatory and antioxidant mediators. Journal of Agricultural and Food Chemistry, 65(1): 5133-5141.

Zdarilova A, Svobodova A R, Chytilova K, et al. 2010. Polyphenolic fraction of *Lonicera caerulea* L. fruits reduces oxidative stress and inflammatory markers induced by lipopolysaccharide in gingival fibroblasts. Food and Chemical Toxicology, 48(1): 1555-1561.

Zhao J, Lin Y, Zhao Y B, et al. 2018. Polyphenol-rich blue honeysuckle extract alleviates silica particle-induced inflammatory responses and macrophage apoptosis via NRF2/HO-1 and MAPK signaling. Journal of Functional Foods, 53(46): 463-474.

Zhou L, Wang H, Yi J, Yang B, et al. 2018. Anti-tumor properties of anthocyanins from *Lonicera caerulea* 'Beilei' fruit on human hepatocellular carcinoma: *In vitro* and *in vivo* study. Biomedicine & Pharmacotherapy, 104(1): 520-529.

第六章 桑葚营养与功能

第一节 桑葚产业发展状况

桑葚又名桑枣、桑果、乌葚等，是我国有着悠久历史的食用果品之一。现有的研究表明，桑葚具有极高的药用价值，桑葚果中含有丰富的维生素和矿物质，能够增强免疫力、抗衰老、清肝明目、润肺止咳，是经国家营养学会认定的 20 种药食同源果蔬之一（李以军和潘洪平，1994）。《新修本草》说桑葚"滋阴补血"；《本草经疏》中指出桑葚"甘寒益血而除热，其为凉血、补血、益阴之药无疑矣"，因此桑葚产品深受消费者的喜爱。近年来，我国桑葚产业发展迅速，桑葚的栽培面积及产量连年增长，国内种植的桑树种类及桑葚果产量均居世界首位，全国 26 个省（自治区、直辖市）均有桑树分布，共有品种类型 138 个，其中黑桑类型 48 个、白桑类型 12 个、农桑类型 21 个、药桑类型 1 个，其他种类 56 个（王鸿飞等，1999），又以新疆地区桑葚品类多、分布广。

目前，桑葚主要用于鲜食，但是由于桑葚柔软多汁、容易受损，常温下桑葚果的保存时间仅为 12～18h，极其不耐储藏。食品工业中着重于开发桑葚相关产品，在提高桑葚利用率的同时，也提升了桑葚的附加值。但是，桑葚制品的市场份额仍旧有限，属于非主流果蔬产品，仍需深入开发，提高桑葚产品的多样性，以更易被消费者接受的形式投放到市场当中。

第二节 桑葚的种类、分布及生物学特性

一、桑葚的种类及分布情况

桑葚（mulberry）为桑科植物桑树的果穗，落叶乔木，树干高度一般为 3～7m，少数种类可高达 7m 以上，树皮灰褐色，叶互生，呈卵圆形，边缘粗糙。桑树在 pH 6～7 的土壤中生长最好，要求土壤结构疏松、富含有机质。例如，上海崇明岛地势平坦，土壤质地松软，pH 中性，地层深厚（地面高度为 3.4～4.3m），肥力中上等，耕作条件好，有利于桑葚的高质与高产，是目前我国最大的绿色生态桑果生产基地，桑果年产量可达 8500t。在世界范围内，已经鉴定到种的桑属植物大约有 16 种，这些种类主要分布于北温带，并且随着全球化的进程，被引入包括北美、印度尼西亚在内的多个地区（张志强等，2009）。例如，白桑（*Morus alba*）原产于我国中部和北部，白桑叶一直被作为养蚕业的主要饲料，现由东北至西南各地，西北直至新疆均有栽培；而在北美地区建立丝绸工业的过程中，白桑树也被归化适应了北美的自然环境，并常见于当地湿润的谷地环境当中。与白桑类似，构树（*Broussonetia papyrifera*）也是原产于亚洲且已经适应北美自然环境的一种桑属植物。构树植株比较矮小，主要分布在当地居民房屋和篱笆周围。构

树的树皮是塔帕纤维的主要来源，被广泛用于太平洋岛国传统服装的制作。

　　我国有着悠久的桑树种植历史，桑果是我国历史最悠久的果品之一，其食用记录可以追溯到 2000 年前。作为丝绸之邦，我国种桑养蚕的历史亦可追溯到 4000 年前，在浙江吴兴钱山漾新石器时代的遗址中，就发现有一批盛在竹篮里的丝织品，其中有绢片、丝带和丝线等。常见的 16 种桑属植物，有 11 种（如白桑、鸡桑、华桑等）广泛分布在我国 26 个省（自治区、直辖市），其中又以新疆地区的桑属植物资源最为丰富（王鸿飞等，1999）。药桑仅在南疆和东疆有分布，且在形态分类中显示为独立的种（白胜等，1998）。

二、桑葚的栽培和生物学特性

　　桑树花单性，黄绿色，花期为每年 4～5 月；桑果腋生聚合果，直径在 3cm 左右，肉质，有柄，椭圆形，深紫色或黑色，少数种类为白色，果期通常为每年 6～7 月。通常于每年 4～6 月、桑果 3/4 成熟时对桑果进行采收。采收后的桑果极易失水变质，故应在采收后及时冷却保藏，降低果中微生物和酶的活性，同时控制桑果采后的生理变化（包海蓉等，2004）。另外，采收后的桑果也可晒干或略蒸以延长保质期。干燥果穗呈圆柱形，表面紫红色至黑褐色，每个果穗有小瘦果 3060 枚，瘦果圆而稍扁；质油润，富糖性，味微酸而甜，以个大、肉厚、紫红色、糖性大者为佳（张志强等，2009）。

　　食用桑葚对生长环境的适应性较强，无论在黄绵土、沙壤土或壤土上都长势良好，即便是在耕地旁边仍然可以生长，不用担心与耕地农作物争抢养分。但是为了提高桑葚的产量，桑葚种植应尽可能选择土壤疏松、水源丰富的地区（沈国新，2004）。通常情况下，应该选择土壤耕作层厚度 25cm 以上、土壤深度 1m 以上、地下水位距离地表面 1m 以内、pH 6.5～7.5、有机成分丰富、灌溉便利的沙壤土地种植桑葚。在种植过程中，应选择集中连片种植的方式，便于后续的田间管理工作开展。另外，桑葚种植易受污染影响，所以在选择交通便利区域的同时，还要尽可能避免交通主干道和其他污染源带来的影响，防止桑葚被污染，人食用后影响身体健康。除了谨慎选择种植区域以外，桑葚的品种（张和禹等，2010；张新民和欧阳红军，2015）、种植过程中枝条的修剪、施肥和病虫害防治也对桑葚的产量有着关键的影响（黎正等，2017）。

第三节　桑葚的功能基础试验

一、桑葚的生理化学特性

　　现有研究显示，桑葚中含有萜类、生物碱、类黄酮（查耳酮和花青素）、酚酸、类胡萝卜素和香豆素等多种生物活性物质，这些物质共同赋予了桑葚优良的健康改善作用。但是，桑葚不同器官中活性化合物的成分和比例不尽相同，其中又以桑葚果中化合物的种类最为丰富、含量最高。

（一）桑葚叶

　　早期研究显示，白桑叶中富含槲皮素 3-(6-丙二酰葡萄糖苷)、芦丁和异槲皮苷，其含量分别为 9.0mg/100g DW、5.7mg/100g DW、1.9mg/100g DW，这三种物质是桑叶抗氧化作用的主要功能组分（Katsube et al.，2006）。随着有关桑葚生物化学特征的研究进一步深入，研究人员发现，采用不同的提取方法，可以对桑葚叶中的化合物进行更为细致的分离鉴定。例如，Yang 等（2010b）从桑葚叶的乙醇提取物中分离鉴定到 4 种新的 2-芳基苯并呋喃衍生物和 2 种吗啡肽类化合物；对该乙醇提取物进行进一步分析发现，提取物中还含有 2 种带有氧原子的五元呋喃环查尔酮（Yang et al.，2010c）和 15 种黄酮类化合物，其中，有 5 种化合物从未在桑葚叶中被鉴定出（Yang et al.，2010c）。Doi 等（2001）采用丁醇对桑葚叶中的化合物进行分离，最终获得了异槲皮苷、黄芪素、东莨菪苷、茵芋苷、玫瑰果苷 II 和苄基-D-吡喃葡萄糖苷 6 种活性化合物。Dat 等（2010）采用甲醇对桑葚叶中化合物进行提取纯化，最终获得的化合物则以黄酮类化合物为主。

（二）桑葚果

Du 等（2008）的早期研究显示，桑葚果中主要含有 5 种花色苷，分别是矢车菊素-3-O-（6-O-鼠李糖吡喃糖基-β-D-吡喃葡萄糖苷）、矢车菊素-3-O-（6-O-芳吡喃糖基-β-D-吡喃半乳糖苷）、矢车菊素-3-O-β-D-吡喃葡萄糖苷、矢车菊素-3-O-β-D-吡喃半乳糖苷、矢车菊素-7-O-β-D-吡喃葡萄糖苷。Wang 等（2013）在采用乙醇对桑葚果中的化合物进行提取鉴定的研究中，从桑葚果中分离得到了 25 种酚类化合物，并且这些化合物全部是第一次在桑葚果中被分离鉴定。但是，不同种类的桑葚，其果实中化合物种类和含量有着比较大的差异。例如，白桑中杨梅酮的含量可高达 88mg/100g DW，而长果桑果实完全成熟时槲皮苷的含量可高达 145mg/100g DW（Mahmood et al.，2012）。黑桑中的主要酚酸类化合物为对香豆酸和香草酸，而光叶桑中的主要酚酸类化合物却是对羟基苯甲酸和绿原酸（Mahmood et al.，2012）。随着桑葚的成熟，果实中的总酚和总黄酮含量也呈现逐渐增加的趋势（Ou et al.，2011）。

（三）桑葚根、枝干和皮

除了桑叶和桑葚果以外，桑葚的根、枝干乃至桑葚皮都含有大量的生物活性物质，并且长久以来一直作为一味重要的中药用于多种疾病的治疗（Zhang et al.，2018）。桑葚的根和皮中含有大量的 1-脱氧野尻霉素及其衍生物，并且 1-脱氧野尻霉素及其衍生物的含量会随着桑葚植株年龄的增长呈现减少的趋势（Asano et al.，1994；Hu et al.，2013）。除了 1-脱氧野尻霉素以外，研究人员还从桑葚根和桑葚皮中分离鉴定得到了萜类、黄酮类、芪类化合物、桑皮苷、桑辛素、白藜芦醇等多种具有生物活性的化合物（Asano et al.，1994）。表 6-1 中展示了桑葚不同组织器官中活性物质的分布。

二、功能成分的细胞、动物试验

如前所述，桑葚果实富含多种花色苷（Chan et al.，2011），这也使桑葚果实具备降低低密度脂蛋白（low-density lipoprotein，LDL）水平、清除生物体内的自由基、抗炎、抗菌等多种功能（Du et al.，2008；Shin et al.，1998），已经受到了研究人员的关注，也

表 6-1　桑葚不同组织器官中化合物种类

化合物种类	分布器官
萜	根皮
生物碱	根、果
查尔酮	叶
黄酮	叶、根皮、果、枝干
花色苷	果
酚酸	叶、果
芪类化合物	叶、根皮、枝干
香豆素	皮、根皮、枝干

得到了消费者的广泛欢迎。到目前为止，基于动物试验的研究已经证明，食用桑葚果实能在一定程度上改善模型动物的健康状况，并且对一些慢性疾病也具备一定的缓解治疗作用（Eo et al.，2014；Ercisli and Orhan，2007；Yi et al.，2013）。但是，有关桑葚果实的功能性，相关研究数量仍然较少，并且大部分研究仅简单地对桑葚的健康改善作用进行了评价，少有研究能触及桑葚健康改善作用的分子机制，这也在一定程度上限制了桑葚果实在食疗领域的应用（Min et al.，2009）。因此，本节将对桑葚功能性的相关研究进行总结，以期能初步解释桑葚功能性的生物学机制。

（一）有助于抗氧化、抗炎

桑葚中主要的黄酮类化合物种类包括芦丁、桑色素、槲皮素、花青素和杨梅酮等，这些黄酮类化合物都有着较高的抗氧化活性（Lu et al.，2006），针对这些黄酮类化合物的研究，也一定程度上解释了桑葚抗炎、抗氧化活性的机制。例如，桑葚中的桑色素可以通过降低组织中环孢菌素的水平来激活巨噬细胞，进而清除组织中的一氧化氮水平，抑制氧化应激反应（Fang et al.，2005）。黑桑果汁可以在人肝脏微粒体系统中有效降低细胞色素 CYP3A 的活性，也起到了缓解氧化应激反应的作用（Kim，2006）。进一步研究显示，桑葚果提取物也具备优良的抗氧化活性。例如，桑葚果水提物可以有效清除氧自由基、降低低密度脂蛋白水平、提高血红细胞中超氧化物歧化酶和谷胱甘肽过氧化物酶的活性，最终改善动脉粥样硬化的相关症状（Chen et al.，2005；Du et al.，2008；Yang et al.，2010a）。另外，由于焦虑、抑郁等心理疾病也与神经系统中氧化应激反应相关，桑葚还在一定程度上对这些负面情绪有缓解作用：饮用桑葚果汁可以抑制神经系统中的脂质过氧化，起到调节情绪的作用（Sakagami et al.，2006）。不过，Yang 等（2009）的最新研究指出，桑葚果可以在模型动物体内促进 MAPK 通路的关键分子发生磷酸化、激活 NF-κB 通路、诱导 TNF-α 和 IFN-γ 等细胞因子的表达，说明桑葚与氧化应激反应的相互作用机制十分复杂，其抗炎、抗氧化的特性仍需谨慎使用。

（二）对肝损伤有辅助保护功能

肝硬化是肝癌的主要诱因之一，病毒感染、酗酒和遗传因素都会导致肝硬化的发生（El-Serag and Rudolph，2007）。而流行病学数据显示，大量食用水果和蔬菜有助于降低肝硬化的发生（Huang et al., 2013），据此，桑葚的潜在护肝作用也受到了广泛关注。在一项有关酒精肝食疗的动物试验中，结果显示在食用添加了桑葚、山楂、丹参等饲料的大鼠体内，血清总甘油三酯、血清总胆固醇、肝脏总甘油三酯、肝脏总胆固醇含量都出现了明显的下降，抑制肝脏中脂类物质的积累，有效缓解了肝脏损伤和脂肪肝相关的症状，这一研究在一定程度上证实了桑葚对肝脏的保护作用（Kwon et al., 2005）。在后续研究中，Yang 等（2010a）进一步证实，在高脂饮食的大鼠饲料中加入桑葚果粉后，可以有效降低模型动物体内低密度脂蛋白的水平，同时提高血清中高密度脂蛋白、血细胞中超氧化物歧化酶和谷胱甘肽过氧化物酶的活性。桑葚对于高脂血症的治疗功能，主要源于其果实中丰富的纤维素、脂肪酸、黄酮、花色苷和维生素等物质的共同作用。在分子层面，Ou 等（2011）的研究显示，桑葚中生物活性物质主要通过激活 AMPK 通路，降低新的脂类物质积累，促进现有脂类物质氧化。桑葚提取物还可以抑制 CCl_4 的功能，进而影响 CCl_4 介导的肝脏内脂类积累和肝脏重量增加。同时，桑葚提取物还可以抑制环氧化酶、NF-κB 和 iNOS 相关通路的活性，缓解纤维化等肝脏结构和功能异常（Hsu et al., 2012）。除了能够改善酒精肝、脂肪肝等慢性疾病，桑葚还可以通过抑制炎症反应的发生，对急性肝损伤起到防治作用（Ou et al., 2013）。与对癌症的治疗作用类似，桑葚除了能够直接保护肝脏组织以外，还能够增强其他药物对肝脏的保护作用。例如，细胞色素 P450 对很多药物在肝脏中的代谢有清除作用，但是如果在使用药物治疗肝脏疾病的同时，令患者食用含有黑桑的饮食，就能够有效抑制 P450 的活性，延长药物的作用时间，增强药物的作用效果（Hidaka et al., 2005；Kim, 2006）。Satoh 等（2005）也在自己的研究中指出，黑桑提取物能够提高 CYP3A 底物药物的血清水平，进一步证实了桑葚辅助肝脏治疗的作用。综上所述，桑葚可以用于酒精肝、脂肪肝和急性肝损伤的治疗，同时辅助其他肝脏治疗手段发挥作用。

（三）有助于维持血脂、血压健康水平

　　大量研究显示花色苷能够降低心血管疾病的发病风险（Claudia et al., 2004；Meyer et al., 2001），而桑葚富含多种花色苷，具备改善心血管功能的潜力。例如，Liu 等（2008）的研究显示，桑葚提取物能够抑制载脂蛋白碎片化和硫代巴比妥酸的形成，清除氧自由基，进而减少受氧化低密度脂蛋白诱导的巨噬细胞死亡。另外，桑葚提取物还可以阻止泡沫细胞的生成。在这些特性的共同作用下，桑葚对动脉粥样硬化的形成有着较强的缓解功能。很多心血管疾病都伴随着肥胖症状，因此，改善肥胖体质是防治心血管疾病的重要策略之一。而使用桑葚提取物喂食肥胖仓鼠，能够有效降低高脂饮食导致的模型动物体重增加，同时减低模型动物体内的血清甘油三酯、总胆固醇、低密度脂蛋白含量（Després, 2006）。桑葚提取物还能够抑制脂肪酸合成酶和 HMG-CoA 还原酶的活性，进而调节脂质的合成和降解平衡，起到降血脂和减肥作用（Peng et al., 2011），最终对心血管相关疾病起到防治作用。

（四）有助于维持血糖健康水平

　　提取自桑葚果实的矢车菊素-3-*O*-吡喃葡萄糖苷可以显著减少体细胞凋亡、抑制 8-

羟化脱氧鸟苷生成、提高内皮型一氧化氮合酶的表达，进而有效改善雄性糖尿病大鼠的勃起功能（Ha et al.，2012）。不过，到目前为止，关于桑葚的降糖作用和相关机制的研究仍处于起步阶段，未来仍需要更为深入的工作来支持桑葚在降糖方面功能的开发。

（五）辅助改善记忆

桑葚中的矢车菊素-3-*O*-吡喃葡萄糖苷具备清除氧自由基和抗炎的活性，可以维持内皮细胞的正常功能（Kähkönen and Heinonen，2003；Seeram et al.，2001；Serraino et al.，2003），起到保护神经系统的作用。例如，从桑葚提取物中分离得到的矢车菊素-3-*O*-吡喃葡萄糖苷，可以在体外试验中缓解缺氧缺糖导致的 PC12 细胞损伤；进一步的体内试验研究证明，食用含有矢车菊素-3-*O*-吡喃葡萄糖苷的饲料，可以缓解大脑中动脉闭塞导致的小鼠脑损伤（Tong et al.，2006）。在 Bhuiyan 等（2011）的研究中，使用提取自白桑的矢车菊素-3-*O*-吡喃葡萄糖苷分别对缺氧缺糖和谷氨酸酯处理的大鼠神经元进行治疗。研究结果显示，矢车菊素-3-*O*-吡喃葡萄糖苷可以维持线粒体正常的膜电位水平，保护神经元细胞不受损伤处理的影响。通过行为学检测，Kaewkaen 等（2002）证明口服桑葚提取物可以有效改善脑损伤大鼠的空间记忆力、运动能力和感知能力。该研究还指出，食用桑葚提取物的大鼠海马体中，活跃神经元数量要远高于脑损伤的大鼠，进一步证明了桑葚对神经系统的保护作用。

随着人口老龄化的加重，世界范围内阿尔茨海默病和帕金森病的病例数逐年增加。研究显示，氧化应激是导致神经退行性疾病发病的重要原因，而桑葚优良的抗氧化活性，使其也具备了对神经退行性疾病的潜在防治作用。Kim 等（2010）评估了桑葚提取物对帕金森病大鼠脑中神经系统的保护作用，结果显示桑葚提取物可以有效保护 SH-SY5Y 细胞免于 6-hydroxydopamine 的细胞毒性作用；而在由四氢吡啶诱导的帕金森病动物模型中，桑葚提取物也可以有效改善模型动物的多巴胺神经元损伤和其在行为学实验中的表现。这些研究表明，桑葚提取物可以通过调节活性氧分子和一氧化氮的生成、凋亡相关分子的表达和线粒体膜电位的平衡，起到保护神经系统、预防神经退行性疾病的作用。

（六）其他

越来越多的研究证明，高多酚饮食有助于降低癌症的发病率（Cui et al.，2010；Singh et al.，2010；Yang et al.，2001）。由于桑葚中富含黄酮、花色苷、酚酸等多种多酚化合物，其抗癌功能也在近年来备受医学界的关注。例如，桑葚花色苷可以通过调控 NF-κB 和 JNK 通路的活性，降低肺癌细胞的扩散潜力（Chen et al.，2006）；桑葚提取物可以通过调控线粒体途径和 P38/P53 途径，诱导胶质瘤细胞和胃癌细胞发生凋亡（Huang et al.，2011；Jeong et al.，2010）。另外，桑葚花色苷还对 MMP（matrix metalloproteinase）相关通路有抑制作用，而该通路与癌症细胞的内皮间质化紧密相关，决定着癌症细胞的迁移侵袭能力（Huang et al.，2008）。图 6-1 总结了现有报道中桑葚抗癌的相关分子通路。除了对癌细胞起到直接杀伤作用以外，桑葚还可以作为辅助疗法，提高现有癌症治疗手段的治疗效率。例如，当与桑葚提取物联合使用时，阿霉素对人卵巢癌多抗药性细胞株的杀伤作用显著增强，IC_{50} 值出现了明显的下降（Ghavami et al.，2011）。综上所述，桑

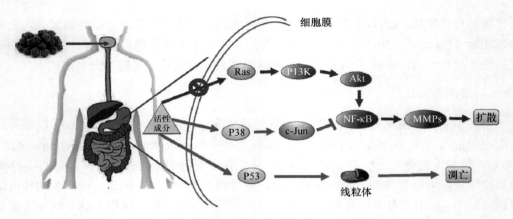

图 6-1　桑葚抗癌功能的分子机制（彩图请扫封底二维码）

葚及其提取物可通过诱导凋亡、降低迁移侵袭能力、抑制癌栓生成等多种机制，对多种癌症细胞起到直接杀伤和抑制作用。另外，食用桑葚作为一种食物疗法，还可以通过调节肿瘤微环境的免疫应激状态，增强其他药物的癌症治疗效果，具备进一步开发的临床价值。

第四节　桑葚的功能临床试验

桑葚的多种生物学活性，赋予了其成为优良食疗材料的潜力。但是受制于产量以及分布地区，桑葚相关功能食品的开发仍处于起步阶段，相关临床试验也较少，目前有关桑葚的临床应用，主要集中于降血糖、降血脂和记忆改善三个方面。

一、有助于维持血糖健康水平

（一）桑葚叶提取物治疗 2 型糖尿病

1. 试验对象

在一项由美国明尼阿波利斯医疗中心进行的临床研究中，研究人员纳入了 10 名 2 型糖尿病患者。

2. 试验过程

试验人员让这些患者摄入 75g 葡萄糖后，分别采用口服降糖药+安慰剂（5 名患者）或口服降糖药结合桑葚叶提取物（1g）（5 名患者）的方式进行治疗。

3. 试验方法

患者血糖采用指尖采血的方式进行测量。对照组患者（降糖药+安慰剂）在服用葡萄糖前以及服用后 120min 进行测量，试验组患者（桑葚提取物）在服用葡萄糖前以及服用后 180min、240min 进行测量。

4. 试验结果

结果显示，与服用降糖药+安慰剂的患者相比，服用了桑葚提取物的患者，其血糖水平在用餐后的 120min 内明显更低。

5. 试验结论

试验结果说明桑葚对于控制血糖快速升高具有一定的作用（Mudra et al.，2007）。

（二）桑葚提取物治疗 2 型糖尿病

1. 试验对象

一项在日本长崎进行的临床研究中，研究人员同样纳入了 10 名（5 名男性，5 名女性）2 型糖尿病患者。

2. 试验过程

采用降糖药或降糖药+桑葚提取物胶囊（3.3g）的策略分别对患者进行治疗。

3. 试验方法

血糖采用 Trinder's 法进行测量；血液胰岛素水平采用酶联免疫法进行测量。

4. 试验结果

结果显示，5 名伴药服用桑葚提取物胶囊的患者餐后血糖水平为 148mg/dl，远远低于另外 5 名仅采用降糖药治疗的患者的餐后血糖水平（209mg/dl）；与血糖变化水平相符，服用了桑葚提取物的患者，其胰岛素水平也出现了显著的下降。

5. 试验结论

试验结果说明桑葚对控制血糖快速升高具有一定的作用，可以作为降糖药物的辅助治疗手段（Nakamura et al.，2011）。

（三）桑葚中的脱氧野尻霉素对血糖的调节作用

1. 试验对象

桑葚中富含脱氧野尻霉素，该物质具备优良的降血糖特性，已经被广泛应用于糖尿病的临床治疗当中。Kimura 等（2007）进行的临床试验中，研究人员把 24 名健康试验参与者分为 3 组。

2. 试验过程

3 组受试者分别口服 0.4g、0.8g 和 1.2g 含脱氧野尻霉素的桑葚粉末（相当于脱氧野尻霉素有效含量分别为 6mg、12mg 和 18mg），然后令所有试验参与者服用 50g 蔗糖并在 3h 后测量参与者的血糖和胰岛素水平变化。

3. 试验方法

采用 Cica Liquid GLU 检测血糖水平；采用酶联免疫法检测血液胰岛素水平。

4. 试验结果

最终的分析结果显示，餐前单次口服 0.8～1.2g 桑葚粉末即可明显抑制餐后血糖和血清胰岛素的升高，并且其作用效果具有明显的剂量依赖特征。

5. 试验结论

这一研究说明桑葚的降糖功能与脱氧野尻霉素的降糖作用存在一定的联系。

二、有助于维持血脂健康水平

（一）桑葚提取物的降血脂功能

1. 试验对象

桑葚提取物的降血脂功能也有一定的临床证据支持。例如，在印度安得拉邦进行的一项关于 2 型糖尿病患者血脂水平的临床研究中，24 名受试者（2 型糖尿病）接受了桑葚提取物的治疗，研究人员在检测血糖变化的同时，也对患者体内的血脂水平进行了检测。

2. 试验过程

患者被分为两组，治疗组患者在正常饮食 1 周后，接受桑葚提取物治疗 4 周；对照组患者在正常饮食 1 周后，接受格列本脲治疗 4 周。

3. 试验方法

总胆固醇、高密度脂蛋白、总甘油三酯采用商业化试剂盒进行检测；血液和尿液脂质过氧化物水平采用 Buege and Aust 法进行检测。

4. 试验结果

在坚持每日服用 3g 桑葚提取物 30 天后，患者血清胆固醇、甘油三酯、游离脂肪酸、低密度脂蛋白、血浆脂质过氧化物、尿液过氧化物的水平都出现了非常明显的下降，其中尿液过氧化物的水平更是下降了 55%之多；同时，患者血清高密度脂蛋白的水平出现了显著升高。而在该研究中，另外 12 名口服格列本脲+5mg 桑葚提取物的患者，其血脂相关指标中，只有血清甘油三酯、血浆脂质过氧化物、尿液过氧化物的水平出现了下降，并且这三个指标的下降幅度也远低于服用桑葚提取物的患者（Andallu et al.，2001）。

5. 试验结论

桑葚提取物可以有效降低 2 型糖尿病患者体内的血脂水平，但是服用剂量需要达到一定的水平，如本研究中的 3g。

（二）桑葚中脱氧野尻霉素的降血脂功能

1. 试验对象

在关于脱氧野尻霉素的后续临床研究中，研究人员也评价了该物质的降血脂功能。该研究纳入了 10 名男性糖尿病患者。

2. 试验过程

患者连续 12 周餐前服用 12mg 富含脱氧野尻霉素的桑葚提取物。

3. 试验方法

总胆固醇、高密度脂蛋白、总甘油三酯、天冬氨酸转氨酶、丙氨酸氨基转移酶、乳酸脱氢酶水平采用商业化试剂盒进行检测。

4. 试验结果

研究人员发现患者血清总甘油三酯水平从 312mg/dl 最终降低至 252mg/dl。但是脱氧野尻霉素对血脂的调节作用仅体现在其对甘油三酯水平的抑制，对于其他血脂相关指标，如总胆固醇、低密度脂蛋白、高密度脂蛋白，均没有表现出明显的影响（Yoshihiro et al.，2010）。

5. 试验结论

富含脱氧野尻霉素的桑葚提取物可以有效降低糖尿病患者体内甘油三酯的水平，同时没有表现出明显的副作用。

（三）桑葚提取物对普通人群高脂血症的调节作用

1. 试验对象

除了关注桑葚对糖尿病患者血脂水平的影响以外，还有临床研究关注了桑葚对普通人群高血脂症状的调节作用。例如，在泰国进行的一项临床研究中，研究人员共纳入了 23 名血脂较高的健康受试者。

2. 试验过程

研究让受试者连续 12 周在餐前服用桑葚提取物片剂，该片剂中含有 225mg 桑葚提取物（约等于 0.37mg 脱氧野尻霉素）。

3. 试验方法

总胆固醇、高密度脂蛋白、总甘油三酯水平采用商业化试剂盒进行检测。

4. 试验结果

服用 4 周后，受试者的血清甘油三酯水平下降了 10%；服用 8 周后，甘油三酯水平下降了 13%。在试验结束时，患者血清总胆固醇、甘油三酯和低密度脂蛋白分别下降了

4.9%、14%和 5.6%，高密度脂蛋白水平升高了 20%。

5. 试验结论

虽然在该研究中，部分患者在长时间服用桑葚片剂后表现出如轻微恶心、头晕、便秘等副作用，但该研究仍然证明，即使在普通人群中，食用桑葚也可以对血脂水平进行有效的调节改善（Aramwit et al.，2010）。

三、辅助改善记忆

1. 试验对象

除了常见的降血糖、降血脂功能以外，还有研究证实，桑葚提取物具备认知改善作用。在泰国进行的一项临床试验中，研究人员将 60 名受试者分为两组。

2. 试验过程

两组受试者分别服用 1050mg 和 2100mg 的桑葚提取物，连续服用 3 个月。

3. 试验方法

试验结束时，采用计算机化认知评估电池法（computerized battery）和听觉 Oddball 任务（auditory Oddball paradigm）测试对受试者的认知相关指标进行了评价。

4. 试验结果

结果显示，两个浓度的桑葚提取物都有效地改善了受试者的记忆力和认知能力。

5. 试验结论

研究证明桑葚中的活性成分可以作用于神经系统，改善神经递质的传递，提高神经细胞的活性（Wattanathorn et al.，2014）。

第五节　桑葚功能产品开发现状及发展趋势

一、产品市场和问题

如上所述，桑葚具备多种优良的健康改善功能，因此，近年来越来越多的桑葚产品把开发的重点转移到如何利用桑葚的功能活性上来。但是目前来看，在浆果市场上，桑葚制品所占份额仍然较小，而桑葚功能产品的开发更是处于起步阶段，后续仍有大量的工作需要进行，以进一步推进桑葚功能产品走入普通消费者的日常生活。常见的桑葚制品包括桑葚酒、桑葚酵素、桑葚干、桑葚果汁、桑葚果粉以及桑葚深加工产品（曾小峰等，2019）。

二、产品开发现状及发展趋势

(一)桑葚酒

由于桑葚果肉多汁、色素含量高且稳定,是酿酒和制作果汁的极佳原料(李冬香和陈清西,2009)。目前,桑葚酒的开发仍集中于酿酒酵母的筛选,例如,胡康等(2017)从桑树及桑园中通过分离、纯化、筛选得到一株酿酒酵母菌株,利用该菌株发酵生产的桑葚酒风味纯正。在谭霄等(2017)的研究中,研究人员使用一株产 γ-氨基丁酸的酵母菌株对桑葚果进行发酵,得到的桑葚酒不仅风味良好,酒中还含有高达 1180mg/L 的 γ-氨基丁酸,极大地提高了桑葚酒的营养价值和桑葚的附加价值。

(二)桑葚酵素

桑葚中富含多种生物活性物质,是生产酵素的优良原料。侯银臣等(2019)通过对复合乳杆菌的桑葚发酵工艺进行优化,获得了 DPPH 自由基清除率高达 96.82% 的桑葚酵素产品。在郭伟峰等(2019)的研究中,醋酸菌发酵所得的酵素饮料中 SOD 酶活力达 122.2U/ml,比普通桑葚果汁的 SOD 酶活力提高了 123%。但是,由于酵素产品的最终评价指标比较复杂,不同研究之间采用的评价指标并不一致,这也导致了不同的酵素产品缺乏统一的质量标准,限制了该类产品的进一步应用。如何建立通用的评价标准,将成为影响桑葚酵素产品进一步开发的主要因素。

(三)桑葚干

果干是浆果的常见产品形式,通过多种干燥技术将桑葚鲜果制成果干,不仅延长了桑葚的储藏时间,还使桑葚中的营养成分进一步浓缩,充分发挥桑葚的多种生物活性。例如,李娇娇等(2015)通过优化真空干燥工艺,使得桑葚干中的维生素 C、花色苷、总酚保留率分别提高至 82.38%、97.79%、87.50%,基本保留了桑葚中的主要生物活性组分。李兆路等(2016)采用热风+变温压差膨化联合干燥技术,不仅提高了产品营养物质的保留率,还改善了产品外形和口感。目前,桑葚果干生产的主要限制因素在于各种干燥技术均有一定的缺陷,不同的干燥技术对桑葚果干外形、口感有着不同的影响趋势(李丰廷等,2017),因此在实际生产中,需要根据产品的侧重点合理选择相应的生产方式。

(四)桑葚果汁

桑葚果富含营养、颜色艳丽,是制作果汁的良好原料。近年来,我国果汁饮料行业也有了极大的发展,据统计,我国年消费的果汁高达 300t 左右,但是,我国的人均年消费果汁量仅有 2L,远远低于发达国家的年人均果汁消费量,如美国的 20.9L、加拿大的 30.1L 和德国的 21.7L,这说明我国的果汁加工行业有着极大的发展潜力(曾小峰等,2019)。在桑葚果汁方面,目前的研究多集中于桑葚果汁制作工艺的优化以及桑葚饮料的生产。杜宝磊(2016)通过优化生产工艺,使桑葚果的出汁率提高至 86.13%,显著提高了生产原料的利用率;通过将桑葚果汁与蓝莓、芦荟、红茶等其他果蔬制品复合,不仅使不同原料之间的风味互补，还进一步增加了果汁的健康功效，可以满足不同消费人群的口感和营养需求（陈蕾等，2014；李欣芮和刘畅，2016）。

（五）桑葚果粉

将桑葚鲜果制成果粉的形式，不仅可以使其具备更多风味，还可以延长保存时间，并且桑葚果粉还可以作为添加剂，增加面食、膨化食品、烧烤食品的风味和营养，是桑葚功能产品开发领域的研究热点。例如，刘瑜等（2019）采用湿法粉碎+真空冷冻干燥技术，获得了溶解性好、花色苷保留率高、营养损失小的桑葚果粉。李斌等（2017）采用中短波红外+70℃泡沫干燥技术对桑葚果粉进行干燥，与热风干燥相比，前者的矢车菊素-3-O-葡萄糖苷、矢车菊素-3-O-芸香糖苷的保留量更高。

（六）深加工产品

除了常规食品以外，近年来桑葚的深加工产品也获得了长足的发展。例如，桑葚中富含花色苷和多糖，具有抗氧化、消炎、保护心血管、缓解视疲劳等重要功效，通过改良提取工艺，桑葚已经成为优良的花色苷和多糖来源。例如，根据谭佳琪等（2018）的方法，可以使桑葚的花色苷得率高达 4.93mg/L；冯斌等采用高压脉冲电场辅助传统提取方法的工艺，使得桑葚的多糖得率提高至 15.05%（冯斌等，2014；黄锁义，2012）。另外，桑葚果还是白藜芦醇的良好提取原料。在国内市场上，99%含量的高纯度白藜芦醇的售价为 3.2 万元人民币/kg（苏怡等，2001），而国际市场上，白藜芦醇的价格更是高达 1.1 万美元/kg，因此以桑葚果为白藜芦醇的提纯原料，将进一步提高桑葚的经济价值。此外，桑葚还可以作为色素、蛋白质等物质的提取原料，进一步证明了桑葚优良的功能性和广泛的市场应用前景。

参 考 文 献

白胜, 柯益富, 余茂德. 1998. 桑属植物形态系统数值分类研究. 蚕业科学, 2: 63-66.
包海蓉, 李柏林, 阎冬妮, 等. 2004. 桑葚的开发利用与市场营销. 食品科学, 25: 206-209.
陈蕾, 王辰龙, 鲍俊杰, 等. 2014. 蓝莓桑葚复合饮料的加工与研制. 农产品加工(学刊), 5: 39-41.
杜宝磊. 2016. 超高压杀菌桑葚汁工艺优化及贮藏稳定性研究. 哈尔滨: 哈尔滨商业大学硕士学位论文.
冯斌, 朱保昆, 廖头根, 等. 2014. 高效提取桑葚多糖的工艺优化研究. 食品工业, 4: 8-11.
郭伟峰, 王红梅, 邹晓桐, 等. 2019. 桑葚酵素饮料的发酵工艺研究及其质量评价. 食品研究与开发, 5: 88-93.
侯银臣, 吕行, 黄继红, 等. 2019. 发酵条件对桑葚酵素抗氧化能力的影响. 食品科学, 53: 251-256.
胡康, 周金虎, 颜雪辉, 等. 2017. 桑椹酒专用酵母菌的选育. 酿酒, 4: 34-39.
黄锁义. 2012. 桑葚多糖提取方法的比较. 安徽农业科学, 5: 2699-2700, 2705.
黎正, 李健, 陆庆文. 2017. 桑葚高产栽培技术与开发利用探析. 南方农业, 11: 3-4.
李斌, 王夷秀, 毕金峰, 等. 2017. 热风与中短波红外泡沫干燥对桑葚粉品质的影响. 食品科学, 17: 54-59.
李冬香, 陈清西. 2009. 桑葚功能成份及其开发利用研究进展. 中国农学通报, 24: 303-307.
李丰廷, 邹波, 徐玉娟, 等. 2017. 真空冷冻与热风联合干燥对桑葚干品质的影响. 广东农业科学, 11: 129-137.

李娇娇, 邰海燕, 陈杭君, 等. 2015. 真空冷冻干燥桑葚果工艺参数优化. 浙江农业学报, 27: 1067-1072.

李欣芮, 刘畅. 2016. 桑葚芦荟复合保健饮料研制. 饮料工业, 4: 45-48.

李以军, 潘洪平. 1994. 桑椹的药理研究和临床应用. 时珍国医国药, 5: 43-44.

李兆路, 陈芹芹, 毕金峰 等. 2016. 桑椹脆果热风-变温压差膨化联合干燥工艺. 中国食品学报, 16: 178-185.

刘瑜, 黄文, 王益, 等. 2019. 桑葚果粉的制备工艺及其稳定性研究. 食品工业科技, 40(4): 184-189.

沈国新. 2004. 不同生态型果桑品种的表现及其高产栽培技术. 国桑柞茧丝新资源开发利用研讨会.

苏怡, 周鲁, 左之利, 等. 2001. 食用天然色素的提取及其稳定性研究. 天然产物研究与开发, 13: 39-41.

谭佳琪, 王瑜, 孙旗, 等. 桑葚花色苷超高压提取工艺优化及其组分分析. 食品工业科技, 2018, 39(21): 158-164.

谭霄, 曾林, 赵婷婷, 等. 2017. 产 γ-氨基丁酸酿酒酵母 JM037 酿造桑葚酒风味物质分析. 食品与发酵工业, 43: 191-198.

王鸿飞, 李和生, 韩素珍. 1999. 桑葚的加工利用. 宁波大学学报(理工版), 12: 81-82.

王瑞颖 赵亚, 石启龙. 2018. 干燥方式对桑葚粉热力学特性与贮藏稳定性影响. 食品与发酵工业, 44: 247-255.

曾小峰, 曾顺德, 曾志红, 等. 2019. 桑葚资源开发利用研究进展. 南方农业, 31: 60-63.

张和禹, 鲍先巡, 汪泰初. 2010. 合肥地区果用桑栽培技术的研究. 湖北农业科学, 4: 135-136.

张新民, 欧阳红军. 2015. 桑葚栽培技术及应用价值. 北京农业, 14: 144.

张志强, 杨清香, 孙来华. 2009. 桑葚的开发及利用现状. 中国食品添加剂, 4: 65-68.

Andallu B, Suryakantham V, Lakshmi S B, et al. 2001. Effect of mulberry (*Morus indica* L.) therapy on plasma and erythrocyte membrane lipids in patients with type 2 diabetes. Clinica Chimica Acta, 314(1-2): 47-53.

Aramwit P, Petcharat K, Supasyndh O. 2010. Efficacy of mulberry leaf tablets in patients with mild dyslipidemia. Phytotherapy Research, 25(3): 365-369.

Asano N, Oseki K, Tomioka E, et al. 1994. *N*-containing sugars from *Morus alba* and their glycosidase inhibitory activities. Carbohydrate Research, 259(2): 243-255.

Bhuiyan M I H, Kim H B, Kim S Y, et al. 2011. The neuroprotective potential of cyanidin-3-glucoside fraction extracted from mulberry following oxygen-glucose deprivation. Korean Journal of Physiology & Pharmacology, 15(6): 353-361.

Chan E W C, Lye P Y, Tan L N. 2011. Analysis and evaluation of antioxidant properties of Thai herbal teas. International Journal for the Advancement of Science and Arts, 2(2): 8-15.

Chen C C, Liu L K, Hsu J D, et al. 2005. Mulberry leaf extract inhibits the development of atherosclerosis in cholesterol-fed rabbits and in cultured aortic vascular smooth muscle cells. Journal of Agricultural and Food Chemistry, 61(11): 601-607.

Chen P N, Chu S C, Chiou H L, et al. 2006. Mulberry anthocyanins, cyanidin 3-rutinoside and cyanidin 3-glucoside, exhibited an inhibitory effect on the migration and invasion of a human lung cancer cell line. Cancer Letters, 235(2): 248-259.

Claudia L M, Monica S, Roberto P, et al. 2004. Anthocyanins induce cell cycle perturbations and apoptosis in different human cell lines. Carcinogenesis, 25(8): 1427-1433.

Cui X, Jin Y, Hofseth A B, et al. 2010. Resveratrol suppresses colitis and colon cancer associated with colitis. Cancer Prevention Research(Philadelphia, Pa), 3(4): 549-559.

Dat N T, Binh P T X, Le T P Q, et al. 2010. Cytotoxic prenylated flavonoids from *Morus alba*. Fitoterapia, 81(8): 1224-1227.

Després J-P. 2006. Is visceral obesity the cause of the metabolic syndrome? Annals of Medicine, 38(1): 52-63.

Doi K, Kojima T, Makino M, et al. 2001. Studies on the constituents of the leaves of *Morus alba* L. Chemical & Pharmaceutical Bulletin, 49(2): 151-153.

Du Q, Zheng J, Xu Y. 2008. Composition of anthocyanins in mulberry and their antioxidant activity. Journal of Food Composition & Analysis, 21(5): 390-395.

El-Serag H B, Rudolph K L. 2007. Hepatocellular carcinoma: Epidemiology and molecular carcinogenesis. Gastroenterology, 132(7): 2557-2576.

Eo H J, Park J H, Park G H. 2014. Anti-inflammatory and anti-cancer activity of mulberry (*Morus alba* L.) root bark. BMC Complementary & Alternative Medicine, 25(14): 200.

Ercisli S, Orhan E. 2007. Chemical composition of white(*Morus alba*), red (*Morus rubra*) and black (*Morus nigra*) mulberry fruits. Food Chemistry, 103(4): 1380-1384.

Fang S H, Hou Y C, Chao P D L. 2005. Pharmacokinetic and pharmacodynamic interactions of morin and cyclosporin. Toxicology & Applied Pharmacology, 205(1): 65-70.

Ghavami G, Sardari S, Ali S M. 2011. Cheminformatics-based selection and synergism of herbal extracts with anticancer agents on drug resistance tumor cells-ACHN and A2780/CP cell lines. Computers in Biology and Medicine, 41(8): 665-674.

Ha U S, Koh J S, Kim H S, et al. 2012. Cyanidin-3-O-β-D-glucopyranoside concentrated materials from mulberry fruit have a potency to protect erectile function by minimizing oxidative stress in a rat model of diabetic erectile dysfunction. Urologia Internationalis, 88(4): 470-476.

Hidaka M, Okumura M, Fujita K I, et al. 2005. Effects of pomegranate juice on human cytochrome P450 3A(CYP3A) and carbamazepine pharmacokinetics in rats. Drug Metabolism & Disposition the Biological Fate of Chemicals, 33(5): 644-648.

Hsu L S, Ho H H, Lin M C, et al. 2012. Mulberry water extracts (MWEs) ameliorated carbon tetrachloride-induced liver damages in rat. Food & Chemical Toxicology An International Journal Published for the British Industrial Biological Research Association, 50(9): 3086-3093.

Hu X Q, Jiang L, Zhang J G, et al. 2013. Quantitative determination of 1-deoxynojirimycin in mulberry leaves from 132 varieties. Industrial Crops & Products, 49: 782-784.

Huang H P, Chang Y C, Wu C H, et al. 2011. Anthocyanin-rich mulberry extract inhibit the gastric cancer cell growth *in vitro* and xenograft mice by inducing signals of p38/p53 and c-jun. Food Chemistry, 129(4): 1703-1709.

Huang H P, Ou T T, Wang C J. 2013. Mulberry (Sang Shèn Zǐ) and its bioactive compounds, the chemoprevention effects and molecular mechanisms *in vitro* and *in vivo*. Journal of Traditional & Complementary Medicine, 3(1): 7-15.

Huang H P, Shih Y W, Chang Y C, et al. 2008. Chemoinhibitory effect of mulberry anthocyanins on melanoma metastasis involved in the Ras/PI3K pathway. Journal of Agricultural and Food Chemistry, 56(19): 9286-9293.

Jeong J C, Jang S W, Kim T H, et al. 2010. Mulberry fruit (*Moris fructus*) extracts induce human glioma cell death *in vitro* through ROS-dependent mitochondrial pathway and inhibits glioma tumor growth *in vivo*. Nutrition & Cancer, 62(3): 402-412.

Kaewkaen P, Tong-Un T, Wattanathorn J, et al. 2002. Effects of mulberry fruit powder in animal model of stroke. American Journal of Agricultural and Biological Science, 7(3): 322-329.

Kähkönen M P, Heinonen M. 2003. Antioxidant activity of anthocyanins and their aglycons. Journal of Agricultural and Food Chemistry, 51(3): 628-633.

Katsube T, Imawaka N, Kawano Y, et al. 2006. Antioxidant flavonol glycosides in mulberry (*Morus alba* L.) leaves isolated based on LDL antioxidant activity. Food Chemistry, 97(1): 25-31.

Kim H G, Mi S J, Jin S S, et al. 2010. Mulberry fruit protects dopaminergic neurons in toxin-induced Parkinson's disease models. British Journal of Nutrition, 104(1): 8-16.

Kim H. 2006. Inhibitory effects of fruit juices on cyp3a activity. Drug Metabolism & Disposition, 34(4): 521-523.

Kimura T, Nakagawa K, Kubota H, et al. 2007. Food-grade mulberry powder enriched with 1-deoxynojirimycin suppresses the elevation of postprandial blood glucose in humans. Journal of Agricultural and Food Chemistry, 55(14): 5869-5874.

Kwon H J, Kim Y Y, Choung S Y. 2005. Amelioration effects of traditional Chinese medicine on alcohol-induced fatty liver. World Journal of Gastroenterology, 11(35): 5512-556.

Liu L K, Lee H J, Shih Y W, et al. 2008. Mulberry anthocyanin extracts inhibit LDL oxidation and macrophage-derived foam cell formation induced by oxidative LDL. Journal of Food Science, 73(6): 113-121.

Lu X W L, Wei H, Yang Z, et al. 2006. Structure-activity relationship of flavonoids in antioxidant activity. Food Science, 27(12): 233-237.

Mahmood T, Anwar F, Abbas M, et al. 2012. Effect of maturity on phenolics (phenolic acids and flavonoids) profile of strawberry cultivars and mulberry species from Pakistan. International Journal of Molecular Sciences, 13(4): 4591-607.

Meyer C, Blissett J, Oldfield C. 2001. Sexual orientation and eating psychopathology: The role of masculinity and femininity. The International Journal of Eating Disorders, 29(3): 314-318.

Min P J, Yoon B H, In J H, et al. 2009. Postprandial hypoglycemic effect of mulberry leaf in Goto-Kakizaki rats and counterpart control Wistar rats. Nutrition Research & Practice, 3(4): 272-278.

Mudra M, Ercan-Fang N, Zhong L, et al. 2007. Influence of mulberry leaf extract on the blood glucose and breath hydrogen response to ingestion of 75 g sucrose by type 2 diabetic and control subjects. Diabetes Care, 30(5): 1272-1274.

Nakamura S, Hashiguchi M, Yamaguchi Y. 2011. Hypoglycemic effects of *Morus alba* leaf extract on postprandial glucose and insulin levels in patients with type 2 diabetes treated with sulfonylurea hypoglycemic agents. Journal of Diabetes & Metabolism, 2(9). Doi: 10.4172/2155-6156.1000158.

Ou T T, Hsu M J, Chan K C, et al. 2011. Mulberry extract inhibits oleic acid-induced lipid accumulation via reduction of lipogenesis and promotion of hepatic lipid clearance. Journal of the Science of Food & Agriculture, 91(15): 2740-2748.

Ou T T, Kuo C Y, Chyau C C, et al. 2013. Improvement of lipopolysaccharide-induced hepatic injuries and inflammation with mulberry extracts. Journal of the Science of Food & Agriculture, 93(8): 1880-1886.

Peng C H, Liu L K, Chuang C M, et al. 2011. Mulberry water extracts possess an anti-obesity effect and ability to inhibit hepatic lipogenesis and promote lipolysis. Journal of Agricultural & Food Chemistry, 59(6): 2663-2671.

Sakagami H, Asano K, Satoh K, et al. 2006. Anti-stress activity of mulberry juice in mice. Vivo, 20(4): 499-504.

Satoh H, Yamashita F, Tsujimoto M, et al. 2005. Citrus juices inhibit the function of human organic anion-transporting polypeptide OATP-B. Drug Metabolism & Disposition, 33(4): 518523.

Seeram N P, Momin R A, Nair M G, et al. 2001. Cyclooxygenase inhibitory and antioxidant cyanidin glycosides in cherries and berries. Phytomedicine, 8(5): 362-369.

Serraino I, Dugo L, Dugo P, et al. 2003. Protective effects of cyanidin-3-*O*-glucoside from blackberry extract against peroxynitrite-induced endothelial dysfunction and vascular failure. Life Sciences, 73(9): 1097-1114.

Shin N H, Shi Y R, Choi E J, et al. 1998. Oxyresveratrol as the potent inhibitor on dopa oxidase activity of mushroom tyrosinase. Biochemical & Biophysical Research Communications, 243(3): 801-803.

Singh U P, Singh N P, Singh B, et al. 2010. Resveratrol (trans-3, 5, 4'-trihydroxystilbene) induces silent mating type information regulation-1 and down-regulates nuclear transcription factor-kappaB activation to abrogate dextran sulfate sodium-induced colitis. The Journal of Pharmacology and Experimental Therapeutics, 332(3): 829-839.

Tong H K, Jin Y H, Kim H B, et al. 2006. Neuroprotective effects of the cyanidin-3-*O*-β-D-glucopyranoside isolated from mulberry fruit against cerebral ischemia. Neuroscience Letters, 391(3): 122-126.

Wang Y, Xiang L, Wang C, et al. 2013. Antidiabetic and antioxidant effects and phytochemicals of mulberry fruit (*Morus alba* L.) polyphenol enhanced extract. PLoS One, 8(7): e71144.

Wattanathorn J, Tong-Un T, Muchimapura S, et al. 2014. Evaluation of safety and cognitive enhancing effect of Morus alba leaves extract in healthy older adults. Pharmanutrition, 2(3): 102.

Yang C S, Landau J M, Huang M T, et al. 2001. Inhibition of carcinogenesis by dietary polyphenolic compounds. Annual Review of Nutrition, 21: 381-406.

Yang X, Yang L, Zheng H. 2010a. Hypolipidemic and antioxidant effects of mulberry (*Morus alba* L.) fruit in hyperlipidaemia rats. Food & Chemical Toxicology, 48(8-9): 2374-2379.

Yang X Y, Park G S, Lee M H, et al. 2009. Tolllike receptor 4-mediated immunoregulation by the aqueous extract of *Mori Fructus*. Phytother Res, 23: 1713-1720.

Yang Y, Gong T, Liu C, et al. 2010b. Four new 2-arylbenzofuran derivatives from leaves of *Morus alba* L. Chemical and Pharmaceutical Bulletin, 58(2): 257-260.

Yang Y, Zhang T, Xiao L, et al. 2010c. Two new chalcones from leaves of *Morus alba* L. Fitoterapia, 81(6): 614-616.

Yi C, Chen, Yin J, et al. 2013. *Morus alba* and active compound oxyresveratrol exert anti-inflammatory activity via inhibition of leukocyte migration involving MEK/ERK signaling. BMC Complementary & Alternative Medicine, 23(13): 45.

Yoshihiro K, Toshiyuki K, Kiyotaka N, et al. 2010. Effects of mulberry leaf extract rich in 1-deoxynojirimycin on blood lipid profiles in humans. Journal of Clinical Biochemistry & Nutrition, 47(2): 155-161.

Zhang H, Zheng M, Luo X, et al. 2018. Effects of mulberry fruit (*Morus alba* L.) consumption on health outcomes: A mini-review. Antioxidants, 7(5): 69.

第七章　黑莓营养与功能

第一节　黑莓产业发展状况

　　黑莓（*Rubus fruticosus* L.）为蔷薇科（Rosaceae）悬钩子属（*Rubus*）实心莓亚属（*Eubatus*）植物，又称为黑莓亚属，该亚属植物种类有上百种之多，占悬钩子属类近 60%，是最大的属分类。黑莓原产于北美地区，现今主要分布于美国和欧洲暖温带及亚热带地区，为典型的二年生植物，聚合果类，果实为黑色或红紫色。黑莓有直立灌木、蔓生和半直立三种，每种都分为无刺和有刺两种，其果形分为长球形、圆柱形和锥形。黑莓鲜果及加工产品口感醇美、富含营养、具有独特的营养保健功能等诸多优点，近年来在世界小浆果领域发展迅速，被称为"新兴小果类"（王玉霞等，2004）。

　　黑莓作为一种优良的经济灌木，病虫害少且生态适应性强，对水、热因子和土壤要求较低，非常适宜在中国长江流域及以南地区种植，尤其对低山丘陵退化生态系统具有较好的适应性。黑莓作为一种特种经济果树，结果期早、见效快，一般种植当年即可结果，第三年进入盛果期，经济效益显著。同时，黑莓果实风味独特、营养丰富，是酿酒及生产果汁、果酱、果冻、糖水罐头、高级化妆品和医疗保健药品等不可多得的天然原料，果实内的色素是目前被利用得最好的天然色素之一，因此，从长远发展角度来看，黑莓加工产品市场容量很大，具有广阔的产业化前景（文瑶，2016）。

　　目前黑莓在全世界的种植面积约为 20 035hm²，年产量 $1.5×10^5$～$2.0×10^5$t，栽培区域遍及各大洲。其中，塞尔维亚的黑莓种植面积为 5300hm²，约占整个欧洲黑莓种植面积的 69%，栽培面积位居世界第一，年产量为 27 558t；美国的黑莓种植面积为 4818hm²，年产量为 35 097t，年产量居世界第一；中国是亚洲黑莓的主产国，种植面积约 1550hm²，年产量高达 29 046t，世界排名第三，其中江苏省是中国黑莓的主产区（Grey et al.，2021；Finn and Strik，2016；Strik et al.，2008；李维林等，2012）。

　　在国外引种和国内野生种质资源收集的基础上，中国的研究者开展了黑莓的选种和育种研究，并培育和筛选出适宜于本地种植的黑莓优良品种；黑莓的栽培、加工技术研究也取得了显著的成果，并研制出系列加工产品。由于黑莓适于低山丘陵栽培，具有结果早、见效快、营养价值高等优势，发展前景广阔。

第二节　黑莓的种类、分布及生物学特性

一、黑莓的分布情况

　　黑莓在国外已有近百年的栽培历史，且栽培品种丰富。我国从 20 世纪 80 年代才开始对黑莓有所关注（黑莓于 1986 年引入中国，从 1994 年开始推广），目前在东北、华

北及长江以南地区有一定规模的黑莓引种和试种，但栽培品种还较单一（周佳佳，2015）。

二、黑莓的主要品种

江苏省中国科学院植物研究所曾远赴美国引进了几个主要的黑莓品种，选出了 Hull、Chester、Black Stain 等品种在江苏省推广栽培。经过国内科研人员的研发，培育出了多个新品种（表 7-1）（张玉平等，2019；李玮等，2011）。

表 7-1　黑莓不同品系及产地

序号	种名	产地	备注
国外			
1	Choctaw（乔克多）	美国（阿肯色州）	Ark.526×Rosborough
2	Shawnee（萨尼）	美国（阿肯色州）	Cherokee×Ark.583
3	Brazos（布莱兹）	美国（得克萨斯州）	Lawton×Nessberry
4	Dirksen（狄克森）	美国农业部	SIUS47×Thornfree
5	Black Butte（黑布特）	美国（俄勒冈州）	ORUS 830-4×ORUS 728-3
6	Comanche（肯马克）	美国（阿肯色州）	Darrow×Brazos
7	Kiowa（卡依娃）	美国（阿肯色州）	Ark.791×Ark.1058
8	Youngberry（无刺红）	美国农业部	Austin Mayes×Phenomenal
9	Boysenberry（罗斯巴热）	美国农业部	*R. ursinus* 变种
10	Hull（赫尔）	美国农业部	SIUS47×Thornfree
11	Chester（切斯特）	美国农业部	SIUS47×Thornfree
12	Triple Crown（三冠）	美国农业部	（'Black Satin'×SIUS 64-21-4）×（'Darrow'×'Brazos'）
13	Arapaho（阿落巴荷）	美国（阿肯色州）	Ark.631×Ark.883
14	Eldorado（爱多拉多）	美国（阿肯色州）	*R. allegheniensis×R. argutus*
15	Navaho（纳瓦荷）	美国（阿肯色州）	（Thornfree×Brazos）×（Ark-550×Cherokee）
16	Boysen（宝森）	—	*R. ursinus×R. idaeus*
17	Black Satin（黑沙丁）	美国农业部	SIUS 47（US 1482×Darrow）×Thornfree
18	Marion（马林）	—	Chehalem（Santiam-Himalaya）×Ollalie（Black Logan×Young）
19	Nectarberry（耐克特）	—	*Rubus idaeus×Rubus arcticus*
20	Bedford Giant（贝福特）	英国	来源于 Veitchberry
21	Ollalie（奥拉利）	美国农业部	Black Logan×Young
22	Kotata（酷塔塔）	美国农业部	OSC743（Pacific×Boysen）×OSC877（Jenner×Eldorado）
23	Siskiyou	美国农业部	ORUS2027（Ollalie×ORUS1367）×ORUS1826（ORUS1122×Boysen）
国内			
1	宁植 3 号	中国（江苏）	
2	宁植 8 号	中国（江苏）	
3	宁植 10 号	中国（江苏）	
4	宁植 13 号	中国（江苏）	
5	硕丰	中国（江苏）	Kiowa×Hull
6	京玉 1 号	中国（北京）	Kiowa 种子实生后代中选出

注 "—"表示未有清晰产地来源

三、黑莓的栽培与生物学特性

黑莓多数为灌木，少数为多年生草本和亚灌木，复叶，小叶 3～5 枚；茎直立、匍匐或攀缘，有刺或无刺。一般 2 年生结果，枝条在结果后死亡，所以采收果实时可以连同枝条一同采下；替换枝和根蘖芽丰富，新发枝第 2 年结果；聚合果成熟时为紫色、黑色，短总状或圆锥状果序。野生黑莓一般 4～5 月开花，麦收前后果实成熟。黑莓喜光，两性花，可以自花传粉。一般离地面 60～150cm 高茎干部位的结果枝产量最高。植株寿命为 13～15 年。第 1 年开始少量结实，第 3～8 年为生长和全面结实期，产量稳定达到高峰；自第 9～10 年开始进入结实消失和枯萎期。黑莓的地下部分由根状茎和不定根组成，主要分布在 10～30cm 的土层，有些种类可生长到 100cm 深度，根状茎和不定根从灌丛基部中心向周围伸展，最大密度在 50cm 半径范围内。黑莓一般不太耐长期干旱和长期过湿（王玉霞等，2004）。

第三节　黑莓的功能基础试验

黑莓中主要的功能性成分为多酚类化合物，同时花色苷含量较高，因而备受关注。本节黑莓功能性试验主要分为全果提取物、总多酚、花色苷三个部分。黑莓强大的抗氧化能力及其他生物活性主要是多酚类化合物起作用。每 100g 黑莓鲜果中总酚类物质含量为 114～1056mg，其中黑莓花色苷含量为 1.144～2.415mg/g，而矢车菊素-3-O-葡萄糖苷占黑莓花色苷组成成分的 94%左右（文瑶，2016）。

一、功能成分分离和鉴定

黑莓中含有大量的多酚类功能性成分，主要包括花色苷类、黄酮类、鞣花酸/鞣花单宁类及简单酚酸类。

（一）花色苷

大约 94%的黑莓花色苷以非酰化形式存在，其中，90%以单糖苷形式存在，而 10%以二糖苷形式存在。研究表明，黑莓花色苷含量因品种、环境条件、栽培地点、成熟度和加工工艺的不同而不同。Cho 等（2004）报道了 6 个黑莓基因型的总花青素含量为 114.4～241.5mg/100g FW。Fan-Chiang 和 Fan-Chiang（2005）及 Moraes 等（2020）发现 52 个品种的单体花青素含量为 70～201mg/100g FW，所有样品的矢车菊素衍生物含量最高，平均含量高达 83%。

果实中：

矢车菊素-3-O-双葡萄糖苷（cyanidin-3-O-diglucoside），矢车菊素-3-葡萄糖基芸香糖苷（cyanidin-3-glucosylrutinoside），矢车菊素-3-O-葡萄糖苷（cyanidin-3-O-glucoside），矢车菊素-3-O-（6″-二草酰葡萄糖苷）[cyanidin-3-O- (6″-dioxalylglucoside)]，矢车菊素-3-（3′-丙二酰）葡萄糖苷 [cyanidin-3- (3′-malonyl) glucoside]，矢车菊素-3-O-木糖苷（cyanidin-3-O-xyloside），矢车菊素-3-O-（6″-丙二酰葡萄糖苷）[cyanidin-3-

O- (6″-malonyl-glucoside)]，矢车菊素-3-芸香糖苷（cyanidin-3-rutinoside），芍药色素-3-阿拉伯糖苷（peonidin-3-arabinoside），矢车菊素-3-阿拉伯糖苷（cyanidin-3-arabinoside），矢车菊素-3-丙二酰葡萄糖苷（cyanidin-3- malonylglucoside）（Oszmiański et al.，2015；Moraes et al.，2020；Kitrytė et al.，2020；Pavlovic et al.，2016）。

（二）黄酮类

黑莓含有大量的黄酮类成分，且主要以糖基化形式存在。以芦丁当量计算的总黄酮含量有 12～30mg/100g FW（李滨旭，2020）。

果实中：

槲皮素-3-甲氧基己糖苷（quercetin-3-methoxyhexoside），山奈酚-3-*O*-葡萄糖苷-鼠李糖苷-7-*O*-鼠李糖苷（kaempferol-3-*O*-glucoside-rhamnoside-7-*O*-rhamnoside），槲皮素-3-*O*-芸香糖苷（quercetin-3-*O*-rutinoside），槲皮素-3-*O*-半乳糖苷（quercetin-3-*O*-galactoside），槲皮素-3-*O*-葡萄糖醛酸（quercetin-3-*O*-glucuronide），槲皮素-3-*O*-葡萄糖苷（quercetin-3-*O*-glucoside），槲皮素-3-*O*-己糖苷（quercetin-3-*O*-hexoside），山奈酚-3-*O*-芸香糖苷（kaempferol-3-*O*-rutinoside），木犀草素-3-*O*-葡萄糖醛酸（luteolin-3-*O*-glucuronide），槲皮素-3-*O*-戊糖苷（quercetin-3-*O*-pentoside），槲皮素-3-[6′-（3-羟基-3-甲基戊二酸）-半乳糖苷]{quercetin-3-[6′- (3-hydroxy-3-methylglutaroyl) -galactoside]}，槲皮素-3-*O*-戊糖苷（quercetin-3-*O*-pentoside），槲皮素-3-*O*-鼠李糖苷（quercetin-3-*O*-rhamnoside），山奈酚-3-*O*-葡萄糖醛酸（kaempferol-3-*O*-glucuronide），甲基鞣花酸戊糖（methyl ellagic acid pentose），山奈酚-3-*O*-戊糖苷（kaempferol-3-*O*-pentoside），芹菜素-3-*O*-葡萄糖醛酸（apigenin-3-*O*-glucuronide），儿茶素（catechin），山奈酚己糖苷异构体（kaempferol hexoside isomer），儿茶素己糖胺（catechin hexuronide），表儿茶素（epicatechin），芹菜素戊聚糖（apigenin pentoside），山奈酚己糖胺异构体（kaempferide hexuronide isomer），表没食子儿茶素-3-*O*-丁香酸酯（epigallocatechin-3-*O*-syringate），槲皮素己糖胺（quercetin hexuronide），槲皮素己糖苷（quercetin hexoside），芦丁（rutin），槲皮素-3-*O*-[6″-*O*-（3-羟基-3-甲基戊二酸）-β-D-半乳糖苷]{quercetin-3-*O*-[6″-*O*-(3-hydroxy-3-methylglutaroyl) -β-D-galactoside]}，槲皮素戊聚糖（quercetin pentoside），异鼠李素己糖胺（isorhamnetin hexuronide）（Oszmiański et al.，2015；Moraes et al.，2020；Kitrytė et al.，2020；Pavlovic et al.，2016）。

叶片中：

秦皮甲素（aesculin），表没食子儿茶素（epigallocatechin），咖啡酰酒石酸（caffeoyltartaric acid），儿茶素（catechin），槲皮素-3,7-二-*O*-己糖苷（quercetin-3,7-di-*O*-hexoside），异鼠李素-3-*O*-（2″-*O*-己糖基）己糖苷[isorhamnetin-3-*O*- (2″-*O*-hexosyl) hexoside]，山奈酚-3,7-二-*O*-己糖苷（kaempferol-3,7-di-*O*-hexoside），没食子儿茶素没食子酸酯（gallocatechin gallate），表没食子儿茶素没食子酸酯（epigallocatechin gallate），槲皮素-3-*O*-(2″-*O*-己糖基)己糖苷[quercetin-3-*O*- (2″-*O*-hexosyl) hexoside]，山奈酚-3-*O*-（2″-*O*-己糖基）己糖苷[kaempferol-3-*O*- (2″-*O*-hexosyl) hexoside]，山奈酚-3,7-二-*O*-己糖苷（kaempferol-3,7-di-*O*-hexoside），表儿茶素（epicatechin），儿茶素没食子酸酯（catechin gallate），山柰酚-3-O-（2″-O-戊糖基）己糖胺[kaempferol-3-O- (2″-O-pentosyl) hexuronide]，槲皮素-3-O-己糖苷（quercetin-3-O- hexoside），槲皮素-3-O-己糖醛酸苷（quercetin-3-O-hexuronide），柚皮苷-7-O-（2″-O-鼠李糖基）葡萄糖苷[naringenin-7-O- (2″-O-orhamnosyl) glucoside]，山柰酚-7-O-（6″-O-鼠李糖基）己糖苷[kaempferol-7-O- (6″-O-rhamnosyl) hexoside]，槲皮素 3-O-[6″-O-（3-羟基-3-甲基戊二酰）己糖苷 {quercetin 3-O-[6″-O- (3-hydroxy-3-methylglutaryl)] hexoside}，异鼠李素-3-O-（6″-O-鼠李糖基）己糖苷[isorhamnetin-3-O- (6″-O-rhamnosyl) hexoside]，山柰酚-3-O-己糖苷异构体（kaempferol-3-O-hexoside isomer），甲基鞣花酸戊聚糖（methyl ellagic acid pentoside），槲皮素-3-O-戊糖苷（quercetin-3-O-pentoside），鞣花酸乙酰戊聚糖（ellagic acid acetyl pentoside），山柰酚-7-O-己糖醛酸（kaempferol-7-O- hexuronide），山柰酚-3-O-[6″-O-（3-羟基-3-甲基戊二酰）]己糖苷{kaempferol-3-O-[6″-O- (3-hydroxy-3-methylglutaryl)] hexoside}，异鼠李素-3-O-己糖醛酸（isorhamnetin-3-O-hexuronide），芹菜素-7-O-己糖醛酸（apigenin-7-O-hexuronide），山柰酚-3-O-戊糖苷（kaempferol-3-O- pentoside），杨梅素（myricetin），槲皮素（quercetin），山柰酚（kaempferol）（Oszmiański et al.，2015；Moraes et al.，2020；Kitrytė et al.，2020；Pavlovic et al.，2016）。

（三）鞣花单宁

鞣花单宁属于多酚类，在黑莓中有关此类化合物含量研究较少。

果实中：

鞣花单宁 Lambertianin C（ellagitannins Lambertianin C），鞣花酸戊聚糖（ellagic acid pentoside），鞣花酸（ellagic acid），鞣花酸鼠李糖苷（ellagic acid rhamnoside），鞣花酸戊聚糖（ellagic acid pentoside）。

叶片中：

鞣花酸己糖苷（ellagic acid hexuronide），鞣花酸己糖醛酸（ellagic acid hexuronide），鞣花酸（ellagic acid）（Oszmiański et al.，2015；Moraes et al.，2020；Kitrytė et al.，2020；Pavlovic et al.，2016）。

（四）酚酸

黑莓果实中酚酸含量为 7～64mg/100g FW，主要为羟基苯甲酸衍生物和羟基肉桂酸衍生物。这些酚酸以酯和糖苷的形式存在，很少以游离酸的形式存在。其中，酯类占总酚酸的 53.1%，糖苷类和游离酸分别占 43.6%和 3.3%。

果实中：

绿原酸（chlorogenic acid），对香豆酸（p-coumaric acid），咖啡酰己糖苷（caffeoyl hexoside），木麻黄素（casuarinin），绿原酸异构体（chologenic acid isomer），香草醛酸葡萄糖苷（vanillic acid glucoside）。

叶片中：

没食子酸（gallic acid），没食子酸己糖苷（gallic acid hexoside），二羟基苯甲酸己糖苷（dihydroxybenzoic acid hexoside），咖啡酰己酸异构体（caffeoylhexaric acid isomer），

原儿茶酸（protocatechuic acid），二羟基苯甲酸（dihydroxybenzoic acid），戊糖基己糖苷-3-*O*-咖啡酰奎宁酸（pentosylhexoside-3-*O*-caffeoylquinic acid），咖啡酸己糖苷异构体（caffeic acid hexoside isomer），香兰酸（vanillic acid），对香豆酰己酸异构体（*p*-coumaroylhexaricacid isomer），咖啡酰苏糖酸异构体（caffeoylthreonic acid isomer），戊糖基戊糖苷-5-*O*-咖啡酰奎宁酸（pentosylpentoside-5-*O*-caffeoylquinic acid），3-*O*-咖啡酰奎宁酸甲酯（methyl-3-*O*-caffeoylquinate），对香豆酰基苏糖酸（*p*-coumaroylthreonic acid），龙胆酸（gentisic acid），咖啡酸（caffeic acid），3-*O*-对香豆酰基奎宁酸（3-*O*-*p*-coumaroylquinic acid），二羟基苯甲酸（dihydroxybenzoic acid），对羟基苯甲酸（*p*-hydroxybenzoic acid），对香豆酰基酒石酸（*p*-coumaroyltartaric acid），5-*O*-咖啡酰基奎宁酸甲酯（methyl-5-*O*-caffeoylquinate），对香豆酸（*p*-coumaric acid），二咖啡酰基苏糖酸（dicaffeoylthreonic acid），二咖啡酰奎宁酸甲酯（methyl dicaffeoylquinate），阿魏酸（ferulic acid）（Oszmiański et al.，2015；Moraes et al.，2020；Kitrytė et al.，2020；Pavlovic et al.，2016）。

（五）其他类功能性成分

黑莓的化学成分因品种、生长条件、成熟阶段，以及收获和储存条件而不同。除了有价值的多酚化合物外，黑莓还含有碳水化合物和一些必需的维生素。黑莓中含有的糖类主要是葡萄糖、果糖和蔗糖，其浓度为葡萄糖3.24～2.88g/100g FW 和果糖0.81～1.17g/100g FW。蔗糖含量约为0.24g/100g FW。葡萄糖、果糖、总糖和可溶性固形物的含量随着果实从浅红色到深蓝紫色的成熟而显著增加。黑莓果实中含有多种有机酸，其中苹果酸是主要的有机酸。研究表明，52份黑莓样品中非挥发性主要有机酸的平均值为：苹果酸280mg/100g FW、异柠檬酸599mg/100g FW、柠檬酸572mg/100g FW。此外，还含有微量莽草酸、延胡索酸和琥珀酸。黑莓中的这些有机酸对于稳定花青素和抗坏血酸、保持新鲜和延长加工浆果的保质期都很重要。浆果中有机酸和酚酸比例的平衡是衡量果实品质的综合指标，而低pH 则被认为是品质差的一个指标。浆果的另一个重要质量指标是可溶性固形物与总可滴定酸度的比值。随着黑莓果实从紫色到深蓝紫色的成熟，反映出糖的大量增加和有机酸的减少。黑莓含有细胞壁水解酶和氧化酶，如多酚氧化酶和过氧化物酶，这些酶会导致新鲜的或精制的黑莓品质下降（周佳佳，2015）。

二、功能成分营养学特点

通过构建体外模拟消化模型，发现黑莓经体外模拟胃肠道消化会对其中的多酚、黄酮、花色苷和原花青素含量产生影响。结果表明，与未消化组分相比，多酚、花色苷和原花青素经模拟胃消化后都有显著提高，经模拟肠消化后又有所损失；而黄酮含量经胃消化后无较大变化，经肠消化后有所增加。

研究表明黑莓通过对患溃疡性结肠癌小鼠肠道菌群的调控，从而对溃疡性结肠癌进行治疗。使用患溃疡性结肠癌的 BALB/c 小鼠模型，通过 RT-qPCR 与高效液相等相结合进行探究，得出如下结论：黑莓可以有效地缓解患溃疡性结肠癌小鼠的炎症发生，减少体重变化，减缓结直肠的长度变化、湿重及脏器指数的病变，减轻结直肠组织黏膜层损伤、排列紊乱及大量淋巴细胞浸润等病变的发生，降低结直肠组织中的炎症细胞因子IL-1、IL-6 的表达量。黑莓可以有效地促进患溃疡性结肠癌小鼠肠道中的益生菌——脆弱拟杆菌、直肠真杆菌的生长，并抑制致病菌脱硫弧菌、粪肠球菌及弯曲杆菌的增殖，有效调节肠道内菌群的平衡，维持肠道的稳定，促进肠道的健康（Chen et al.，2018）。

　　黑莓处理小鼠至 12 周，在肠道短链脂肪酸（SCFA）的测定中，黑莓对乳酸、乙酸、丁酸的产生具有显著的促进作用，黑莓处理小鼠至 16 周，黑莓对乳酸、乙酸、丙酸、丁酸的代谢均具有促进作用，其中对丙酸、丁酸代谢较为显著。通过以上实验结果说明，黑莓可以调节肠道菌群内益生菌与致病菌的数量变化，还可以通过促进肠道代谢产物SCFA 的代谢及降低炎症细胞因子的表达，从而对溃疡性炎症进行治疗。

　　本研究结果为肠道菌群对溃疡性结肠癌的治疗提供了新的方向，为黑莓作为治疗溃疡性结肠癌的潜在功能食品提供了可靠的理论研究基础，开辟了新的治疗思路（Gowd et al.，2019）。

　　一般来说，黑莓中花色苷是研究最多、含量最丰富的黄酮类化合物，食用后很快被吸收，餐后 15～60min 的血浆中可检测到花色苷的出现，并在 6～8h 内完全排出。需要注意，黄酮醇及其衍生物的糖基化作用影响其在体内的代谢、吸收和生物利用度。在吸收之后，花青素在其苷元的基础上通过甲基化、葡萄糖醛酸化和硫酸化结合进行不同程度的代谢。这些过程分别在小肠、肝脏和（或）肾脏中由 UDP 葡萄糖醛酸转移酶及硫转移酶催化。一些动物和人类的研究与这些途径一致，因为在血浆或尿液中发现了不同结构花色苷的葡萄糖醛酸形式。

　　花色苷以完整的糖苷形式从消化道吸收到哺乳动物的血液循环系统中。尽管有人认为花色苷的亲水性太强，无法被动物和人类的细胞吸收，但已有研究支持矢车菊素-3-葡萄糖苷等小分子化合物可以被人体吸收。其他多酚化合物如游离的简单酚酸、糖苷配基也可在肠道中代谢并被肠细胞吸收。有报道称（张娇娇，2019），花色苷是胆碱转运酶的底物。研究人员发现花色苷的吸收发生在胃、空肠和十二指肠组织中，可能是通过与胆碱转运酶的相互作用引起的。

　　黑莓花色苷还被认为是通过 C 环的裂解而被肠道菌群代谢，从而产生一系列易于吸收的酚酸。科学家以前认为，由于缺乏合适的 β-糖苷酶，无法在哺乳动物中吸收糖苷，但是人们已经揭示了肠道菌群中的糖苷酶在回肠中的作用，这些糖苷酶有助于此类糖苷的代谢和吸收，如槲皮素糖苷。但是，这种机制尚不清楚，因为肠道 pH 会影响类黄酮结构，尤其是花色苷的稳定性。据报道（Dou et al.，2019），含有二糖苷或三糖苷的复杂花色苷在肠道中的保留时间比简单花色苷（如单糖苷）更长。更稳定的结构导致进食后血浆总抗氧化能力和总花色苷保持在较高的水平。

　　黑莓花色苷代谢的研究还很有限。一般来说，花色苷在肠道中被完整吸收，或与葡萄糖醛酸结合，或在肝脏或肠道中甲基化，可直接排泄到胆汁中，或进入血液循环，以尿液形式排出体外。目前在尿液中发现的共轭化合物包括芍药苷单葡糖苷酸、芍药苷-3-葡萄糖苷酸和矢车菊素-3-葡萄糖苷单葡萄糖醛酸。在体内和体外还建立了矢车菊素-3-葡萄糖苷的葡萄糖醛酸化反应体系。尽管矢车菊母核结构的所有 4 个自由羟基具有不同的葡萄糖醛酸化能力，但是矢车菊素-3-葡糖苷的葡萄糖醛酸化最容易在 3 位发生。

在所有研究中，花色苷的全身生物利用度通常都非常低，通常为 0.02%~1.8%。Felgines 等（2005）进行的一项人体研究发现，5 名健康志愿者食用了 200g 含有 960μmol/L 花色苷的黑莓，发现摄入的花色苷总量中只有 0.16%是通过尿液排出的，主要是以甲基化和葡萄糖醛酸结合物的形式排出。此项研究鉴定了矢车菊素-3-葡糖苷、甲基化糖苷、花青素、花青素葡萄糖醛酸盐及花色苷的硫化结合物。花青素单葡萄糖醛酸盐占尿中总花青素的 60%以上。

三、功能成分的细胞、动物试验

（一）有助于抗氧化

Wada 和 Ou（2002）根据 ORAC（oxygen radical absorbance capacity）活性将黑莓的抗氧化活性排在草莓和黑树莓之后的第三位。这可归因于黑莓中大量的酰化花色苷和矢车菊素-3-葡糖苷。事实上，矢车菊素-3-葡糖苷在 ORAC 活性中排名很高，据报道比 Trolox（维生素 E 类似物）强 3.5 倍，而在黑莓中发现的天竺葵素具有与 Trolox 相当的抗氧化活性。果实抗氧化能力与酰化花色苷密切相关。Cho 等（2004）观察到黑莓提取物中 ORAC 值与总酰化花色苷（r_{xy}=0.91）之间存在很强的线性关系，而与总花色苷单糖苷（r_{xy}=0.69）的这种相关性较弱，这种相关性与生物利用度研究一致，该研究表明花色苷如糖苷部分的结构差异以及酰化基团会影响花色苷的生物利用度、稳定性和其他生物学效应。花色苷通过清除自由基来发挥作用，B 环中的 3,4-二羟基取代基是清除自由基的关键条件，它们容易与自由基[如羟基（•OH）、叠氮化物（N^3•）和过氧基（ROO•）]反应形成稳定的类黄酮自由基，从而降低氧化应激。但是，由于极性类黄酮与 LOO•自由基反应的可能性降低，因此类黄酮与脂质过氧化物（LOO•）和超氧化物（O^{2-}）的反应较慢。它们还通过与 α-生育酚自由基反应形成 α-生育酚来增强稳定性。在中等 pH 条件下，花色苷的 B 环羟基与存在的金属离子螯合起到抗氧化作用。赵慧芳等（2013）研究发现黑莓果实不同生长时期对 DPPH 清除能力都很强，但差别较大。发育初期其抗氧化能力最强，随着不断生长，其 DPPH 清除能力下降明显，到生长停滞期 DPPH 清除能力下降缓慢并趋于平稳。通过体外抗氧化试验发现黑莓消化产物均有一定的抗氧化活性，且胃肠消化后的样品抗氧化活性都有所提高。以黑莓花色苷为原料，以不同时间间隔（0~48h）进行人肠道菌群发酵，研究其肠道代谢产物及抗氧化特性。结果表明，黑莓中的矢车菊素-3-O-葡萄糖苷含量最高，发酵 6h 后完全降解。在 HepG2 中，黑莓花色苷的肠道代谢物可显著提高葡萄糖消耗量和糖原含量。此外，肠代谢物明显改善了高糖+棕榈酸（HG+PA）诱导的 HepG2 细胞 ROS、线粒体膜塌陷和谷胱甘肽耗竭。总的来说，研究揭示了黑莓花色苷在肠道微生物群发酵过程中，形成了具有抵抗 HG+PA 氧化损伤的活性代谢产物（Gowd et al.，2019）。

黑莓酚类化合物在体外对人 LDL 和卵磷脂脂质体有较强的调节作用。黑莓中高含量的花色苷具有很高的抗氧化活性和对 LDL 氧化的保护作用，而羟基肉桂酸在脂质体氧化体系中起着重要作用。黑莓中花色苷、黄烷-3-醇和羟基肉桂酸已显示出对脂质体氧化的抑制作用。此外，花青素通过抑制细胞因子诱导的单核细胞趋化蛋白 1（MCP-1）的分泌，在体外对人原代内皮细胞具有保护作用（Röhrl et al.，2021）。Serino 等（2020）研究黑莓膳食补充剂对 Nox1 表达和动脉粥样硬化的影响。采用 4 月龄 ApoE$^{-/-}$雄性和雌性小鼠分别饲低脂肪、高脂肪饲料或高脂肪饲料添加 2% 冻干黑莓粉 5 周。对大鼠主动脉的分析表明，添加黑莓组显著降低了雄性小鼠主动脉的斑块积累、衰老相关 β-半乳糖苷酶和 Nox1 的表达，并得出黑莓提取物可以起到缓解动脉粥样硬化作用的结论。Feresin 等（2016）研究了黑莓多酚提取物对血管平滑肌细胞（VSMC）AngⅡ诱导衰老的抑制作用及其分子机制，发现黑莓多酚提取物（200μg/ml）可减弱 AngⅡ诱导的衰老，表现为衰老相关 β-半乳糖苷酶（SA-β-gal）阳性细胞数量减少、p21 和 p53 表达下调，与 ROS 水平降低和 AngⅡ信号转导有关。黑莓多酚提取物增加了超氧化物歧化酶（SOD）1 的表达，减弱了 AngⅡ诱导的 Nox1 表达，上调 Akt、p38MAPK、ERK1/2 的磷酸化，降低了 Nox1 过度表达引起的衰老。此外，研究还证明了 Akt、p38MAPK 和 ERK1/2 的抑制以及 siRNA 对 Nox1 的下调可以阻止 AngⅡ诱导的衰老。研究表明，AngⅡ诱导的衰老是通过 Nox1 依赖机制以 Nox1 独立的方式被黑莓多酚减弱，这可能是通过增加细胞抗氧化能力实现的。

（二）有助于维持血糖、血脂健康水平

张伟等（2014）通过尾静脉注射四氧嘧啶诱导糖尿病小鼠模型，测定血糖、肝糖原以及血清中甘油三酯（TG）、总胆固醇（TCH）、丙二醛（MDA）和超氧化物歧化酶（SOD）的变化，观察黑莓籽石油醚、乙酸乙酯和正丁醇馏分以及黑莓籽油对糖尿病小鼠血糖、脂质代谢和氧化应激的影响。结果表明，石油醚馏分低剂量组能显著升高肝糖原的含量（$P<0.05$），降低 TG（$P<0.01$）、TCH（$P<0.05$）和 MDA 的含量（$P<0.05$）；乙酸乙酯馏分高剂量组能显著升高肝糖原的含量（$P<0.05$），降低 TG（$P<0.05$）和 TCH 含量（$P<0.05$）；乙酸乙酯馏分中剂量组能显著升高肝糖原的含量（$P<0.01$），降低 TG（$P<0.05$）和 TCH 含量（$P<0.05$），升高 SOD 的水平（$P<0.05$）；黑莓籽油高剂量组能显著降低 TG（$P<0.05$）和 TCH 含量（$P<0.05$）；黑莓籽油低剂量组能显著升高肝糖原的含量（$P<0.05$），降低 TCH 含量（$P<0.05$）。可见，黑莓籽石油醚和乙酸乙酯馏分及黑莓籽油对小鼠糖尿病降血糖作用显著，可以促进肝糖原合成，抑制肝糖原分解，纠正脂质代谢紊乱和增强机体抗氧化防御体系。Spínola 等（2019）学者发现葡萄牙野生黑莓甲醇提取物对葡萄糖苷酶（α 和 β）有较强的抑制作用，但对 α 淀粉酶和胰脂肪酶的抑制作用较差。用 HPLC-DAD 测定的野生黑莓果和叶干浸膏中总酚含量分别为 92.96～97.47mg/g 和 118.01～137.41mg/g。最终测定了 50 种多酚的含量，其中花色苷和鞣花苷是主要的化合物。矢车菊素-3-葡萄糖苷是所有提取物中主要的降血糖和降血脂活性成分之一。野生黑莓还可以阻止牛血清白蛋白（BSA）的糖基化，对自由基有较强的清除作用。低浓度时，黑莓提取物对 Caco-2 细胞无毒性，即野生黑莓提取物对 2 型糖尿病的控制和预防具有潜在的积极作用。

（三）有助于增强免疫

Tate 等（2006）发现 8 个品种（Arapaho、Choctaw、Hull、Chicksaw、Triple Crown、Kiowa、Navajo 和 Chester）的黑莓提取物在不同程度上抑制了突变。根据 Ames 试验，8 个品种的黑莓提取物对鼠伤寒沙门氏菌 TA100 的紫外诱变抑制率达 90%。Serraino 等（2003）报道黑莓提取物对过氧亚硝酸盐诱导的人血管内皮细胞 DNA 链断裂具有保护作用。研究使用含有 80%矢车菊素-3-葡萄糖苷的黑莓提取物，研究了黑莓提取物对暴露于过亚硝酸盐的细胞和血管环中内皮功能障碍的抗氧化活性。各种稀释度的黑莓提取物均能减少过氧亚硝酸盐诱导的人脐静脉内皮细胞线粒体呼吸抑制和 DNA 损伤。此外，体外研究表明，黑莓提取物可抑制 A549 人肺癌细胞的增殖，并减少暴露于佛波酯（TPA）肿瘤启动子的正常表皮 JB6 小鼠细胞的肿瘤转化。黑莓花色苷被认为可以通过修饰细胞信号通路来抑制癌细胞的生长，如调节活化蛋白 1（AP-1）和核转录因子 κB（NF-κB）的表达。黑莓提取物在肿瘤诱导的 AP-1 和 NF-κB 中也表现出抑制作用，并抑制了参与肿瘤生成和发展的两种蛋白质，即血管内皮生长因子和 COX-2 的表达。

此外，Tatar 等（2019）在一项使用人口腔癌、乳腺癌、前列腺癌和结肠癌细胞系的研究中证明了黑莓提取物在体外具有剂量依赖性的抑癌特性。在喂饲 1.5%黑莓饲料 15 天后，雄性 Wistar 大鼠脑中发现了黑莓矢车菊素-3-葡萄糖苷，支持了黑莓花青素在神经保护中的潜在作用。该研究采用 TRAP 法检测了黑莓粗提物对 6 株人结直肠癌细胞株端粒酶活性的影响。以健康供体外周血单个核细胞（PBMC）为正常对照，研究了黑莓对大肠癌细胞端粒酶 RNA（hTR）的 mRNA 表达水平和端粒酶逆转录酶（hTERT）表达及启动子甲基化的影响。黑莓提取物对 6 株大肠癌细胞系的生长具有剂量依赖性抑制作用。与黑莓提取物孵育 48h 和 72h 后，大肠癌细胞端粒酶活性分别下降 15%～37.5%和 43.23%～62.5%（$P<0.05$）。在细胞检测中，只要 7μl/ml 的浆果汁就能完全阻断大肠癌细胞裂解物中的端粒酶活性。浆果对正常人外周血单个核细胞端粒酶活性的抑制作用远不如大肠癌细胞。浆果处理降低了大肠癌细胞 hTERT 的表达及其启动子甲基化，但对 hTR 表达的影响较小，表明端粒酶抑制是黑莓在大肠癌细胞中发挥抗癌作用的关键机制。

（四）有助于改善记忆

据报道，黑莓对老年性疾病有积极作用，可能有助于预防老年性神经退行性疾病，如阿尔茨海默病等。Shukitt-Hale 等（2009）证明，在 19 月龄 Fischer 大鼠的饮食中添加 2%的黑莓，在三项平衡协调任务和认知能力上对改善运动能力是有效的。Chaves 等（2020）研究了黑莓提取物对氯胺酮所致躁狂症的影响，结果表明，用提取物或锂预处理能够防止大脑皮层、海马和纹状体的过度运动及氧化损伤。黑莓提取物预处理对降低纹状体 IL-6 水平和提高 IL-10 水平也有一定作用。Meireles 等（2015）研究了长期摄入黑莓花青素提取物在给予高脂饮食或不给予的情况下对大脑炎症状态的影响，结果发现在低脂喂养条件下，长期食用黑莓花青素提取物对血小板衍生因子-AA、趋化因子 fractalkine、激活素、血管内皮生长因子和胞外基质蛋白 agrin 具有特异性调节作用，有助于突触连接；在高脂喂养条件下，主要作用于炎症蛋白并起到调节作用，同时摄入黑莓花青素提取物还可部分减轻由高脂喂养导致的早发痴呆和大脑中神经炎症的有害影响。Businaro 等（2018）研究发现黑莓等浆果具有明确的神经保护作用，机理可能与黑莓中的活性成分进入血脑屏障后对小胶质细胞或中枢神经细胞的抗氧化和抗炎作用有关。

（五）有助于调节肠道菌群

动物试验显示黑莓多糖通过促进短链脂肪酸的产生，降低结肠 pH，降低类杆菌与厚壁菌的比例，影响肠道生态系统。不同分子质量的黑莓多糖对肠道细菌的调节作用基本相同，但较低分子质量的多糖更易被肠道菌群利用（Dou et al.，2019）。

张立浩（2018）研究发现黑莓花色苷的提取物可以调节肠道微生物群的组成，并抵消高脂肪饮食引起的失调等。此外，肠道微生物环境的改变与黑莓花色苷提取物的抗炎作用有一定的关系。通过粪便代谢组分析，发现黑莓花色苷的提取物参与肠道与大脑双向交流的机制。黑莓花色苷的提取物能够改变宿主色氨酸代谢，增加神经保护性代谢物酪氨酸的产生。Dou 等（2022）采用体外模拟消化和模拟发酵的方法研究了黑莓提取物消化吸收特征，结果表明，多酚类物质主要在胃中释放，碳水化合物主要在小肠消化过程中释放。且多酚类和碳水化合物的生物利用度较低，大部分留在结肠中，被肠道菌群转化利用。黑莓不易消化部分发酵后通过降低结肠 pH、增加短链脂肪酸（SCFA）的产生和调节肠道微生物群组成，特别是降低厚壁菌与拟杆菌的比例，从而影响肠道生态系统。

第四节　黑莓的功能临床试验

一、黑莓花色苷体内代谢

（一）试验设计

1. 试验对象

在波尔图大学的学生和工作人员中招募了 18 名健康男女。招募要求为：年龄＞18岁；BMI＞18.5kg/m²；无心血管疾病，无糖尿病或其他严重的慢性疾病；不能是怀孕或哺乳的妇女；最近 1 个月没有参加其他临床或食品研究；最近 3 个月内没有使用抗生素。同时没有接受任何可能干扰花青素生物利用度的慢性药物治疗（Marques et al.，2016）。

2. 试验过程

参与者保持其平常的生活方式，并避免在干预前 24h 摄入含花青素的特定食品和饮料，包括红酒和红色水果，如黑莓、覆盆子、蓝莓、草莓和葡萄等。

禁食过夜后，要求参与者遵守饮食限制。之后，将他们随机分配为喝不含乙醇的黑莓果泥 250g 和喝含 12%乙醇的黑莓果泥 250g 两组。

3. 试验方法

在摄取果泥之前（0min），以及摄取后的 15min、30min、60min 和 120min，收集参与者静脉血。将血液收集到含有 EDTA 的真空管中，并以 2000g 离心 15min。同时收集参与者摄入果泥之前（0min）和之后 120min 的尿液。

（二）试验结果

甲基矢车菊素葡萄糖醛酸（Me-Cy-Glucr）和 3'-甲基矢车菊素-3-葡萄糖苷（3'-Me-Cy3glc）是所有血浆及尿液中检测到的主要花色苷结合物。这些花色苷结合物的尿浓度与其血浆浓度呈正相关。乙醇可增加血浆中 Me-Cy-Glucr 和 3'-Me-Cy3glc 的最大血药浓度（C_{max}）。然后根据体重指数和体脂质量百分比对参与者进行分组分析。与正常体重的参与者相比，超重/肥胖的参与者在摄入没有酒精的黑莓果泥后，Me-Cy-Glucr 和 3'-Me-Cy3glc 的血浆 C_{max} 趋于降低。在超重/肥胖组中，摄入黑莓果泥（含 12%乙醇）的 Me-Cy-Glucr 和 3'-Me-Cy3glc 的血浆 C_{max} 增加更为明显。

（三）试验结论

该研究表明乙醇增强了矢车菊素-3-O-葡萄糖苷（Cy3glc）的代谢，从而使其转化为甲基化衍生物（Me-Cy-Glucr 和 3'-Me-Cy3glc）。Cy3glc 在超重和肥胖的个体中代谢受到了影响（图 7-1）。这些结果应引起科学界的注意，这些化合物的动力学受乙醇和人体成分影响。

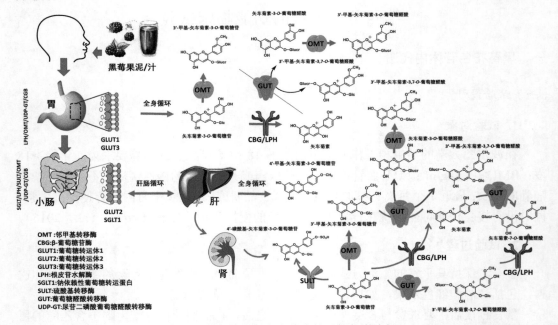

图 7-1　花色苷（矢车菊素-3-O-葡萄糖苷）在人体内的可能代谢途径（Marques et al.，2016）

（彩图请扫封底二维码）

二、黑莓对血压的影响

（一）试验设计

1. 试验对象

招募 80 名健康的无烟成年人（46 名男性；34 名女性），年龄 45～75 岁，未经治疗收缩压 130～150mmHg（Heneghan et al.，2017）。

2. 试验过程

参与者被随机分为两组，一组饮用高多酚含量的黑莓饮料[总多酚含量：700mg 没食子酸当量 (GAE)/(250ml·d)]，另一组饮用低多酚含量的黑莓饮料 [小于100mg GAE/(250ml·d)]，为期 6 周。停止饮用上述饮料 2 周后，参与者在第二个 6 周的研究期间给予其他饮料。这些饮料的营养成分、外观和味道与之前的黑莓饮料保持相似，作为对照。

3. 试验方法

根据《欧洲高血压学会指南》，参与者参加了 5 次空腹研究，收集血样并测量血压（使用维克托血压计）；还收集了体质形态、饮食控制以及健康和生活方式方面信息的数据。

（二）试验结果

在考虑性别、年龄、腰围的未调整和调整模型中，黑莓多酚饮料和对照饮料在干预期间对血压的影响没有显著差异。

（三）试验结论

在有患高血压风险的成年人中，以 700mg GAE（250ml·d）的剂量补充黑莓多酚 6 周似乎不会降低血压（表 7-2）。黑莓饮料制品与其他饮料相比并没有显示出降血压的效果。

表 7-2 患高血压风险的成年人饮用不同饮料对血压的影响情况

		处理饮料 (n=80)				对照饮料 (n=80)				P^a 值	P^b 值
		基线		终点		基线		终点			
		平均值	标准差	平均值	标准差	平均值	标准差	平均值	标准差		
诊室血压	收缩压/mmHg	136.8	12.4	136.9	14.1	136.2	12.8	137.0	77.3	0.836	0.835
	舒张压/mmHg	88.9	8.7	88.9	9.1	88.6	9.1	89.1	77.3	0.457	0.448
中心动脉压	收缩压/mmHg	140.1	14.0	140.1	14.8	138.6	12.7	140.0	14.3	0.583	0.590
	舒张压/mmHg	76.8	8.1	77.2	6.5	76.7	7.8	77.3	7.2	0.453	0.441

资料来源：Heneghan et al.，2017。P^a 表示组间比较（独立 t 检验）；P^b 表示 ANCOVA 调整的比较值。

第五节 黑莓功能产品开发现状及发展趋势

当前我国种植的黑莓主要是以冻果的形式出口销售，冻黑莓属于初级加工产品，附加值较低，没有技术含量，而且受国际市场需求和定价的影响非常大。为了推进现有黑莓产业的发展，促进当地农业发展，调整农村经济结构，提高企业的经济实力，增加农民收入，调动农民种植黑莓的积极性，最终实现企业和农户双赢的目的，需要我们立足于巨大的国内消费市场，不断提升黑莓精深加工水平，延长黑莓产业链，克服产品单一、生产周期短、受国际市场定价影响大等缺点（李维林等，2012）。

一、产品分类及开发特点

（一）鲜果及冻果

虽然大部分黑莓用于加工，但是也有少部分品种适合鲜食。由于黑莓非常柔软，不耐储存，且黑莓的收获期又很短，所以一般将黑莓进行冷冻保藏，且冷冻时要进行保护处理以避免冷冻和解冻对黑莓质构产生影响。此外，还可以利用冷冻干燥技术将其加工为冻干黑莓（周佳佳，2015）。

（二）黑莓果汁

目前我国主要的黑莓果汁产品为果肉型果汁饮料、黑莓混汁、黑莓清汁和浓缩黑莓清汁，其中浓缩黑莓清汁以出口日韩为主。田金辉（2006）利用果胶酶酶解技术制备黑莓混汁，结果表明该技术能显著提高出汁率，酶解效果较理想。黑莓中果胶含量较高，离心式榨汁机可提高黑莓混汁的出汁率，达到75.5%，但是不同的黑莓品种出汁率也有显著差异（田金辉，2006）。黑莓的独特风味和色泽扩大了其加工利用范围，黑莓果实的加工属性强，适合与其他果品一起加工成混合清汁或者单独将黑莓加工成清汁，也可作为加工其他食品的辅料。将黑莓加工成黑莓清汁饮料，满足了市场多元化的要求及不同消费者的口味需求。

（三）黑莓果酒

黑莓果酒中的花青素和原花青素可有效改善血管健康状况，减少动脉粥样硬化，预防和降低冠心病及中风的风险。随着人们生活水平的提高和保健意识的增强，兼具丰富营养和功能的黑莓果酒产业将会有很大的发展前景。李建军等（2017）通过测定经植物乳杆菌和明串珠菌胞外多糖处理前后黑莓果酒中蛋白质、总酚、花色苷、色度、澄清度及热稳定性等参数的变化，研究乳酸菌胞外多糖处理对黑莓果酒品质的影响。结果表明，适量的乳酸菌胞外多糖处理黑莓果酒，能明显降低导致果酒沉淀的蛋白质、总酚含量，显著提高果酒的澄清度和热稳定性，显著增加果酒的储存稳定性（李建军等，2017）。

（四）黑莓渣咀嚼片

咀嚼片是近年来新出现的休闲保健食品，是果品加工的新形式，且与饮料、果酒等液体产品相比，更方便储运和服用，嚼碎后表面积增大，可促进其在体内的溶解、吸收。赵慧芳等（2020）采用冷冻干燥的方法去除掉果实的水分，通过粉碎过筛制成冻干果粉，在此基础上对咀嚼片的配方和加工方法进行探索及优化，最终得到黑莓咀嚼片的最优配方为：黑莓果粉 50%、甘露醇 45.5%、苹果酸 0.5%、微粉硅胶 2%、硬脂酸镁 2%。所制黑莓咀嚼片产品色泽艳丽，酸甜适中，口感细腻，清凉爽口，花色苷和多酚含量丰富。

（五）黑莓花色苷和酚类物质提取物

黑莓含有大量的花色苷和多酚，从黑莓中提取的花色苷和多酚类物质可作为天然食用色素及保健食品。焦中高等（2005）采用正交试验法优化了黑莓花色苷的最佳浸提条件，并对大孔吸附树脂分离纯化黑莓花色苷的方法及黑莓花色苷的稳定性进行了初步研究，认为黑莓花色苷可以作为一些酸性食品加工的着色剂。王悦宏（2002）对黑莓中花色苷的提取、精制及性质进行了研究，认为用阳离子交换树脂比大孔树脂制得的黑莓花色苷品质更好。

二、市场存在的问题及发展趋势

目前市场上黑莓的相关产品诸多，如黑莓鲜果、黑莓干果、黑莓酸奶、黑莓果茶、黑莓果酱、黑莓果酒、黑莓果糖和复合黑莓花色苷保健品。主要以加工制品为主，而膳食补充剂等食品较少。

（一）保鲜技术差

黑莓皮薄汁多，易被碰破而发生质变，在常温保存时一般不超过 20h，极不耐储运、储藏，因此在黑莓果实成熟季节进行采摘、收集、运输的过程中损耗率非常大，并且此过程需要消耗大量人力、物力、财力等各种资源。如何进行黑莓的精加工、降低损失、提高附加值，成为黑莓研究的热点。

（二）副产品加工利用率低

研究表明，黑莓籽油含有的不饱和脂肪酸是一种较好的油料资源。因此，研究和开发黑莓籽油的提取及功能性质是果渣综合利用的又一方向，具有较大的经济效益和社会效益。黑莓渣是黑莓加工的废弃物，含有丰富的花青素，目前对加工废渣的综合利用率低，缺少变废为宝的加工提取条件，因此提高对加工副产物的科学利用，创造更多的经济效益，可以有效地推动黑莓产业的经济发展。

（三）黑莓果汁果酒澄清度问题

黑莓可以加工成混汁或者清汁，但是无论在国内还是国外，黑莓汁在市场上的产品都很少见，主要原因是黑莓汁在储存过程中会产生严重的混浊或者沉淀以及严重的色泽损失和褐变，影响商品价值。虽然在苹果汁和葡萄汁中也有类似的问题，但是黑莓汁存在的色泽问题更为严重。

（四）具有高附加值的黑莓膳食补充剂少

黑莓是一种风味及品质优良、营养价值高的小浆果，具有较高的营养保健价值和经济价值，并富含特殊的营养成分，受到许多欧美国家人们的普遍欢迎，发展潜力巨大，目前已经逐渐发展成为第三代新兴水果。但是国内对其有效成分花色苷和多酚的综合利用及提取技术较落后，需要加大基础研发，针对花色苷等营养物质开发高附加值的营养补充剂等。

参 考 文 献

焦中高, 刘杰超, 王思新, 等. 2005. 黑莓红色素的提取及其稳定性的初步研究. 食品科学, 26(3): 154-157.

李滨旭. 2020. 黑莓酚类物质抗氧化活性及体外模拟消化研究. 沈阳: 沈阳农业大学硕士学位论文.

李建军, 周剑忠, 董月, 等. 2017. 乳酸菌胞外多糖对黑莓果酒品质的影响. 江苏农业科学, 45(6): 178-181.

李立. 2011. 黑莓果渣提取物抗氧化活性评价及提取工艺研究. 兰州: 兰州大学硕士学位论文: 1-2.

李维林, 吴文龙, 张春红, 等. 2012. 世界黑莓产业发展和研究现状及前景.植物资源与环境学报, 21(3): 105-115.

李玮, 赵慧芳, 吴文龙, 等. 2011. 黑莓优良品种及其优质高产栽培技术. 农技服务, 28(8): 1118-1120.

田金辉. 2006. 黑莓果汁的研制. 无锡: 江南大学硕士学位论文.

王玉霞, 唐晓华, 张超. 2004. 黑莓的生物学特性、栽培现状及管理技术. 河北果树, 5: 34-35.

王悦宏. 2002. 黑莓色素的提取精制和色素性质研究. 长春: 吉林农业大学硕士学位论文.

文瑶. 2016. 黑莓花青素的提取纯化工艺研究. 贵阳: 贵州师范大学硕士学位论文: 9-10.

吴文化, 王小敏, 李维林, 等. 2007. 黑莓优良品种果汁加工性能的研究. 食品工业科技, 28(8): 129-131.

徐怀德, 彭铁山, 郭波莉. 2004. 黑莓干酒工艺研究. 西北林学院学报, 19(4): 132-135.

尹震花, 张伟, 冯发进, 等. 2014. 黑莓籽降血脂有效部位研究. 中国实验方剂学杂志, 20(24): 194-198.

张春红, 闫连飞, 赵慧芳, 等. 2020. 黑莓新品种'硕丰'. 南京林业大学学报(自然科学版), 44(5): 245-246.

张娇娇. 2019. 食用花色苷与常见内源性蛋白质相互作用研究. 杭州: 浙江大学博士学位论文.

张立浩. 2018. 不同黑莓组方对溃疡性炎癌小鼠肠道菌群调控作用研究. 沈阳: 辽宁大学硕士学位论文.

张丽华, 韩永斌, 孙晶, 等. 2005. 低温果浆酶处理对黑莓出汁率和几个理化指标的影响. 食品工业料技, 26(11): 82-84.

张伟, 尹震花, 康文艺. 2014. 黑莓籽对四氧嘧啶诱导糖尿病小鼠的影响. 食品工业科技, 35(19): 351-354.

张玉平, 许奕华, 曹均, 等. 2019. 红花黑莓新品种'京玉1号'. 园艺学报, 46(3): 607-608.

赵慧芳, 刘洪霞, 吴文龙, 等. 2020. 黑莓、蓝莓咀嚼片的研制. 食品研究与开发, 41(4): 140-145.

赵慧芳, 吴文龙, 闫连飞, 等. 2013. 黑莓果实的抗氧化活性研究. 食品工业科技, 34(17): 82-86.

周佳佳. 2015. 黑莓加工产品开发及综合利用. 南京: 南京农业大学硕士学位论文: 1-3.

庄晶晶, 陈卫, 李亚, 等. 2015. 黑莓黄酮的自由基清除活性与防护肝细胞氧化损伤的研究. 中国食品学报, 7: 46-53.

Businaro R, Corsi M, Asprino R, et al. 2018. Modulation of inflammation as a way of delaying alzheimer's disease progression: The diet's role. Current Alzheimer Research, 15(4): 363-380.

Chaves V C, Soares M S P, Spohr L, et al. 2020. Blackberry extract improves behavioral and neurochemical dysfunctions in a ketamine-induced rat model of mania. Neuroscience Letters, 714: 134566-134574.

Chen L L, Jiang B W, Zhong C G, et al. 2018. Chemoprevention of colorectal cancer by black raspberry anthocyanins involved the modulation of gut microbiota and SFRP2 demethylation. Carcinogenesis, 39(3): 471-481.

Cho M J, Howard L R, Prior R L, et al. 2004. Flavonoid glycosides and antioxidant capacity of various blackberry and red grape genotypes determined by high-performance liquid chromatography/mass spectrometry. Journal of the Science of Food and Agriculture, 84(13): 1771-1782.

Dou Z M, Chen C, Fu X, et al. 2019. Digestive property and bioactivity of blackberry polysaccharides with different molecular weights. Journal of Agricultural and Food Chemistry, 45(67): 12428-12440.

Dou Z M, Chen C, Huang Q, et al. 2022. *In vitro* digestion of the whole blackberry fruit: Bioaccessibility, bioactive variation of active ingredients and impacts on human gut microbiota. Food Chemistry, 370: 131001.

Fan-Chiang H J, Fan-Chiang R E. 2005. Anthocyanin pigment composition of blackberries. Journal of Food Science, 70: 198-202.

Felgines C, Talavera S, Texier O, et al. 2005. Blackberry anthocyanins are mainly recovered from urine as methylated and glucuronidated conjugates in humans. Journal of Agricultural and Food Chemistry, 53: 7721-7727.

Feresin R G, Huang J W, Klarich D S, et al. 2016. Blackberry, raspberry and black raspberry polyphenol extracts attenuate angiotensin II-induced senescence in vascular smooth muscle cells. Food & Function, 7(10): 4175-4187.

Finn B C, Strik B C. 2016. Blackberry production in the Pacific northwestern US: A long history and a bright future. Acta Horticulturae, 1133: 35-43.

Gowd V, Bao T, Chen W. 2019. Antioxidant potential and phenolic profile of blackberry anthocyanin extractfollowed by human gut microbiota fermentation. Food Research International, 120: 523-533.

Grey T L, Hurdle N L, Rucker K, et al. 2021. Blueberry and blackberry are tolerant to repeated indaziflam applications. Weed Technology, 35: 560-564.

Heneghan C, Kiely M, Manning E, et al. 2017. Effect of a blackberry-derived polyphenol enriched beverage on blood pressure: A randomized controlled crossover trial. Proceedings of the Nutrition Society, 76 (OCE3): E57.

Kaume L, Howard L R, Devareddy L, et al. 2012. The blackberry fruit: A review on its composition and chemistry, metabolism and bioavailability, and health benefits. Journal of Agricultural and Food Chemistry, 60(23): 5716-5727.

Kitrytė V, Narkevičiūtė A, Tamkutė L, et al. 2020. Consecutive high-pressure and enzyme assisted fractionation of blackberry (*Rubus fruticosus* L.) pomace into functional ingredients: Process optimization and product characterization. Food Chemistry, 312: 126072-126082.

Marques C, Fernandes I, Meireles M, et al. 2018. Gut microbiota modulation accounts for the neuroprotective properties of anthocyanins. Scientific Reports, 8: 1134-1142.

Marques C, Fernandes I, Norberto S, et al. 2016. Pharmacokinetics of blackberry anthocyanins consumed with or without ethanol: a randomized and crossover trial. Molecular Nutrition & Food Research, 60(11): 2319-2330.

Meireles M, Marques C, Norberto S, et al. 2015. The impact of chronic blackberry intake on the neuroinflammatory status of rats fed a standard or high-fat diet. Journal of Nutritional Biochemistry, 26(11): 1166-1173.

Moraes D P, Lozano-Sánchez J, Machado M L, et al. 2020. Characterization of a new blackberry cultivar BRS Xingu: Chemical composition, phenolic compounds, and antioxidant capacity *in vitro* and *in vivo*. Food Chemistry, 322: 126783-126791.

Oszmiański J, Nowicka P, Teleszko M, et al. 2015. Analysis of phenolic compounds and antioxidant activity in wild blackberry fruits. International Journal of Molecular Sciences, 16: 14540-14553.

Pavlovic A V, Papetti A, Dabic-Zagorac D, et al. 2016. Phenolics composition of leaf extracts of raspberry and blackberry cultivars grown in Serbia. Industrial Crops and Products, 87: 304-314.

Röhrl C, Steinbauer S, Bauer R, et al. 2021. Aqueous extracts of lingonberry and blackberry leaves identified by high-content screening beneficially act on cholesterol metabolism. Food and Function, 12: 10432 -10442.

Serino A, Zhao Y T, Hwang J W, et al. 2020. Gender differences in the effect of blackberry supplementation in vascular senescence and atherosclerosis in ApoE$^{-/-}$ mice. The Journal of Nutritional Biochemistry, 80: 108375-108382.

Serraino I, Dugo L, Dugo P, et al. 2003. Protective effects of cyanidin-3-*O*-glucoside from blackberry extract against peroxynitrite-induced endothelial dysfunction and Vascular failure. Life Sciences, 73(9): 1097-1114.

Shukitt-Hale B, Cheng V, Joseph J A. 2009. Effects of blackberries on motor and cognitive function in aged rats. Nutritional Neuroscience, 12(3): 135-140.

Spínola V, Pinto J, Llorent-Martínez E J, et al. 2019. Evaluation of Rubus grandifolius L. (wild blackberries) activities targeting management of type-2 diabetes and obesity using in vitro models. Food Chemistry and Toxicology. 123: 443-452.

Strik B C, Finn C E, Clark J R, et al. 2008. Worldwide Blackberry Production. Acta Horticulturae, 777: 209-217.

Tatar M, Bagheri Z, Varedi M, et al. 2019. Blackberry extract inhibits telomerase activity in human colorectal cancer cells. Nutrition and Cancer, 71(3): 461-471.

Tate P, Stanner A, Shields K, et al. 2006. Blackberry extracts inhibit UV-induced mutagenesis in Salmonella typhimurium TA100. Nutrition Research, 26(2): 100-104.

Wada L, Ou B X. 2002. Antioxidant activity and phenolic content of Oregon caneberries. Journal of Agricultural and Food Chemistry, 50(12): 3495-3500.

第八章　蔓越莓营养与功能

第一节　蔓越莓产业发展状况

蔓越莓为杜鹃花科越橘属，原产于北美大陆，是三种北美本土水果之一，当地的印第安土著人最早食用蔓越莓。

目前，全球蔓越莓的种植面积达到了 1.6 万 hm^2，总产值超过 20 亿美元。其中，美洲是蔓越莓的主要产区，占总量的 97.3%，其他地区仅占 2.7%。全球蔓越莓的产量处于供不应求的状态，而中国市场对蔓越莓需求的不断增长使得中国已经成为美国的第二大蔓越莓出口市场。受到种植技术和种植条件等因素的制约，我国自 2010 年才开始从北美引进蔓越莓进行研究，于 2014 年在黑龙江抚远进行大规模种植，共种植了 4200 亩，是亚洲最大的蔓越莓基地，并在 2019 年取得大规模丰收。在美国市场，95%以上的蔓越莓在深加工成果酱、果汁、果粉或提取花青素制作保健品后进入市场销售。未来，我国在蔓越莓产量持续扩大的前提下，蔓越莓深加工配套产业也将逐步建成。

第二节　蔓越莓的种类、分布及生物学特性

一、蔓越莓的分布情况

蔓越莓主要生长在寒冷的北半球有酸性泥炭土的沼泽或湿地中，产区主要是北美的美国和加拿大以及南美的智利。美国蔓越莓产区主要分布在北部的马萨诸塞州、威斯康星州、新泽西州、俄勒冈州和华盛顿州。加拿大蔓越莓产区主要分布在魁北克和英属哥伦比亚。因智利的南部靠近南极地区这一独特的地理位置，从而盛产蔓越莓。中国东北地区的红海蔓越莓基地是目前亚洲最大的蔓越莓基地。

二、蔓越莓的主要品种

蔓越莓主要分为美洲蔓越莓（*Vaccinium macrocarpon* Ait.）、欧洲蔓越莓（*Vaccinium oxycoccos* L.）和 *Vaccinium vitis-idaea* L.三大类，其中，美洲蔓越莓又被称为大蔓越莓，欧洲蔓越莓又被称为小蔓越莓，*Vaccinium vitis-idaea* L.在北美被称为"岩石蔓越莓"或"北山蔓越莓"，在欧洲被称为"红豆越橘"。美洲蔓越莓原产于美国，在加拿大的不列颠哥伦比亚省也广泛种植。欧洲蔓越莓和 *Vaccinium vitis-idaea* L.在北美和欧洲的本地种群中都有发现，包括不列颠哥伦比亚省沿海和山区的本地种群。蔓越莓的品种主要有Early Black、Howes、Stevens、Ben Lear、Wilcox、Crimson Queen、Grygleski、Mullica Queen、Aviator、Other、Demoranville、Bergman、Pilgrim、Black Veil、Scarlet Knight、Franklin、

Round Howes、Mcfarlin、Shaw's Success、CN、Early Red、Paradise Meadow、Bugle、Centennial、Crowley、Hyred、Matthers、Smalley Howes、Vose's Pride、Wales Henry 等。

三、蔓越莓的栽培与生物学特性

蔓越莓喜湿地和低洼地，喜酸性泥炭土壤和沙土，适宜种植在 pH 4.8～6.1 的酸性土壤中，最适宜的土壤 pH 为 4.5～5.5。蔓越莓的生长期在 3～9 月，7 月中旬花瓣落去、果实萌芽形成，9 月中旬到 10 月中旬果实成熟采收。在种植蔓越莓的时候把蔓越莓的部分藤茎切断，撒在沙土中，然后把它们压入土壤，最后进行浇水施肥。种植后及时浇定根水，定根水的 pH 小于 6，果树应该定期进行浇水，保持土壤的含水量在 45%～55%，在果实的发育阶段和果实成熟前保持土壤的含水量为 25%～30%。每年施肥 3 次，种植后即刻施肥，第二次施肥在果树开花前后进行，第三次施肥在果实收获后及时进行。幼树期第一年剪除花芽、扩大树冠、增加树枝的数量，定植后第二年、第三年春天剪除掉小枝条，第四年继续扩大树冠，剪掉小枝条；成龄期剪除过密树枝、细弱树枝、病虫树枝，剪除一部分花芽，每个壮枝留 2～3 个花芽。根据不同的病虫害及时进行防治，使用毒性小的农药进行防治；第四年开始采摘蔓越莓果实，第四年采摘控制在每棵树不超过 1.5kg，以后逐年递增。

第三节　蔓越莓的功能基础试验

蔓越莓是生物活性物质和抗氧化剂的良好来源。蔓越莓的生物活性物质与其他浆果不同，富含 A 型原花青素，而其他大多数浆果则含有 B 型原花青素。蔓越莓因其富含多酚类物质而具有多种生理功能，如有助于改善尿道健康、抑制幽门螺杆菌繁殖、抑制体内肿瘤细胞生长、维持心血管健康、维持血压健康水平、改善牙齿健康等。在过去的几十年里，已经有大量的细胞和动物试验对蔓越莓的功能性进行了初步探究，为蔓越莓的营养价值和保健作用提供了依据。

一、功能成分分离和鉴定

蔓越莓中含有多种生物活性成分，尤其富含原花青素，含量可达 34.4mg/100g 。Wang 等（2020）采用超高效液相色谱-离子迁移-高分辨质谱（UPLC-IM-HRMS）对蔓越莓原花青素低聚物进行鉴定，共鉴定出 304 种 A 型和 B 型原花青素，包括 40 个三聚体、68 个四聚体、53 个五聚体、54 个六聚体、49 个七聚体、28 个八聚体和 12 个非聚体。

二、功能成分营养学特点

消化对蔓越莓果实提取物的酚类物质含量和抗氧化活性有显著影响。蔓越莓提取物在体外消化过程中，其总酚含量、酚酸含量和黄酮含量在胃肠道条件下呈下降趋势，蔓越莓甲醇提取物和水提取物中活性物质的总生物利用率分别为 38.9% 和 56.4%；蔓越莓提取物的总抗氧化活性在胃肠道消化条件下降低（Barak et al.，2019）。

对服用蔓越莓汁的健康男性的血液和尿液进行分析，在血浆和尿液中鉴定出 60 种代谢物，包括肉桂酸、二氢肉桂酸、黄酮醇、苯甲酸、苯乙酸、苯甲醛、戊内酯、马尿酸、邻苯二酚和邻苯三酚，并且特定的血浆酚代谢物与蔓越莓汁中的酚含量呈线性关系（Feliciano et al.，2017）。最丰富的血浆代谢物是小酚类化合物，特别是马尿酸、邻苯二酚-O-硫酸盐、2,3-二羟基苯甲酸、苯乙酸、异芥酸、4-甲基邻苯二酚-O-硫酸盐、α-羟基马尿酸、阿魏酸 4-O-硫酸盐、苯甲酸、4-羟基苯乙酸、二氢咖啡酸 3-O-硫酸盐、香兰素酸-4-O-硫酸盐。一些苯甲酸、肉桂酸和黄酮醇代谢物在服用后 1~2h 出现在血浆中，其他如苯乙酸、苯甲醛、邻苯三酚、邻苯二酚、马尿酸和二氢肉桂酸衍生物随后出现在血浆中，24h 尿液中蔓越莓酚类物质的回收率为 6.2%（Feliciano et al.，2016）。

三、功能成分的细胞、动物试验

（一）有助于改善尿道健康

尿路感染最常见的致病菌是革兰氏阴性杆菌，其中大肠杆菌最常见。蔓越莓中富含的原花青素具有抗细菌黏附特性，能阻止大肠杆菌等致病菌黏附在尿道的上皮细胞和膀胱壁上，使致病菌随着尿液流走，从而预防尿道感染的发生。蔓越莓汁可以减少尿路感染小鼠的尿致病性大肠杆菌在膀胱中的定植数量（Jensen et al.，2017）。蔓越莓酚类化合物及其微生物代谢产物对 T24 细胞的革兰氏阴性菌（大肠杆菌 ATCC 53503 和 DSM 10791）和革兰氏阳性菌（粪肠球菌 04-1）具有抗黏附活性，并且蔓越莓的代谢产物的抗黏附活性是蔓越莓对尿路感染具有积极作用的机制之一（Gonzalez de Llano et al.，2019）。白色念珠菌是医院获得性尿路感染最常见的原因之一，将白色念珠菌在体外人工尿模型中培养并加入蔓越莓原花青素，发现蔓越莓花青素能够抑制白色念珠菌生物膜的形成；对白色念珠菌进行全基因组表达分析，发现蔓越莓原花青素干扰了尿液生物膜中铁的获取和黏附基因的表达（Rane et al.，2014；Sundararajan et al.，2018）。蔓越莓果胶寡糖能够抑制尿路致病性大肠杆菌菌株 CFT073 在膀胱细胞内形成静止储存器，并且减少尿路致病性大肠杆菌菌株 CFT073 形成的连续细胞系的数量（Sun et al.，2019）。由此可见，蔓越莓主要通过减少尿致病菌数量和降低尿致病菌黏附活性起到预防尿路感染的作用。

（二）有助于改善牙齿健康

龋齿是细菌感染性疾病，而牙菌斑生物膜的形成是导致龋齿的重要因素，研究表明蔓越莓可以通过破坏口腔中细菌形成的生物膜结构预防龋齿。Philip 等（2019a）用蔓越莓提取物处理在致龋环境中培养的唾液来源的多菌生物膜，发现蔓越莓提取物能够降低生物膜的生物量、产酸性、胞外多糖/微生物生物量、菌落形成数量，并将唾液多菌生物膜的微生物生态调节得更加健康。蔓越莓多酚提取物能够显著降低变形链球菌生物膜的代谢活性、产酸量和细菌/胞外多糖（EPS）生物量，使得变形链球菌生物膜的结构变得松散，这表明蔓越莓多酚提取物具有作为调节致龋生物膜致病性的非杀菌剂的潜力（Philip et al.，2019b）。蔓越莓多酚提取物能够抑制变形链球菌-白念珠菌双种生物膜致龋毒性，变形链球菌-白念珠菌生物膜与学龄前儿童龋齿有关（Philip et al.，2018）。

（三）对化学性肝损伤有辅助保护功能

蔓越莓多酚提取物能够靶向作用于肝脏，调节关键的肝细胞核因子以及参与脂肪生成和炎症调节的基因，从而显著改善肝脏的稳态（Anhe et al.，2017）。蔓越莓对非酒精性脂肪肝也有一定的保护作用。Hormoznejad 等（2020）利用 12 周龄雄性大白鼠建立非酒精性脂肪肝模型并给予大白鼠蔓越莓提取物 8 周，结果表明蔓越莓提取物对非酒精性脂肪肝具有明显的缓解作用，并具有剂量依赖性（Faheem et al.，2020）。对高脂膳食模型小鼠的研究发现，与高脂膳食对照组相比，添加 1% 和 5% 蔓越莓粉的高脂膳食组小鼠的氧化应激水平和体重降低；在治疗早期，蔓越莓抑制了血清甘油三酯的升高；并且添加蔓越莓粉的高脂膳食小鼠脂肪组织中的脂肪细胞比高脂膳食对照组小鼠的脂肪细胞要小；肝组织学分析显示，与高脂膳食对照组相比，添加蔓越莓的高脂膳食小鼠的脂肪滴形成和肝细胞膨胀均显著减少。结果表明，蔓越莓可以改善高脂膳食引起的代谢紊乱，特别是在治疗早期，并能够阻止非酒精性脂肪肝的进展（Shimizu et al.，2019）。蔓越莓提取物对四氯化碳致大鼠肝毒性具有保护作用，给予四氯化碳诱导肝毒大鼠蔓越莓提取物可显著降低大鼠肝酶（AST、ALT 和 ALP）的活性、增强抗氧化防御能力（GSH、SOD 和 CAT）和降低血清中丙二醛水平，表明蔓越莓提取物对化学性肝毒性具有良好的保护作用，能维持肝酶的稳态，对自由基诱导的氧化应激具有明显的抗氧化作用（Hussain et al.，2017）。

（四）有助于控制体内脂肪

利用 3T3-L1 脂肪细胞和动物试验证实了蔓越莓抗肥胖及其相关疾病的作用。用浓度为 25～100μg/ml 的蔓越莓多酚提取物处理 3T3-L1 脂肪细胞可显著减少脂肪细胞的脂质积累和活性氧生成，且无细胞毒性；浓度为 100μg/ml 的蔓越莓多酚提取物通过下调 PPARγ（67%）、C/EBPα（72%）、SREBP1（62%）、αP2（24%）、FAS（32%）、LPL（40%）、HSL（39%）和 PLIN1（32%）基因表达来抑制脂肪生成；此外，蔓越莓提取物能够显著增加脂联素的表达（4.4 倍）、降低瘦素的表达（90%），并分别调节 3T3-L1 脂肪细胞中脂联素的产生，这些结果表明蔓越莓多酚提取物能够长期维持体重和改善肥胖（Kowalska et al.，2017）。蔓越莓能显著降低 3T3-L1 脂肪细胞中 IL-6、MCP-1 和瘦素的表达及分泌，抑制 H_2O_2 诱导的 PAI-1 过表达（Kowalska and Olejnik，2016）。高脂膳食大鼠每天摄入 200mg/kg 蔓越莓提取物 30 天后，大鼠低眼压、低皮质酮血症、肝胆固醇和脂肪酸合酶含量降低，脂质过氧化、蛋白质羰基化（肝脏和脂肪组织）和肝脏脂肪堆积减少。虽然蔓越莓提取物并不能完全逆转肥胖，但能改善高脂膳食大鼠的代谢，减少氧化损伤和脂肪变性，这表明蔓越莓提取物有助于控制肥胖相关疾病（Peixoto et al.，2018）。

（五）有助于抑制体内肿瘤细胞生长

蔓越莓可以通过调节促炎细胞因子水平以及相关信号通路表达，抑制肿瘤细胞的增殖以及促进肿瘤细胞的凋亡，从而起到抗肿瘤的作用。全蔓越莓粉对小鼠的结肠炎相关结肠癌有抑制作用，其作用机制是减少促炎性细胞因子的释放，抑制 PI3K/Akt/COX-2 信号转导，诱导 II 期酶的产生，调节与细胞增殖、血管生成和凋亡相关的关键信号蛋白转移（Wu et al.，2018）。向小鼠饲料中加入 20% 冻干蔓越莓粉喂养 12 周，结果发现蔓越莓对肠肿瘤的生长有明显抑制作用，抑制率为 33.1%；蔓越莓饲养小鼠肿瘤细胞增殖减少，凋亡增加；降低了大鼠结肠刺激性细胞因子（IFN-γ、IL-1β 和 TNF-α）的表达，同时增加了抗刺激性细胞因子（IL-4 和 IL-10）的水平，结肠杯状细胞数量增加，黏液分泌增加，肠屏障功能改善（Jin et al.，2017）。

（六）有助于抗氧化

蔓越莓具有很强的抗氧化性。向仓鼠注射 1ml 100% 的富含花青素的蔓越莓汁，测定仓鼠肝、肾、心、膀胱、脑等器官的抗氧化能力，与对照组相比，注射蔓越莓汁仓鼠的器官抗氧化能力明显增强（Bariexca et al.，2019）。采用 D-半乳糖诱导衰老小鼠模型，对小鼠进行灌胃，给予富含 A 型原花青素的蔓越莓浓缩汁，观察 8 周；蔓越莓浓缩汁能够降低小鼠肝脏和大脑中硫代巴比妥尿酸反应物质、血浆 8-异丙醇烷水平，以及大脑和血浆中的单胺氧化酶活性，提高肝谷胱甘肽过氧化物酶活性。因此，蔓越莓 A 型原花青素提取物能够通过调节体内氧化还原状态发挥抗衰老作用（Jiao et al.，2017）。

（七）有助于消化

蔓越莓能够缓解结肠炎，并对肠道微生物具有调节作用。蔓越莓显著降低了葡萄糖硫酸钠（DSS）处理小鼠的结肠炎的严重程度，并且通过增加有益菌（如乳酸杆菌和双歧杆菌）的丰度，减少有害菌（如 Sutterella 和 Bilophila）的丰度，部分逆转了结肠炎小鼠的肠道微生物群的变化。蔓越莓对肠道菌群的调节作用可能有助于其对 DSS 诱导小鼠结肠炎的抑制作用（Cai et al.，2019）。

（八）有助于抑制细菌繁殖

蔓越莓能够抑制细菌的生长，以及细菌生物膜的形成。蔓越莓多酚提取物对李斯特菌具有生长抑制作用，2～8mg/ml 的蔓越莓乙醇溶液提取物在 24h 内呈剂量依赖性地降低细菌盐耐受性、细菌胆盐水解酶活性、细菌生物膜形成能力以及细胞膜通透性（Diarra et al.，2020）。

（九）缓解视疲劳

蔓越莓中含有的花青素具有保护视力的作用。视网膜色素上皮细胞 ARPE-19 经蔓越莓提取物处理后，蔓越莓提取物较好的清除自由基活性能有效地保护 ARPE-19 细胞，从而抑制老年性黄斑变性的进展（Chang et al.，2017）。

（十）有助于维持心脏和肾脏健康

蔓越莓不仅对肝脏有很好的保护作用，对肾脏和心脏也具有一定的保护作用。给大鼠注射氯化铝溶液 8 周诱导肝肾和心脏毒性，注射 4 周后每天口服蔓越莓提取物，同时每周服用 3 次氯沙坦，持续 4 周。结果表明，蔓越莓提取物和氯沙坦联合使用显著改善了心肌和血管指数、肾脏和肝脏标记物、脂质分布和氧化应激指数，这说明联合应用蔓越莓提取物和氯沙坦可抑制氯化铝诱导的大鼠肝肾损伤并发心肌病（Galal et al.，2019）。

第四节　蔓越莓的功能临床试验

大量的临床试验和流行病学研究已经证实摄入富含酚类的水果及蔬菜有利于预防炎症、心血管疾病和衰老等相关疾病。基础研究表明，蔓越莓生物活性物质具有许多潜在的作用机制，但还需要进一步的分子研究。关于蔓越莓产品对人体健康益处的研究主要集中在泌尿系统和心血管健康方面，同时也关注口腔健康和胃肠道菌群。有证据表明，蔓越莓可以减少尿路感染的复发，这一点很重要，因为蔓越莓的使用可以减少抗生素用药和由此产生的对抗生素的耐药性。蔓越莓功能性的临床试验为蔓越莓作为补充剂预防疾病和作为药物治疗疾病奠定了基础。

一、有助于改善尿道健康

早在 20 世纪上半叶，蔓越莓及其产品就被用于预防尿路感染。在前抗生素时代，尿液酸化是治疗尿路感染的一种常用方法。在观察到蔓越莓汁可以降低尿 pH 后，人们便开始研究将其作为治疗尿路感染的方法。

（一）试验设计

1. 试验对象

72 名亚临床无症状菌尿和（或）复发性尿路感染（r-UTI）患者，对抗菌药物无反应以及根据注册药物 CTRI/2014/08/004864 的进入/退出标准易患 r-UTI 的对象被纳入本研究。

2. 试验过程

第一组患者接受标准化的蔓越莓口服制剂（每粒含 60mg 原花青素 A）作为营养补充剂，每天 2 次，每次 1 粒，持续 12 周；第二组患者接受乳酸杆菌（每粒含 4 亿个乳酸杆菌），一粒不含蔓越莓的胶囊作为安慰剂，每天 2 次，持续 12 周。随访时间为 3 周（第 2 次访视）、6 周（第 3 次访视）和 12 周（第 4 次访视），合规性访视计划为每周 1 次，直至治疗结束。

3. 试验方法

评估患者的疗效、副作用和依从性。尿常规镜检、pH（试纸）和细菌培养，患者主观幸福感评分（从优到差）和客观评分是通过在主要终点处给评估的疗效参数加分来完成的；但是，是在使用介入/对照药物治疗 12 周后出现 r-UTI 的主要症状为本研究的终点。

（二）试验结果

两组细菌黏附评分下降；第一组 88.8%的患者和第二组 5.5%的患者转为甘露糖抗性血凝试验（MRHA）阴性；第一组生物膜形成水平和细菌生长水平下降，第二组没有显著性变化（$P<0.05$）；两组镜下脓尿评分分别为 0.36 和 2.0；两组 r-UTI 下降分别为 33.33% 和 88.89%；两组的平均主观排尿困难评分分别为 0.19 和 1.47；两组的平均尿 pH 分别为 5.88 和 6.30。未发现蔓越莓的体外抗菌活性，也未发现不良反应。

（三）试验结论

研究结果表明，蔓越莓提取物在减少细菌黏附、细菌 MRHA 阴性、降低尿 pH、预防复发性尿路感染（排尿困难、细菌尿和脓尿）方面的总体疗效和耐受性优于安慰剂（Singh et al.，2016）。

二、有助于改善牙齿健康

（一）试验设计

1. 试验对象

45 名年龄在 16～55 岁，有牙龈炎但总体健康状况良好的患者参与了这项研究。

2. 试验过程

第一组患者每天饮用 750ml 蔓越莓功能饮料，第二组患者每天饮用等量清水。要求参与者避免使用口香糖或任何含有木糖醇（如甜味剂）或蔓越莓的产品。除了这两种情况外，所有受试者都被要求保持正常的食物摄入量。

3. 试验方法

测定饮食干预前后患者的牙周、口腔卫生指标、唾液和血清生化指标、龈上菌斑变形链球菌（SM）和乳酸菌（LAB）计数。比较干预组和对照组的结果变化。

（二）试验结果

与对照组相比，试验组的牙龈和菌斑变化更为明显，而探诊出血和邻近斑块（API）变化不明显。两组间血清或唾液总抗氧化状态、IL-1β 和丙二醛无差异。试验组变形链球菌数量减少，而对照组无明显变化。

（三）试验结论

研究结果表明，蔓越莓可以破坏牙菌斑生物膜，患者的牙龈和菌斑指数都得到了改善（Woźniewicz et al.，2018）。

三、对化学性肝损伤有辅助保护作用

（一）试验设计

1. 试验对象

41 名年龄 18 岁或以上，BMI 为 25～5kg/m²，确诊为非酒精性脂肪肝的患者（超声检查脂肪变性等级高于或等于 2）。

2. 试验过程

对 41 名非酒精性脂肪肝患者进行了双盲安慰剂对照随机临床试验。受试者被随机分为安慰剂组或蔓越莓组，安慰剂组和蔓越莓组服用安慰剂或蔓越莓片（2 片：午餐后 1 片，晚餐后另 1 片）12 周。每片蔓越莓片含有 144mg 越橘提取物和至少 36mg 原花青素（相当于 13g 蔓越莓干），其余 144mg 的成分未知。安慰剂含有 288mg 淀粉。蔓越莓片和安慰剂片在颜色、大小和重量上相似。在估计的能量需求下，所有参与者的低热量饮食为 500～1000kcal[①]。

3. 试验方法

测定两组患者的丙氨酸转氨酶和胰岛素水平。

（二）试验结果

研究结束时，两组的丙氨酸转氨酶和胰岛素水平均显著降低（$P<0.05$）；然而，蔓越莓组的降低幅度明显大于安慰剂组（$P<0.05$）。与安慰剂组相比，蔓越莓组的胰岛素抵抗显著改善。此外，两组的脂肪变性分级和人体测量均有所改善（$P<0.05$），蔓越莓组和安慰剂组之间在这些因素方面没有显著差异（$P>0.05$）。

（三）试验结论

研究结果表明，288mg 的蔓越莓提取物可以改善非酒精性脂肪肝，相当于 26g 的干蔓越莓（Hormoznejad et al.，2020）。

四、有助于改善类风湿性关节炎症状

（一）试验设计

1. 试验对象

41 名被确诊为类风湿性关节炎的女性。

2. 试验过程

在为期 90 天的试验过程中，第一组（对照组）维持正常饮食，第二组（蔓越莓组）

---

① 1cal=4.184J。

每天摄入 500ml 低热量蔓越莓汁。

3. 试验方法

用 DAS28（疾病活动评分 28 分）和抗环瓜氨酸肽抗体测定疾病活动性，并对几种炎症和生化生物标志物进行分析。

（二）试验结果

接受蔓越莓汁干预的组在治疗 90 天后 DAS28 和抗环状胍氨酸多肽抗体（CCP）值降低，而炎症生物标志物没有变化。

（三）试验结论

研究结果表明，蔓越莓汁对类风湿性关节炎患者具有积极的作用（Thimoteo et al.，2019）。

五、有助于调节肠道菌群

（一）试验设计

1. 试验对象

41 名年龄 18 岁或以上，BMI 为 $25\sim5kg/m^2$，确诊为非酒精性脂肪肝的患者（超声检查脂肪变性等级高于或等于 2）。10 名年龄在 $20\sim41$ 岁的健康受试者（其中，2 名男性、8 名女性），BMI 为 $20.5\sim28.7kg/m^2$。

2. 试验过程

从禁食（$8\sim12h$）的受试者身上收集尿液和粪便样本。之后，受试者每天在午餐时摄入一份（42g）蔓越莓干，持续 2 周。在食用蔓越莓干 2 周后的第二天再次收集尿液和粪便样本。

3. 试验方法

利用 16S 核糖体 RNA 基因的多重测序测定粪便样本中的微生物。

（二）试验结果

健康人连续 2 周每天在午餐时食用蔓越莓干，粪便中厚壁菌门和拟杆菌的比例发生变化，共生菌的数量增加，对健康有负面作用的菌群减少，*Akkermansia* 菌数量增加。

（三）试验结论

研究结果表明，蔓越莓对人体肠道菌群具有调节作用（Bekiares et al.，2018）。

六、有助于维持血糖健康水平

(一)试验设计

1. 试验对象

25 名符合美国糖尿病协会(American diabetes Association)定义的诊断为 2 型糖尿病的成人和腰围超过标准(女性>89cm,男性>102cm)的成人。入组标准还要求:已患糖尿病至少 5 年,但未接受胰岛素治疗,没有既往疾病如任何类型的癌症或冠心病,肝、肾或甲状腺功能异常,贫血,不定期服用抗氧化剂或鱼油补充剂,目前还没有减肥计划。此外,目前吸烟者、经常饮酒的人(社交饮酒除外,1~2 杯/周)、孕妇或哺乳期妇女也被排除在研究之外。

2. 试验过程

在这项随机交叉试验中,2 型糖尿病(T2DM)肥胖受试者食用快餐式高脂肪早餐(70g 脂肪,974kcal),添加或不添加蔓越莓干(40g)。

3. 试验方法

在空腹,餐后 1h、2h 和 4h 进行抽血。

(二)试验结果

与对照组相比,在餐后 2h 和 4h,蔓越莓组的餐后血糖升高显著降低($P<0.05$)。蔓越莓组和对照组在胰岛素、稳态模型评估的胰岛素抵抗、血脂和血压方面没有显著差异。在炎症和氧化的生物标志物中,蔓越莓组餐后 4h 血清白细胞介素-18(IL-8)和丙二醛含量显著低于对照组,餐后 2h 血清总亚硝酸盐含量显著高于对照组(均 $P<0.05$)。C-反应蛋白和白细胞介素-6(IL-6)无明显影响。

(三)试验结论

研究结果表明,食用蔓越莓在改善高脂早餐诱导的餐后血糖,以及 2 型糖尿病患者的炎症和氧化生物标志物方面具有显著效果(Schell et al.,2017)。

七、有助于维持心血管健康

(一)试验设计

1. 试验对象

从德国杜塞尔多夫大学及周边地区招募了 10 名 18~35 岁的健康男性志愿者。

2. 试验过程

受试者分别饮用含有 409mg、787mg、1238mg、1534mg 和 1910mg 总酚的蔓越莓果汁和对照饮料。

3. 试验方法

用超高效液相色谱串联四级杆飞行时间质谱（UPLC-Q-TOF-MS）分析血浆（聚）苯酚代谢物，测定食用饮品后 0h、1h、2h、4h、6h 和 8h 的血流介导舒张、血压、脉搏波速度和增强指数。

（二）试验结果

血流介导舒张在食用饮品后 1h、2h、4h、6h 和 8h 呈剂量依赖性增加，4h 达到峰值，含 1238mg 总酚的果汁对血流介导舒张的影响最大。在食用蔓越莓后，血浆中总共有 60 种代谢物，其中 12 种（多）苯酚代谢物与血流介导舒张的增加显著相关，包括阿魏酸和咖啡酸硫酸盐、槲皮素-3-O-β-D-葡糖苷酸和 α-戊内酯硫酸盐。

（三）试验结论

研究结果表明，蔓越莓汁中的酚类化合物能改善健康男性的血管功能，这与酚类物质在血浆中的代谢物有关（Rodriguez-Mateos et al.，2016）。

第五节　蔓越莓功能产品开发现状及发展趋势

一、产品分类及开发特点

（一）蔓越莓酒

利用蔓越莓酿造蔓越莓干型酒不但酸甜可口、沁人心脾，而且具有丰富的营养价值。谢春阳和高远（2014）以蔓越莓为原料研究蔓越莓干型酒发酵工艺及澄清技术，得出蔓越莓干型酒发酵最佳工艺条件为：发酵温度 31.75℃，初始糖度 14.92%，pH 4.01，接种量 6.19%。用明胶处理蔓越莓干型酒的澄清效果比较好，明胶添加量为 0.07g/L，透光率可达 93.8%。尹明（2019）将蔓越莓和苦荞一起进行加工制作成酒，发现苦荞蔓越莓酒具有较强的抑菌效果，其抗菌谱较宽。

（二）蔓越莓干

蔓越莓干是新鲜蔓越莓经过脱水干燥处理以后得到的干果食材，方便保存和携带，而且蔓越莓干不但可以直接食用，还能作为辅助原料添加到食品中加工成多种产品。加工蔓越莓干时，不同的干燥方式对蔓越莓的营养成分和抗氧化活性的影响不同。以新鲜蔓越莓为原料，分别用热风干燥、微波干燥、真空冷冻干燥蔓越莓，发现热风干燥下蔓越莓黄酮含量相较其他 2 种干燥方式的样品含量损失较小，其次是真空冷冻干燥，微波干燥处理后黄酮质量浓度最低，而且热风干燥后产品的抗氧化活性指标较高，这表明热风干燥是加工蔓越莓干的最优方法，可以较好地保持蔓越莓的保健功效（白芯嫣和肖春玲，2018）。

（三）蔓越莓饼干

传统的蔓越莓饼干主要是将蔓越莓干加在饼干中，制成蔓越莓燕麦饼干等（盛冠文等，2019）。严帆等（2018）将蔓越莓汁加到黄油、鸡蛋和白砂糖中制作成一种新型蔓越莓饼干，在此工艺下制作的蔓越莓饼干具有浓郁的蔓越莓风味，被消费者所接受，并且营养价值高于普通饼干。

（四）蔓越莓果汁

目前市场上蔓越莓果汁产品主要有两种：一种是蔓越莓果汁，另一种是将蔓越莓与其他水果混合在一起制作的果汁。关于蔓越莓果汁加工工艺的基础性研究较少，主要是对蔓越莓果汁生理功能的研究，研究表明蔓越莓果汁具有预防小儿尿路感染和防治幽门螺杆菌感染的作用（李冰，2015；史彤和萧树东，2003）。

（五）蔓越莓粉

将蔓越莓制成一种携带方便、冲服的直饮粉，不但能够延长蔓越莓的储藏时间，而且极大地保留了蔓越莓的营养成分。陈斌等（2020）采用湿法混合制粒结合流化床干燥方法制备蔓越莓直饮粉，并测定了其储藏稳定性，发现该蔓越莓直饮粉颗粒较细腻，在储藏过程中能保持较好的食用品质，且具有较好的储藏稳定性。

（六）深加工产品

蔓越莓含有的原花青素具有丰富的药用价值，如有助于抑制细菌繁殖、改善尿道健康、改善动脉粥样硬化、维持心血管健康。但是原花青素在其他水果和蔬菜中的含量很少，因此蔓越莓是原花青素的良好来源。柯春林等（2015）采用乙醇浸提法提取蔓越莓原花青素，在最佳提取条件下蔓越莓原花青素的得率为6.21%。蔓越莓原花青素提取液具有较好的清除超氧阴离子能力以及还原能力。在制备新鲜蔓越莓果汁饮料的过程中，产生了大量的蔓越莓渣，以蔓越莓渣作为原料纯化蔓越莓原花青素，能够避免蔓越莓渣产生的环境污染问题，而且还能对蔓越莓渣进行二次开发利用（何新华等，2017）。

二、市场存在的问题及发展趋势

蔓越莓具备多种优良的健康改善功能，因此，近年来越来越多的蔓越莓产品也把开发的重点转移到如何利用蔓越莓的功能活性上来。但是目前蔓越莓产品在浆果市场上占据的份额较小，而蔓越莓功能产品的开发主要是针对女性，且现有的蔓越莓补充剂产品宣传的保健作用单一，限制了蔓越莓功能的应用，因此后续仍有大量的工作需要进行。目前蔓越莓的功能产品主要是针对女性的妇科疾病和泌尿系统，有胶囊、口服液和泡腾片3种类型。蔓越莓保健产品的品牌绝大多数为美国和澳大利亚，不同品牌产品的蔓越莓成分含量不同。其他常见的蔓越莓制品包括蔓越莓酒、蔓越莓干、蔓越莓饼干、蔓越莓果汁以及蔓越莓深加工产品。

参 考 文 献

白芯嫣, 肖春玲. 2018. 不同干燥方式对蔓越莓抗氧化活性的影响. 农产品加工(学刊), 12: 50-52.

陈斌，陈国靖，徐学明，等. 2020. 蔓越莓直饮粉制剂的制备及贮藏稳定性.食品工业, 41(10): 150-155.

何新华, 伊胜荣, 郑昆武. 2017. 蔓越莓渣原花青素纯化工艺研究. 中国食品添加剂, 10: 91-96.

柯春林, 郭猛, 王娣, 等. 2015. 蔓越莓原花青素的提取工艺及其体外抗氧化活性研究. 应用化工, 44(1): 81-84.

李冰. 2015. 蔓越莓汁可用于预防小儿尿路感染.中国医药指南, 13(10): 220.

盛冠文, 杨巍巍, 王鹏, 等. 2019. 蔓越莓燕麦饼干的研制.农产品加工, 15: 15-17, 21.

史彤, 萧树东. 2003. 小鼠模型中蔓越莓汁防治幽门螺杆菌感染的实验研究. 胃肠病学, 5: 265-268.

谢春阳, 高远. 2014. 蔓越莓干型酒发酵及澄清工艺优化. 酿酒科技, 11: 61-64.

严帆, 王先花, 王波. 2018. 蔓越莓饼干加工工艺研究. 粮食与油脂, 31(6): 41-43.

尹明. 2019. 苦荞蔓越莓酒加工工艺及抗菌活性. 食品工业, 40(8): 64-66.

Anhe F F, Nachbar R T, Varin T V, et al. 2017. A polyphenol-rich cranberry extract reverses insulin resistance and hepatic steatosis independently of body weight loss. Molecular Metabolism, 6(12): 1563-1573.

Barak T H, Celep E, İnan Y, et al. 2019. Influence of *in vitro* human digestion on the bioavailability of phenolic content and antioxidant activity of *Viburnum opulus* L. (European cranberry) fruit extracts. Industrial Crops and Products, 131: 62-69.

Bariexca T, Ezdebski J, Redan B W, et al. 2019. Pure polyphenols and cranberry juice high in anthocyanins increase antioxidant capacity in animal organs. Foods, 8(8): 340.

Bekiares N, Krueger C G, Meudt J J, et al. 2018. Effect of sweetened dried cranberry consumption on urinary proteome and fecal microbiome in healthy human subjects. OMICS, 22(2): 145-153.

Cai X, Han Y, Gu M, et al. 2019. Dietary cranberry suppressed colonic inflammation and alleviated gut microbiota dysbiosis in dextran sodium sulfate-treated mice. Food & Function, 10(10): 6331-6341.

Chang C H, Chiu H F, Han Y C, et al. 2017. Photoprotective effects of cranberry juice and its various fractions against blue light-induced impairment in human retinal pigment epithelial cells. Pharmaceutical Biology, 55(1): 571-580.

Diarra M S, Hassan Y I, Block G S, et al. 2020. Antibacterial activities of a polyphenolic-rich extract prepared from American cranberry (*Vaccinium macrocarpon*) fruit pomace against *Listeria* spp. LWT-Food Science and Technology, 123: 109056.

Faheem S A, Saeed N M, El-Naga R N, et al. 2020. Hepatoprotective effect of cranberry nutraceutical extract in non-alcoholic fatty liver model in rats: Impact on insulin resistance and Nrf-2 expression. Frontiers in Pharmacology, 11: 218.

Feliciano R P, Boeres A, Massacessi L, et al. 2016. Identification and quantification of novel cranberry-derived plasma and urinary (poly) phenols. Archives of Biochemistry and Biophysics, 599: 31-41.

Feliciano R P, Mills C E, Istas G, et al. 2017. Absorption, metabolism and excretion of cranberry (poly) phenols in humans: A dose response study and assessment of inter-individual variability. Nutrients, 9(3): 268.

Galal S M, Hasan H F, Abdel-Rafei M K, et al. 2019. Synergistic effect of cranberry extract and losartan against aluminium chloride-induced hepatorenal damage associated cardiomyopathy in rats. Archives of Physiology and Biochemistry, 125(4): 357-366.

Gonzalez de Llano D, Liu H, Khoo C, et al. 2019. Some new findings regarding the antiadhesive activity of cranberry phenolic compounds and their microbial-derived metabolites against uropathogenic bacteria. Journal of Agricultural and Food Chemistry, 67(8): 2166-2174.

Hormoznejad R, Mohammad Shahi M, Rahim F, et al. 2020. Combined cranberry supplementation and weight loss diet in non-alcoholic fatty liver disease: A double-blind placebo-controlled randomized clinical trial. International Journal of Food Sciences and Nutrition, 71(1): 1-10.

Hussain F, Malik A, Ayyaz U, et al. 2017. Efficient hepatoprotective activity of cranberry extract against CCl$_4$-induced hepatotoxicity in Wistar albino rat model: Down-regulation of liver enzymes and strong antioxidant activity. Asian Pacific Journal of Tropical Medicine, 10(11): 1054-1058.

Jensen H D, Struve C, Christensen S B, et al. 2017. Cranberry juice and combinations of its organic acids are effective against experimental urinary tract infection. Frontiers in Microbiology, 8: 542.

Jiao J, Wei Y, Chen J, et al. 2017. Anti-aging and redox state regulation effects of A-type proanthocyanidins-rich cranberry concentrate and its comparison with grape seed extract in mice. Journal of Functional Foods, 30: 63-73.

Jin D, Liu T, Dong W, et al. 2017. Dietary feeding of freeze-dried whole cranberry inhibits intestinal tumor development in $Apc^{min/+}$ mice. Oncotarget, 8(58): 97787-97800.

Kowalska K, Olejnik A. 2016. Cranberries (*Oxycoccus quadripetalus*) inhibit pro-inflammatory cytokine and chemokine expression in 3T3-L1 adipocytes. Food Chemistry, 196: 1137-1143.

Kowalska K, Olejnik A, Szwajgier D, et al. 2017. Inhibitory activity of chokeberry, bilberry, raspberry and cranberry polyphenol-rich extract towards adipogenesis and oxidative stress in differentiated 3T3-L1 adipose cells. PLoS One, 12(11): e0188583.

Peixoto T C, Moura E G, de Oliveira E E, et al. 2018. Cranberry (*Vaccinium macrocarpon*) extract treatment improves triglyceridemia, liver cholesterol, liver steatosis, oxidative damage and corticosteronemia in rats rendered obese by high fat diet. European Journal of Nutrition, 57: 1829-1844.

Philip N, Bandara H, Leishman S J, et al. 2019a. Effect of polyphenol-rich cranberry extracts on cariogenic biofilm properties and microbial composition of polymicrobial biofilms. Archives of Oral Biology, 102: 1-6.

Philip N, Bandara H, Leishman S J, et al. 2019b. Inhibitory effects of fruit berry extracts on *Streptococcus mutans* biofilms. European Journal of Oral Sciences, 127(2): 122-129.

Philip N, Leishman S J, Bandara H, et al. 2018. Polyphenol-rich cranberry extracts modulate virulence of *Streptococcus* mutans-*Candida albicans* biofilms implicated in the pathogenesis of early childhood caries. Pediatric Dentistry, 41: 56-62.

Rane H S, Bernardo S M, Howell A B, et al. 2014. Cranberry-derived proanthocyanidins prevent formation of *Candida albicans* biofilms in artificial urine through biofilm- and adherence-specific mechanisms. Journal of Antimicrobial Chemotherapy, 69(2): 428-436.

Rodriguez-Mateos A, Feliciano R P, Boeres A, et al. 2016. Cranberry(poly)phenol metabolites correlate with improvements in vascular function: A double-blind, randomized, controlled, dose-response, crossover study. Molecular Nutrition & Food Research, 60(10): 2130-2140.

Schell J, Betts N M, Foster M, et al. 2017. Cranberries improve postprandial glucose excursions in type 2 diabetes. Food & Function, 8(9): 3083-3090.

Shimizu K, Ono M, Imoto A, et al. 2019. Cranberry attenuates progression of non-alcoholic fatty liver disease induced by high-fat diet in mice. Biological & Pharmaceutical Bulletin, 42(8): 1295-1302.

Singh I, Gautam L K, Kaur I R. 2016. Effect of oral cranberry extract(standardized proanthocyanidin-A)in patients with recurrent UTI by pathogenic *E. coli*: A randomized placebo-controlled clinical research study. International Urology and Nephrology, 48(9): 1379-1386.

Sun J, Deering R W, Peng Z, et al. 2019. Pectic Oligosaccharides from cranberry prevent quiescence and persistence in the uropathogenic *Escherichia coli* CFT073. Scientific Reports, 9(1): 19590.

Sundararajan A, Rane H S, Ramaraj T, et al. 2018. Cranberry-derived proanthocyanidins induce a differential transcriptomic response within *Candida albicans* urinary biofilms. PLoS One, 13(8): e0201969.

Thimoteo N S B, Iryioda T M V, Alfieri D F, et al. 2019. Cranberry juice decreases disease activity in women with rheumatoid arthritis. Nutrition, 60: 112-117.

Wang Y, de B Harrington P, Chang T, et al. 2020. Analysis of cranberry proanthocyanidins using UPLC-ion mobility-high-resolution mass spectrometry. Analytical and Bioanalytical Chemistry, 412(15): 3653-3662.

Woźniewicz M, Nowaczyk P M, Kurhańska-Flisykowska A, et al. 2018. Consumption of cranberry functional beverage reduces gingival index and plaque index in patients with gingivitis. Nutrition Research, 58: 36-45.

Wu X, Song M, Cai X, et al. 2018. Chemopreventive effects of whole cranberry (*Vaccinium macrocarpon*) on colitis-associated colon tumorigenesis. Molecular Nutrition & Food Research, 62(24): e1800942.

第九章　黑加仑营养与功能

第一节　黑加仑产业发展状况

　　黑加仑（*Ribes nigrum* L.）学名黑茶藨子，又称黑果茶藨、黑豆果、黑醋栗，为虎耳草科茶藨子属（*Ribes*）的一种落叶小灌木。最早在 17 世纪英国就有黑加仑栽培种植，且英国有非常成熟的黑加仑产业系统。北欧有 400 年种植黑加仑的历史，中国东北地区也有 90 年左右的种植历史。黑加仑成熟果实为黑色小浆果，外形与蓝莓果实相似。黑加仑果实可以直接食用，味道清香酸甜，也可以进一步深加工制作成产品，如黑加仑饮料、果酒。黑加仑是一种天然药食两用的宝贵水果资源，具有较高的市场价值和较大的开发潜力。

　　黑加仑具有营养价值和药用价值，开发前景广阔。目前，黑加仑研究的方向主要集中在黑加仑多糖、黑加仑花色苷、花青素、多酚、有机酸等方面，包括研究色素稳定性、多酚有机酸含量和分析抗氧化活性等。很多黑加仑的研究着眼于成分功能分析，较少有精深加工产品。黑加仑多数为初级加工，生产力较低下。由于黑加仑鲜果采收后湿基含水率高达 80%以上，不容易储藏，而且因为鲜果口感偏酸，鲜食较少，所以黑加仑多用于深加工产品。目前黑加仑加工产品主要集中在黑加仑果酒、果醋、果冻、果酱、饮料等几个方面。近几年，黑加仑酵素开发与研究被人们关注，研究表明，黑加仑酵素发酵前和发酵后共检测出 46 种香气成分，包含酯类、醇类、酚类、酮类和萜烯类。黑加仑酵素产品研究对于推动我国黑加仑的种植和精深加工具有积极的意义。

第二节　黑加仑的种类、分布及生物学特性

一、黑加仑的分布情况

　　黑加仑主要分布在气候较寒凉的地带，广泛分布在北半球温带及寒温带，有些国家如波兰、英国、德国等盛产黑加仑；黑加仑在欧洲、俄罗斯南部、蒙古及朝鲜北部等地区广泛种植；在中国，黑加仑主要在北方地区及西北地区有大面积种植，其中北方地区分布在黑龙江省大兴安岭、齐齐哈尔、哈尔滨和辽宁等地区，西北地区分布在内蒙古呼伦贝尔地区、新疆的阿勒泰、伊犁河谷等。

二、黑加仑的主要品种

　　茶藨子属（*Ribes* L.）植物有 160 个种，分布在 4 个地理分布多样性中心，分别

为北美、北欧、斯堪的纳维亚和俄罗斯等。我国小浆果野生资源十分丰富，黑穗醋栗的野生种有 59 个种 30 个变种。

三、黑加仑的栽培与生物学特性

黑加仑在栽培学中属小浆果类。黑加仑为多年生落叶小灌木植物，主枝寿命 6～10 年，植株高达 1～2m，灌木丛状生长，枝条颜色为暗灰色或灰褐色，幼枝颜色为棕褐色或褐色，枝条无刺，有短柔毛；芽的形状为椭圆形或卵形，长有棕色或黄褐色鳞片；叶片形状为卵圆形，基部形状为心形，叶片颜色为暗绿色，幼叶有短柔毛，掌状3～5 浅裂，边缘长有不规则形状的粗锐锯齿，叶柄长 1～4cm，具有短柔毛。花两性，花序为总状花序，开花时直径 5～7mm，长度为 3～5cm，花朵个数为 4～12；花序轴和花梗有短柔毛，成熟果实呈现为黑色，形状近圆形，直径为 0.8～1cm，果皮微厚、韧性强，表面有光泽，果肉为紫红色物质，呈现半透明状，果实内有种子，果实可直接食用，果汁为红色或紫红色。黑加仑为喜光耐寒植物，用种子、扦插或压条均可以繁殖，栽培和管理容易，适宜在北方寒冷地区生长。如果植株光照充足，营养成分会得到充分积累，每年 7 月下旬至 8 月中旬果实成熟，收获期 20 天左右。

第三节 黑加仑的功能基础试验

黑加仑果实含有丰富的葡萄糖、氨基酸、矿物质、有机酸、维生素、多糖、多酚化合物和花色苷等营养成分，其中花色苷含量丰富，且花色苷以矢车菊素-3-葡萄糖苷的含量最高。研究者对多种活性成分进行分离鉴定，进一步从营养学、功能成分、细胞和动物试验等方面进行研究，对黑加仑功能基础试验结果进行了讨论。

一、功能成分分离和鉴定

黑加仑果实中氨基酸含量丰富，采用高效液相色谱法对黑加仑果酒成分进行测定分析，结果表明黑加仑果酒中含有 17 种氨基酸，其中人体必需氨基酸 7 种。黑加仑果实中矿物质元素主要有 K、Ca、Mg、Cu、Zn、Fe、Mn，其中 K、Ca 含量较高。黑加仑果实中富含葡萄糖、维生素、果胶和有机酸等营养物质，花色苷含量在黑加仑果实中相当丰富，为 350mg/100g FW，是草莓的 8.8 倍，同时黑加仑还富含黄酮醇、酚酸等。咸漠和何淑华（1998）通过研究发现，黑加仑果实中主要含有 4 种花色苷，其中以矢车菊素-3-葡萄糖苷的含量最高。

黑加仑中有机酸种类和含量也比较丰富，其中柠檬酸、苹果酸、奎宁酸等有机酸能够促进消化，增进食欲，还可以促进肠道细胞增殖和离子吸收，预防、缓解多种肠道疾病。黑加仑浆果中含有多种维生素，如维生素 C、维生素 B_2、维生素 E、维生素 K_1、维生素 PP、胡萝卜素等，其中维生素 C 含量为 100～400mg/100g FW。

多糖具有抗氧化、抗炎症、抗肿瘤等功能，研究表明，黑加仑浆果中含有多糖，包括果糖、葡萄糖、蔗糖，其中以果糖和葡萄糖为主。用热水浸提、超声辅助提取黑加仑多糖，粗多糖得率为 1.8g/100ml。

　　研究表明，在黑加仑提取和成分鉴定等方面，采用不同提取溶剂，包括 HCl-乙醇等，以黑加仑果实或果渣为原料，通过超声波辅助提取或酶水解法，HPLC 分析，离子交换树脂纯化，提取黑加仑花色苷。

　　黑加仑提取物或其花色苷浓缩液，不仅能够增强夜间视力，还能够提高暗适应能力。张英蕾等（2012）通过体外抗氧化研究发现，黑加仑花色苷具有良好的抗氧化活性，而且其抗氧化能力的大小与其所含有的花色苷量具有一定的相关性，呈明显的量效关系。王妍（2013）通过研究发现，黑加仑花色苷可以有效地清除 DPPH 自由基、羟基自由基、超氧自由基，具有还原能力，从而有效地抑制脂质过氧化。Mikkonen 等（2001）从芬兰黑加仑品种中鉴定出 4 种化合物，分别为杨梅素、桑色素、槲皮素和山柰酚。

　　徐雅琴等（2019）研究黑加仑果实多糖性质与生物学活性，结果表明，以黑加仑果实为原料，采用超声波处理，复合酶法制备黑加仑果实多糖，多糖中糠醛酸含量增加，提高了多糖供给氢原子能力，进而增加了多糖抗氧化活性。黑加仑籽中提取的黑加仑籽油含有人体所需亚麻酸，主要为 α-亚麻酸和 γ-亚麻酸，这两种亚麻酸可以降低血压、软化血管、预防和治疗心血管疾病，其中 γ-亚麻酸具有控制体重和减肥的作用，还具有防治类风湿性关节炎的功效，可以减少前列腺素 E_2 的生成，增强和改善老年人群免疫能力。

二、功能成分营养学特点

　　Röhrig 等（2019）的研究中，5 名健康男性志愿者食用黑加仑提取物，结果表明摄入黑醋栗提取物后，原儿茶酸浓度显著增加，含有飞燕草苷-3-*O*-芸香苷和花青素-3-*O*-芸香苷的黑醋栗提取物活性化合物在血浆中循环并通过尿液排出。Barik 等（2020）利用体外胃肠道消化（IVGD）模拟这些醋栗的消化，以通过 LC-MS/MS 鉴定消化提取物中存在的代谢物。冷冻干燥黑加仑和 IVGD 提取物在低于阿卡波糖的浓度下抑制酵母 α-葡萄糖苷酶活性（$P<0.0001$），而相同浓度的绿加仑（GC）和经体外胃肠道消化的绿加仑（IVDG-GC）均无抑制作用，结果表明，黑加仑中的花青素主要通过抑制 α-葡萄糖苷酶来调节餐后高血糖，而其他酚类物质则通过调节唾液 α-淀粉酶、葡萄糖摄取和糖转运蛋白来降低 2 型糖尿病的发病风险。

三、功能成分的细胞、动物试验

　　黑加仑具有多种功能活性，在研究这些功能活性方面多采用细胞、动物试验。利用细胞培养技术研究抗氧化酶系是一种评价抗氧化作用的体外试验方法。除此之外，为揭示黑加仑花色苷在体内的运输、吸收、代谢，以及发挥重要生理功能和对人类健康保护作用的机制，还需要进行大量的动物研究和临床研究。

（一）有助于抗氧化

　　贾娜（2012）以黑加仑冻果为原料，制备具有强抗氧化活性和高花色苷含量的黑加仓提取物，研究其诱导肿瘤细胞凋亡以及对人胚肺成纤维细胞免于受到 H_2O_2 损伤的保护作用。李莉等（2009）通过细胞试验发现，黑加仑提取物可增加过氧化氢损伤内皮细胞的存活率、抑制 LDH 和 ET 的释放、降低 MDA 的生成、提高 NO 和 PGI2 的水平，对 ECV-304 的损伤有明显的保护作用，其作用机制可能与黑加仑提取物的抗氧化能力有关。Mofasser-Hossain 等（2020）发现在癌细胞 HepG2 模型中，黑加仑提取物细胞抗氧化活性较高，且对细胞增殖的抑制作用较低。与对照组相比，这些样品抑制炎症细胞因子 IL-1β（3～4 倍）、IL-6（约 2 倍）和转录信号因子 NF-κB（约 2 倍），并表现出 NUCB-2/nesfatin-1 基因表达提高大约 4 倍。

体内抗氧化试验多采用建立氧化应激模型来研究黑加仑花色苷的体内抗氧化功能。应用大鼠离体心脏 I/R 模型，研究黑加仑花色苷提取物对 MIRI 的保护作用，进而揭示花色苷在体内通过清除氧自由基、发挥抗氧化能力的机制。

（二）有助于维持血脂健康水平

徐善华（2014）利用 Langendorff 离体心脏灌流技术，研究黑加仑花色苷提取物对大鼠离体心脏 I/R 模型的影响，结果表明黑加仑花色苷提取物能够减轻心肌细胞膜的损伤，减少心肌细胞中 LDH 生成量，改善心肌缺血再灌注损伤后心脏的功能，提高心肌细胞抗氧化能力。杨玉平等（2006）通过建立预防性高脂血动物试验模型，研究表明黑加仑干预组小鼠体重增长明显降低，血清结果表明黑加仑能够降低试验性高血脂小鼠血脂参数。

（三）有助于维持血压健康水平

何海艳等（2020）通过乙醇萃取黑加仑多酚，并通过对自发性高血压大鼠灌胃，4～8h 内，表现出与降压药卡托普利相似的降压效果，表明黑加仑多酚可以作为良好的降压食品添加剂用于功能食品开发。

阮洁（2015）研究黑加仑籽粉对肾性高血压大鼠血压、心脏、肾脏的影响，并探讨其降压机制，结果表明黑加仑籽粉能够降低肾性高血压大鼠血压且对其心脏有一定的保护作用。Engler（1993）将雄性自发性高血压大鼠（SHR）随机分为 5 组，分别喂食含有芝麻油、黑加仑籽油、月见草油、琉璃苣油、真菌油的饲料 7 周，发现与喂食芝麻油的大鼠相比，喂食黑加仑籽油组大鼠收缩压在喂食 7 周内均有所下降，且在第 1 周、2 周、4 周、5 周、6 周、7 周下降明显。

（四）有助于缓解体力疲劳

徐莉莉和刘静（2017）研究黑加仑葛根复合饮料，通过小鼠负重游泳试验，研究复合饮料抗疲劳功能，结果表明复合饮料具有一定的抗疲劳效果。李丽（2019）以黑加仑和燕麦为主要原料研制抗疲劳饮料，通过小鼠负重游泳试验表明，小鼠经灌胃后，负重游泳时间增长 203.4s，表明黑加仑燕麦饮料具有抗疲劳作用。

（五）有助于调节肠道菌群

美国北卡罗来纳州立大学研究小组调查了肠道细菌产生的花青素及其产物，研究花青素对健康的益处。结果表明，给小鼠喂食含 1%黑加仑的咖喱粉提取物（32%的花青素）8 周抑制体重增加，改善葡萄糖代谢。然而，在肠道菌群正常的小鼠中观察到了这些作用，但在肠道菌群被抗生素改变的小鼠体内却没有。

第四节　黑加仑的功能临床试验

黑加仑在临床方面具有多种功能，包括降血压、抗肥胖、抗疲劳等。黑加仑的临床试验，多数是采用黑加仑籽油、黑加仑提取物或者黑加仑混合其他浆果类一起进行临床试验，较少以黑加仑单果或者鲜果作为临床试验样品。国外进行黑加仑临床试验较多，国内的相关试验较少，因此黑加仑国内临床试验具有较为广泛的发展空间和研究价值。

一、有助于维持血压健康水平

文献报道，黑加仑籽油具有降压作用。Deferne 和 Leeds（1996）将 27 名血压处于临界高血压的男性志愿者随机分为两组，第一组每天给予 6g 的红花油，第二组给予相同剂量的黑加仑籽油，连续 8 周。结果发现，与给予红花油的志愿者相比，给予黑加仑籽油的志愿者血压明显降低。临床试验结果表明，黑加仑能够较好地降低志愿者血压，起到降血压效果。

二、有助于控制体内脂肪

黑加仑抗肥胖临床试验研究，选择 12 名男性和 6 名女性，探讨 7 天连续摄入新西兰黑加仑提取物对体温调节和底物代谢的影响，试验设计遵循随机、双盲、交叉研究。结果表明，在高温条件下长时间中等强度跑步期间，摄入 600mg 新西兰黑加仑提取物7 天可增加脂肪氧化，而不影响心肺或体温调节变量。黑加仑抗肥胖临床试验结果表明，黑加仑提取物或者黑加仑复合其他浆果，能够增加志愿者脂肪氧化能力，建议摄入时间为 7 天。

三、有助于缓解体力疲劳

黑加仑抗疲劳临床试验时间为 20 周，试验选择随机、受控、平行干预；选择 61 名35～52 岁女性代谢综合征受试者[浆果组：BMI（29.3±2.2）kg/m^2；对照组：BMI（29.5±1.8）kg/m^2]。浆果组：食用 163g/混合浆果（山茱萸、沙棘浆果、越橘和黑加仑）；对照组：常规饮食；测定血压血脂、炎症标志物及抗氧化能力。在对 61 名患有代谢综合征的超重或肥胖妇女进行的 20 周干预中，每天食用 163g 越橘、沙棘和黑加仑混合物，结果表明抗炎脂联素影响血浆浓度，但不影响血压、血脂或葡萄糖水平、氧化应激标志物和其他炎症标志物。

第五节　黑加仑功能产品开发现状及发展趋势

黑加仑具有较高的营养价值和药用价值，已成为保健功能产品开发的重要原料。由于黑加仑鲜果不容易储藏，所以大部分黑加仑用于生产加工产品。目前黑加仑加工产品的研究主要集中在黑加仑果酒、果醋、果冻、果酱、饮料等几个方面。黑加仑保健食品也在开发当中，市场前景广阔，发展潜力较大。

一、产品分类及开发特点

（一）黑加仑果酒

黑加仑果酒采用黑加仑为原料，经过破碎，果浆加入亚硫酸、白砂糖及脱臭酒精，搅拌充分，加入人工培养酵母进行发酵，经过三次发酵和分离，得到的原酒色泽深、果香浓郁，储存后备用。

（二）黑加仑果醋

以黑加仑为原料，乙醇浸提、减压蒸馏或稀释，果汁分次添加和连续发酵得到黑加仑果醋，充分保留了黑加仑果实中的营养成分，并且在加工过程中减少了营养成分的破坏，具有黑加仑的独特清香。

（三）黑加仑果冻

以黑加仑果汁为原料，配合牛奶、明胶粉、水和糖等，按照工艺配方加工而成的黑加仑果冻是老少皆宜的产品。因黑加仑果冻具有黑加仑果独有的清香味道和口感，深受消费者的喜爱。

（四）黑加仑果酱

以黑加仑果为原料，将黑加仑果去核洗净，破碎形成黑加仑果泥，在加热、加水状态下，加入白糖，搅拌混合使糖融化，再加入明胶，搅拌加热至果酱变稠且气泡增大，加工好的黑加仑果酱风味独特。

（五）黑加仑果汁

以黑加仑为原料加工成为黑加仑果汁，是黑加仑加工的一种重要方式。黑加仑果汁是以黑加仑为主要原料，经过物理方法如压榨、离心、萃取等得到的黑加仑汁液产品，具有黑加仑特有的色泽和黑加仑果实的香味。同时，黑加仑果汁也可以作为原料，添加到各种黑加仑产品中。

（六）黑加仑果干

以黑加仑鲜果为原料，采用传统干燥方式或结合新型干燥工艺，加工成为黑加仑果干。黑加仑果干保留黑色的外表，具有天然果香，香醇怡人。黑加仑果干富含多种营养物质，且方便运输贮藏，因此深受消费者喜爱。

二、市场存在的问题及发展趋势

黑加仑具有较高的营养价值和药用价值，目前关于黑加仑的科研研究主要集中在以下方面：黑加仑色素稳定性，黑加仑花色苷、花青素、多酚等的提取纯化及抗氧化活性，黑加仑酵素，黑加仑多糖等。关于黑加仑的产品开发主要集中在果酒、果醋、果酱、果汁、果冻等几个方面，多数为初级加工，产品较为单一。

除了以鲜果、冻果和果干作为黑加仑主要产品外，还开发出黑加仑果汁、果酒等，果渣等副产品也在开发中。研究表明，以黑加仑果汁饮料加工过程中的黑加仑果渣为原料，通过挤压改性研发出具有较高营养保健功能、市场潜力巨大、经济效益显著、发展前景良好的黑加仑果渣膳食纤维，不仅能充分利用黑加仑资源，使黑加仑其他产品的成本大为降低，还能调节人们的营养膳食，为消费者提供新的保健食品，满足了市场的需求（刘海英等，2016）。

参 考 文 献

布早拉木, 马斯提江, 帕塔木, 等. 2005. 黑加仑的研究现状. 新疆农业科技, (5): 25.

禾本. 2019. 波兰: 世界第二大醋栗生产国. 中国果业信息, 36(10): 33.

何海艳, 陈雯烨, 杨爱萍, 等. 2020. 黑加仑多酚降血压的效果研究. 食品与发酵工业, 46(3): 97-103.

贾娜. 2012. 黑加仑提取物的抗氧化活性与应用及其对胃癌细胞增殖的抑制作用. 哈尔滨: 东北农业大学博士学位论文.

李莉, 赵效国, 马龙, 等. 2009. 黑加仑提取物保护血管内皮细胞氧化损伤的试验研究. 卫生研究, (5): 592-595.

李丽. 2019. 黑加仑燕麦饮料工艺及其对小鼠抗疲劳作用研究. 粮食与油脂, 32(11): 54-57.

李文鹏, 程建军, 张艳. 2008. 黑加仑果中花青素的提取及其抗氧化性的研究. 食品工业科技, 6: 220-222.

刘海英, 刘静, 徐莉莉. 2016. 黑加仑果渣膳食纤维挤出改性工艺优化. 科技论坛, (36): 168-169.

苗雨. 2008. 黑加仑果渣中花色苷的制备及其功能特性研究. 哈尔滨: 东北林业大学硕士学位论文.

阮洁. 2015. 黑加仑籽粉对肾性高血压大鼠血压影响的初步研究. 乌鲁木齐: 新疆医科大学硕士学位论文.

宋洪伟, 张冰冰, 梁英海, 等. 2011. 我国穗醋栗、树莓等小浆果资源研究与利用现状. 吉林农业科学, 36(5): 56-58.

孙阳昭, 孙志健, 廖小军, 等. 2006. 黑加仑果中花青素的提取工艺研究. 食品与发酵工业, 31(1): 129-133.

王萍, 苗雨. 2008. 酶法提取黑加仑果渣花色苷的研究. 林产化学与工业, 28(1): 113-118.

王妍. 2013. 3 种野生浆果花色苷体外抗氧化活性的相关性研究. 防护林科技, (2): 23-26.

咸漠, 何淑华. 1998. 黑加仑色素的分离及组成初步鉴定. 吉林大学自然科学学报, (4): 91-93.

熊媛媛, 关全力. 2020. 新疆塔城地区农产品电商扶贫模式的优化研究. 农村经济与科技, 31(3): 140-141.

徐莉莉, 刘静. 2017. 黑加仑葛根饮料的研制及其抗疲劳作用研究. 食品研究与开发, 38(22): 132-137.

徐善华. 2014. 黑加仑花色苷的抗氧化功能研究. 济南: 山东师范大学硕士学位论文.

徐雅琴, 杜明阳, 杨露, 等. 2019. 超声波处理对黑加仑果实多糖性质与生物学活性的影响. 食品科学, 40(15): 148-153.

杨玉平, 闫玲, 佐小华. 2006. 黑加仑调节血脂的功效研究. 食品与药品, 2: 51-53.

张琪, 朱立斌, 朱丹, 等. 2020. 黑加仑果酒发酵动力学研究. 中国酿造, 39(2): 125-128.

张英蕾, 卢淑雯, 姚鑫淼, 等. 2012. 黑加仑花色苷体外抗氧化活性相关性研究. 中国酿造, 31(8): 73-77.

张志东, 李亚东, 吴林, 等. 2003. 黑加仑的营养价值. 中国食物和营养, 12: 52-53.

赵新淮, 刘宏芳. 1998. 黑加仑果渣红色素的提取与纯化. 食品工业科技, 2: 30-31.

Balin A K, Fisher A J, Anzelone M, et al. 2002. Effects of establishing cell cultures and culture conditions on the proliferative life span of human fibroblasts isolated from different tissues and donors of different ages. Experimental Cell Research, 274: 275-287.

Barik S K, Russell W R, Cruickshank M, et al. 2020. The anthocyanins in black currants regulate postprandial hyperglycaemia primarily by inhibiting α-glucosidase while other phenolics modulate salivary α-amylase, glucose uptake and sugar transporters. The Journal of Nutritional Biochemistry, 78: 108325.

Buchert J, Koponen J M, Suutarinen M, et al. 2006. Effect of enzyme aided pressing on anthocyanin yield and profiles in bilberry and blackcurrant juices. Journal of the Science of Food and Agriculture, 85(15): 2548-2556.

Deferne J L, Leeds A R. 1996. Resting blood pressure and cardiovascular reactivity to mental arithmetic in mild hypertensive males supplemented with blackcurrant seed oil. Journal of Human Hypertension, 10(8): 531-537.

Engler M M. 1993. Comparative study of diets enriched with evening primrose, black currant, borage or fungal oils on blood pressure and pressor responses in spontaneously hypertensive rats. Prostaglandins Leukot Essent Fatty Acids, 49(4): 809-814.

Esposito D, Damsud T, Wilson M, et al. 2015. Black currant anthocyanins attenuate weight gain and improve glucose metabolism in diet-induced obese mice with intact, but not disrupted, gut microbiome. Journal of Agricultural and Food Chemistry, 63: 6172-6180.

Froylog C, Slimestad R, Andersen M. 1998. Combination of chromatographic techniques for the preparative isolation of anthocyanins-applied on blackcurrant (*Ribes nigrum*) fruits. Journal of Chromatography A, 25: 89-95.

Hiles AM, Flood T R, Lee B J, et al. 2020. Dietary supplementation with New Zealand blackcurrant extract enhances fat oxidation during submaximal exercise in the heat. Journal of Science and Medicine in Sport, 23(10): 908-912.

Lapornik B, Prosek M, Wondra A G. 2005. Comparison of extracts prepared from plant by-products using different solvents and extraction time. Journal of Food Engineering, 71: 214-222.

Mikkonen T P, Määttä K R, Hukkanen A T, et al. 2001. Flavonol content varies among black current cultivars. Journal of Agricultural and Food Chemistry, 49: 3274-3277.

Mofasser-Hossain A K M, Brennan M A, Guo X B, et al. 2020. Cellular biological activity and regulation of gene expression of antioxidant dietary fibre fraction isolated from blackcurrant incorporated in the wholemeal cereals cookies. Food Chemistry, 312: 125829.

Nakaishi H, Matsumoto H, Tominaga S, et al. 2000. Effects of black currant anthocyanoside intake on dark adaptation and VDT work-induced transient refractive alteration in healthy humans. Alternative Medicine Review, 5(6): 553-562.

Röhrig T, Kirsch V, Schipp D, et al. 2019. Absorption of anthocyanin rutinosides after consumption of a blackcurrant (*Ribes nigrum* L.) extract. Journal of Agricultural and Food Chemistry, 67: 6792-6797.

Wallace T C. 2011. Anthocyanins in cardiovascular disease. Advances in Nutrition: An International Review Journal, 2(1): 1-7.

Wright O R, Netzel G A, Sakzewski A R. 2013. A randomized, double-blind, placebo-controlled trial of the effect of dried purple carrot on body mass, lipids, blood pressure, body composition, and inflammatory markers in overweight and obese adults: The QUENCH trial. Canadian Journal of Physiology and Pharmacology, 91: 480-488.

第十章　黑果腺肋花楸营养与功能

第一节　黑果腺肋花楸产业发展状况

黑果腺肋花楸（*Aronia melanocarpa*）是蔷薇科腺肋花楸属的一种小浆果树种，又称不老莓、野樱莓、阿龙尼亚苦味果、黑果花楸、黑果等，英文名 aronia 或 black chokeroye。其果实为黑紫色，由于味道酸涩，很少鲜食，主要用于食品工业生产果汁及饮料、果酱、果茶、果干、果粉、果泥、果冻、果酒、天然色素、膳食增补剂及功能性食品等（Kokotkiewicz et al.，2010；Vagiri and Jensen，2017）。

黑果腺肋花楸的浆果富含黄酮、花青素和多酚等物质，其多酚类物质的含量在已知浆果中是最高的；其提取物可用于治疗癌症、糖尿病和心脑血管等疾病，在欧美地区广泛应用于医药和食品工业（Jurikova et al.，2017）。另外，黑果腺肋花楸花束密集、艳丽，花期较长，秋叶色泽红艳；适生范围广泛，抗寒、抗旱和抗病虫害能力极强，可以广泛种植于荒山、荒坡等地，能够起到改造荒山、净化环境、防止水土流失的生态防护作用，具有生态、食用、药用和园林"四位一体"价值，是我国近期重点推广发展的经济树种之一，被列为中国新兴十大小浆果之一。

黑果腺肋花楸原产于北美东部，后来传入欧洲。在欧洲，食品工业用途的黑果腺肋花楸种植始于 20 世纪初的俄罗斯西伯利亚寒冷地区，用于生产果汁和酿酒，之后，黑果腺肋花楸在俄罗斯得到广泛种植并逐渐扩展到白俄罗斯、摩尔多瓦和乌克兰（Nybom et al.，2003；Janick and Paull，2008）。至 2015 年，俄罗斯的黑果腺肋花楸种植面积已达到 9000hm^2。20 世纪上半叶，黑果腺肋花楸被引入欧洲其他国家，如波兰、德国、芬兰、瑞典和挪威（Janick and Paull，2008）。1976 年，黑果腺肋花楸从苏联传入日本。到 20 世纪 80 年代，黑果腺肋花楸被引种到保加利亚、捷克斯洛伐克、斯洛文尼亚、丹麦和英国，并相继形成黑果腺肋花楸种植业。欧洲的黑果腺肋花楸产量以每年近 2500t 的速度增长，相关产品超过 400 种。波兰更是成为世界黑果腺肋花楸大国，研究水平和产业化程度领先。

20 世纪 90 年代，黑果腺肋花楸被引入我国，并定植于辽西地区。2000 年以后，我国逐渐从美国、波兰和日本等国家大量引种黑果腺肋花楸优良品种，并在辽宁、吉林、黑龙江、山东和江苏等多个省份大面积种植。目前，在我国多个省份都有黑果腺肋花楸种植，其中辽宁省发展最快。我国自引种以来，相继完成了黑果腺肋花楸繁殖、栽培、区试等方面的研究，繁殖苗木 20 余万株，营造栽培试验示范园 200 余亩，布置区域试验点 10 余个（郭金颖等，2020）。我国已拥有该树种较丰富的种质资源基础。2018 年，黑果腺肋花楸通过国家卫生健康委员会的安全性评估，被列为新食品原料。

我国对黑果腺肋花楸的研究主要集中在繁殖技术、栽培技术、生物活性成分研究以及相关产品研发上。其中，关于黑果腺肋花楸的繁殖、栽培和生物活性成分研究较多，对黑果腺肋花楸相关产品的研发文献报道相对较少（景安麒和朱月，2018）。

由于果实可利用价值高且易栽培，近年来，黑果腺肋花楸产业在我国发展迅猛。例如，吉林省延边朝鲜族自治州的图们市、珲春市、和龙市、安图县等地相继建设黑果腺肋花楸种植基地，种植面积扩大至 8000hm^2 以上。该州的产品主要销往国内南方及其他地级以上城市，另外大量出口到日本、韩国及中国台湾等地区。此外，在北京、河北、内蒙古、山西、新疆等地区也都有大面积种植和发展加工黑果腺肋花楸的计划。

尽管黑果腺肋花楸育苗、种植、加工企业异军突起，但我国黑果腺肋花楸产业仍处于起步阶段，技术水平良莠不齐，苗木市场不规范，栽培面积激增，果实高附加值的应用开发进展迟缓、行业发展不具备良性规划等诸多现实问题依然存在。

目前，国内黑果腺肋花楸产业以种植业为主，相应的加工产业很少，每年的产出主要靠销售原果，黑果腺肋花楸的价值得不到充分利用，经济效益也无法体现出来。黑果腺肋花楸果实在食品工业的应用发展远快于其在化妆品行业、保健和医药行业的发展，但目前生产较多的仍为粗加工食品，主要为干果、果粉、果馅、果冻、果汁混合饮料、果酱和果酒等初级产品，附加值较低。只有少数企业生产提取物，主要作为天然染料或食用天然色素，用于果酱、利口酒和葡萄酒的着色等。提取物加工产品种类很少，基本为保健品或化妆品的精华素及爽肤水。在医药方面，多数产品还处在临床试验阶段，尚未推广使用。

第二节　黑果腺肋花楸的种类、分布及生物学特性

一、黑果腺肋花楸的分布情况

黑果腺肋花楸原产于北美，种源地比较单一，后被引入欧洲和亚洲。黑果腺肋花楸在北美主要分布于加拿大和美国（北至加拿大新斯科舍和安大略，南至美国佛罗里达和密歇根）；在东欧主要分布于波兰及俄罗斯东南部；在中欧分布于德国中东部；在东亚主要分布于中国辽西地区和朝鲜北部。

在我国，黑果腺肋花楸在辽宁、吉林、黑龙江、内蒙古、山西、河北、河南、新疆、北京、江苏、山东、安徽、西藏等十余个省份发展种植。近年来黑果腺肋花楸发展面积较大的地域主要分布在新疆、辽宁（海城、丹东、辽阳、铁岭、葫芦岛、朝阳）、吉林延边（延吉、图们、珲春、和龙、安图）、山东威海、黑龙江、山西、河北、北京、内蒙古等地。

二、黑果腺肋花楸的主要品种

目前，黑果腺肋花楸主要有 9 个品种。其中，Morton、McKenzie 及 A. prunifolia 3 个品种来源于美国，且都为绿化、观赏树种；4 个品种来源于波兰，分别为 Nero、A. mitschurini、Galicjanka 和 Hugin，主要以大果、高产品种为主；其他 2 个品种 Viking 和 Likernaya 分别来源于斯堪的纳维亚半岛和俄罗斯。主要用于规模性栽培，以果实采收为主的 4 个品种分别为 Viking、Nero、Galicjanka 和 Hugin。

三、黑果腺肋花楸的栽培与生物学特性

黑果腺肋花楸属于多年生落叶灌木，树形呈丛生状，3 年以上树龄树高 1.5～3.0m，冠幅为 1.3～1.9m。目前，国内在栽培过程中，树高普遍控制在 1.5～2.0m。丛状主枝 23～36 条，每年 3 月下旬，枝条渐渐长出，到 7 月下旬枝条不再生长。5 月初至 5 月末开花，花期为 20 天左右，果实为球形，直径 8～14mm，果皮紫黑色，果肉暗红色，宿存，种子肾形、棕褐色；8 月末至 9 月初成熟，从开花到果实成熟需 105～110 天，自然落果率较低。黑果腺肋花楸定植后 3 年开始结果，7 年达到盛果期，果实产量可达 10～15t/hm^2，且耐寒性与抗旱性极强。

黑果腺肋花楸栽植最好选择土质疏松、通气良好、水分适宜的沙质壤土、壤土和轻壤土。一般在春季进行栽植，秋季和雨季虽然也可以栽植，但一般作为补植，面积不宜过大。田间管理一定要经常松土和除草，让土壤始终处于湿润的状态。坐果后果实生长到成熟的阶段要经常浇水。春季要定期修剪，保留 15～20 根枝条，以便让树冠内部保持良好的通风和光照。

第三节　黑果腺肋花楸的功能基础试验

在目前已知的植物果实中，黑果腺肋花楸具有最高的总酚含量。这些多酚类物质不仅含量丰富，且种类繁多。由于其果实中富含多酚类物质，黑果腺肋花楸具有多种保健功能，包括抗氧化、抗肥胖、抗糖尿病、抗炎及保护心脑血管等功能（Jurikova et al.，2017）。近年来，研究人员通过对这些功能成分的分析，明确了其中所含的各种成分及含量；利用体外模拟消化的方式，阐明了黑果腺肋花楸在摄入人体后的消化、吸收及代谢情况。在此基础上，利用细胞模型和试验动物模型，研究人员对黑果腺肋花楸的多种保健功能展开了大量的研究。随着研究的不断深入，越来越多的功能活性被人们所了解，其功能背后的作用机理也逐渐清晰。这些研究发现为黑果腺肋花楸的综合利用与产品开发提供了可靠的理论依据。

一、功能成分分离和鉴定

由于黑果腺肋花楸果实中含有大量的酚类物质，其口味苦涩，难以被人们鲜食，但其可以作为天然抗氧化剂的良好来源。目前，主要以有机溶剂作为提取溶剂，针对其中的多酚类物质进行提取。考虑其安全性，多数相关研究均使用不同浓度的乙醇作为提取溶剂。而随着超声波技术的不断普及，研究人员在提取过程中利用超声波所产生的空穴效应，可以有效提高其酚类物质的提取效率。此外，提取温度、提取时间、料液比等因素均不同程度地影响着提取率（高凝轩和李斌，2016）。

利用不同浓度的乙醇溶液，可以有效针对黑果腺肋花楸中不同的多酚组分进行提取。这主要是利用其不同组分极性的差异，选择极性相近的提取溶剂，尽可能地提高其目标组分的提取效率及纯度。在提取后，可采用过滤和离心的方式将果渣与提取液分离。

利用减压浓缩的方式将乙醇除去并回收，剩余的水溶液干燥后即为黑果腺肋花楸多酚类物质的粗提物。在这部分的粗提物中，不仅有酚类物质，通常还会有大量的糖类、维生素、矿物质等非多酚类物质。而大量黑果腺肋花楸多酚提取物粉末暴露在空气后出现吸潮的现象，也是其中大量糖分没有被除去而造成的。因此，为提高黑果腺肋花楸多酚的纯度，通常利用大孔树脂柱层析的方式对其进行富集纯化。根据不同的纯化目的，选取不同型号的大孔树脂。根据目前的研究发现，纯化黑果腺肋花楸多酚通常采用 XAD-7 型大孔树脂（Gao et al.，2018），而纯化花青素组分则采用 AB-8 型大孔树脂。使用这些大孔树脂可有效地将粗提物中的糖分、矿物质去除，极大地提高黑果腺肋花楸多酚、花青素等组分的纯度。

黑果腺肋花楸中酚类物质的含量受产地、气候、品种影响较大。部分研究表明，同一地区不同年份的黑果腺肋花楸中酚类物质的组成也会产生差异。这也是大量文献中对黑果腺肋花楸多酚类物质的定量分析结果有差异的主要原因。根据近年来的研究统计，黑果腺肋花楸中总酚的含量为 690.2～2996mg/100g FW，大部分研究的检测结果显示其总酚含量占果实鲜重的 1%～2%。

随着检测技术的不断发展，黑果腺肋花楸多酚的组成逐渐明确，各单体的结构及含量逐渐清晰。利用高效液相色谱技术，使用 C-18 色谱柱可对黑果腺肋花楸中的不同多酚组分单体进行有效的分离。在此基础上，利用质谱分析技术，可对这些多酚单体进行定性分析。通过连接紫外-可见分光检测器，可直接测定出各多酚单体的含量。这些研究发现，黑果腺肋花楸多酚可分为黄酮与酚酸两大类，其中黄酮主要由黄烷醇、花青素以及少量的黄酮醇等组分组成，而酚酸则主要由绿原酸、新绿原酸以及少量咖啡酸组成，如表 10-1 所示。

黑果腺肋花楸中的黄烷醇主要为原花青素，这一组分是由儿茶素和表儿茶素聚合而成的。由于其聚合程度的不同，使得原花青素构成复杂、种类繁多。根据聚合度的不同分类，原花青素可分为低聚原花青素（聚合度小于 5）与高聚原花青素（聚合度大于 5）。黑果腺肋花楸中原花青素主要为高聚原花青素。研究发现，黑果腺肋花楸高聚原花青素可占总原花青素的 89.72%。此外，原花青素也是黑果腺肋花楸多酚组分的主要物质，占总酚含量的一半以上。从分布上来看，黑果腺肋花楸原花青素主要存在于果渣当中，果汁中含量相对较少。

黑果腺肋花楸中一类黄酮组分即为花青素，这也是其果实颜色的主要来源。从花青素在黑果腺肋花楸果实中的分布来看，果渣中的花青素组分含量均高于果汁。黑果腺肋花楸与蓝莓等浆果不同，其内部果肉也呈红色。这说明其花青素不仅存在于紫色的外皮中，内部果肉中也同样存在大量花青素类物质。从黑果腺肋花楸果实的石蜡切片（图 10-1）可以看出，其花青素分布于果实的各个部分（除果核外），并随着果实由内向外，花青素含量逐渐增加。

黑果腺肋花楸中花青素种类较为单一，为矢车菊素。这些矢车菊素均通过糖苷键的形式与 4 种不同糖类结合形成花色苷，分别为矢车菊素-3-*O*-半乳糖苷、矢车菊素-3-*O*-阿拉伯糖苷、矢车菊素-3-*O*-葡萄糖苷和矢车菊素-3-*O*-木糖苷。其中，以矢车菊素-3-*O*-半乳糖苷和矢车菊素-3-*O*-阿拉伯糖苷为主，而另两种糖苷含量较低。部分研究

表 10-1　黑果腺肋花楸酚类物质含量及分布

酚类物质组分	果实/ (mg/100g)	数据来源	果渣/ (mg/100g)	数据来源	果汁/ (mg/100g)	数据来源
绿原酸	301.85	Oszmiański and Wojdyło, 2005	204.35	Oszmiański and Wojdyło, 2005	415.86	Oszmiański and Wojdyło, 2005
	61 (FW)	Slimestad et al., 2005	33.2~84.5	Sójka et al., 2013	1.45 (FW)	Bursać et al., 2016
					32 (FW)	Kardum et al. 2014
新绿原酸	290.81	Oszmiański and Wojdyło, 2005	169.20	Oszmiański and Wojdyło, 2005	393.10	Oszmiański and Wojdyło, 2005
	123 (FW)	Slimestad et al., 2005	25.5~68.1	Sójka et al., 2013	5.31 (FW)	Bursać et al., 2016
					28 (FW)	Kardum et al., 2014
咖啡酸					0.13 (FW)	Bursać et al., 2016
(一) 表儿茶素	15.04	Oszmiański and Wojdyło, 2005	11.41	Oszmiański and Wojdyło, 2005	12.71	Oszmiański and Wojdyło, 2005
			6.6~12.0	Sójka et al., 2013		
原花青素	5 181.60	Oszmiański and Wojdyło, 2005	8191.58	Oszmiański and Wojdyło, 2005	1 578.79	Oszmiański and Wojdyło, 2005
	3 816.38	Teleszko and Wojdyło, 2015	7 274~13 492	Sójka et al., 2013	442 (FW)	Kardum et al., 2014
槲皮素-3-O-芸香糖苷	15.10	Oszmiański and Wojdyło, 2005	13.55	Oszmiański and Wojdyło, 2005	27.53	Oszmiański and Wojdyło, 2005
			16.7~37.4	Sójka et al., 2013	0.59 (FW)	Bursać et al., 2016
					3.4 (FW)	Kardum et al., 2014
槲皮素-3-O-半乳糖苷	36.98	Oszmiański and Wojdyło, 2005	47.44	Oszmiański and Wojdyło, 2005	49.76	Oszmiański and Wojdyło, 2005
			28.1~62.5	Sójka et al., 2013	1.01 (FW)	Bursać et al., 2016
					9.8 (FW)	Kardum et al., 2014
槲皮素-3-O-葡萄糖苷	21.64	Oszmiański and Wojdyło, 2005	26.50	Oszmiański and Wojdyło, 2005	31.24	Oszmiański and Wojdyło, 2005
			16.7~37.4	Sójka et al., 2013	0.56 (FW)	Bursać et al., 2016
					4.8 (FW)	Kardum et al., 2014
槲皮素-3-O-巢菜糖苷					0.19 (FW)	Bursać et al., 2016

续表

酚类物质组分	果实/ (mg/100g)	数据来源	果渣/ (mg/100g)	数据来源	果汁/ (mg/100g)	数据来源
矢车菊素-3-O-半乳糖苷	1 282.41	Oszmiański and Wojdyło, 2005	1 119.70	Oszmiański and Wojdyło, 2005	787.00	Oszmiański and Wojdyło, 2005
	315 (FW)	Slimestad et al, 2005	376.5~749.4	Slimestad et al., 2005	12.26 (FW)	Bursać et al., 2016
	157.1 (FW)	Vagiri and Jensen, 2017	114.9 (FW)	Vagiri and Jensen, 2017	40.1 (FW)	Vagiri and Jensen, 2017
					107.6 (FW)	Kardum et al. 2014
矢车菊素-3-O-葡萄糖苷	42.14	Oszmiański and Wojdyło, 2005	79.44	Oszmiański and Wojdyło, 2005	28.15	Oszmiański and Wojdyło, 2005
	10 (FW)	Slimestad et al., 2005	21.0~43.7	Sójka et al., 2013	0.53 (FW)	Bursać et al., 2016
	11.1 (FW)	Vagiri and Jensen, 2017	7.9 (FW)	Vagiri and Jensen, 2017	2.9 (FW)	Vagiri and Jensen, 2017
					4.9 (FW)	Kardum et al. 2014
矢车菊素-3-O-阿拉伯糖苷	581.50	Oszmiański and Wojdyło, 2005	532.64	Oszmiański and Wojdyło, 2005	324.37	Oszmiański and Wojdyło, 2005
	146 (FW)	Slimestad et al., 2005	191.7~389.9	Sójka et al., 2013	4.45 (FW)	Bursać et al., 2016
	74.3 (FW)	Vagiri and Jensen, 2017	55.8 (FW)	Vagiri and Jensen, 2017	16.9 (FW)	Vagiri and Jensen, 2017
					36.2 (FW)	Kardum et al. 2014
矢车菊素-3-O-木糖苷	52.71	Oszmiański and Wojdyło, 2005	105.06	Oszmiański and Wojdyło, 2005	33.63	Oszmiański and Wojdyło, 2005
	10 (FW)	Slimestad et al., 2005	27.0~57.1	Sójka et al., 2013	0.48 (FW)	Bursać et al., 2016
	13.7 (FW)	Vagiri and Jensen, 2017	7.3 (FW)	Vagiri and Jensen, 2017	3.7 (FW)	Vagiri and Jensen, 2017
					5.2 (FW)	Kardum et al. 2014
总酚	7 849.21	Oszmiański and Wojdyło, 2005	10 583.27	Oszmiański and Wojdyło, 2005	3 729.0	Oszmiański and Wojdyło, 2005
	6 351.38	Teleszko and Wojdyło, 2015	8 044~15 058	Sójka et al., 2013	386 (FW)	Kardum et al. 2014
	690.2 (FW)	Benvenuti et al., 2004				
	1 045 (FW)	McDougall et al., 2016				
	1 079~2 996 (FW)	Wangensteen et al., 2014				

注：FW 表示鲜重，未加注表示干重。

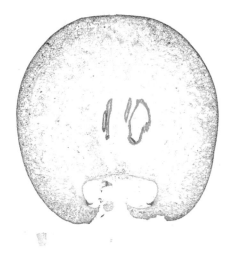

图 10-1 黑果腺肋花楸石蜡切片（彩图请扫封底二维码）

发现其中含天竺葵色素，但含量极低。Veberic 等（2015）研究表明，矢车菊素-3-*O*-半乳糖苷的含量可占到总矢车菊素含量的 62.6%。而 Brand 等（2017）通过对同一地区连续两年所产的黑果腺肋花楸中花色苷检测发现，矢车菊素-3-*O*-半乳糖苷占矢车菊素总含量的比例分别为 65.4%和 71.7%。这表明，不同气候条件对黑果腺肋花楸中花色苷组分比例有着较大影响。此外，不同品种、不同产地的黑果腺肋花楸中各种花色苷也会出现明显的差异。

黄酮醇是黑果腺肋花楸中另一类黄酮类物质，由于其极高的生物活性，近年来被学者们广泛地研究。黑果腺肋花楸中的黄酮醇含量远低于黄烷醇、花青素等其他黄酮组分。黑果腺肋花楸中的黄酮醇主要为槲皮素。槲皮素与糖分子结合形成糖苷，因而其拥有较好的水溶性。目前被广泛证实的黑果腺肋花楸中的槲皮素糖苷主要有槲皮素-3-*O*-芸香糖苷、槲皮素-3-*O*-半乳糖苷和槲皮素-3-*O*-葡萄糖苷。针对槲皮素糖苷的结合，在不同的研究中结论略有不同。在以上 3 种糖苷的结合类型的基础上，Slimestad 等（2005）的研究又在黑果腺肋花楸中发现了少量的槲皮素-3-*O*-巢菜糖苷和槲皮素-3-*O*-刺槐糖苷，该结论后又被 Teleszko 和 Wojdyo（2015）证实。

在酚酸类物质方面，黑果腺肋花楸中主要有绿原酸与新绿原酸，并伴随有少量的咖啡酸。这些酚酸通常以游离的形式存在于果实当中。从分布上来看，它们更多地存在于果汁当中，这得益于它们的水溶性。此外，一些研究也在黑果腺肋花楸果实中发现了少量对香豆酸、（−）表没食子儿茶酸，但都因含量较少而没有被广泛研究。

二、功能成分营养学特点

多酚是黑果腺肋花楸中主要的功能活性物质，总的来说，黑果腺肋花楸多酚的吸收率较低。这主要是由于吸收率低的原花青素和花青素的占比较高，但这并不妨碍黑果腺肋花楸强大的功能活性。这些无法被人体直接吸收的酚类物质在消化酶的作用下被代谢为其他物质，其中的很多代谢产物在进入人体后同样具有较强的功能活性。而未被人体吸收的多酚及其代谢产物在进入结肠后作用于肠道菌群，将会提高肠道菌群的丰度，进而起到提高人体机能的作用。

黑果腺肋花楸中的多酚绝大部分为游离型多酚，仅有少量的酚类物质会与膳食纤维结合而以结合型存在。这些游离型多酚的主要成分为原花青素，而这些原花青素的聚合度较大，属于高聚原花青素。有研究表明，黑果腺肋花楸中高聚原花青素占总原花青素的 89.72%，这些高聚物由于分子质量以及肠道屏障作用无法被人体吸收利用。但这些没有被吸收的高聚原花青素会随着食物残渣一同进入结肠，被肠道菌群利用，在肠道菌群的作用下被分解代谢。其余的低聚原花青素则具有较强的生物活性并可以被人体吸收，主要包括表儿茶素、原花青素 B_2 等。

黑果腺肋花楸中花青素主要为矢车菊素，这些矢车菊素与糖分子连接形成花色苷，具有很好的水溶性。它们进入人体消化道后会快速释放并溶于消化液，但吸收率较低。由于胃部较低的 pH 环境，这些花色苷表现出较好的稳定性。但随着它们进入到肠液后，pH 升高导致了稳定性的明显下降。在消化酶的作用下，这些花色苷会被代谢为表儿茶酸等多种酚酸类物质。由于人体差异以及不同的饮食习惯，这些花色苷的代谢产物各有不同。而剩余未被吸收和代谢的花色苷将会进入结肠，被肠道菌群利用，同时起到改善肠道菌群的作用。

在酚酸方面，绿原酸和新绿原酸是黑果腺肋花楸多酚中的主要酚酸成分。这些酚酸在肠道消化酶的作用下会被代谢为咖啡酸和奎宁酸，随后被小肠吸收并进入血液循环。这些绿原酸的代谢产物最终将会随尿液排出。

三、功能成分的细胞、动物试验

（一）调节体内脂肪功能

黑果腺肋花楸具有降低血脂、抑制肥胖的功效，在脂肪被摄入后的各个阶段均会受到黑果腺肋花楸多酚的抑制。这包括在消化阶段对胰脂肪酶活性的抑制、吸收阶段对小肠上皮细胞吸收胆固醇的抑制以及在体内对脂肪生成的抑制。正是由于在不同阶段的作用，黑果腺肋花楸具有极好的减肥降脂效果。黑果腺肋花楸的降血脂作用对于心脑血管疾病的发展具有重要意义。Kim 等（2013）通过利用载脂蛋白 E 基因敲除小鼠考察黑果腺肋花楸多酚对心脑血管疾病患者的血脂调节作用，发现连续摄入黑果腺肋花楸4周后，小鼠血浆胆固醇含量显著降低。

在脂肪的消化阶段，黑果腺肋花楸可以有效抑制脂肪在肠道内的消化。Takahashi 等（2015）利用高脂饮食小鼠模型发现黑果腺肋花楸中大量的多酚类物质可以有效地抑制胰脂肪酶活性，从而减少脂肪的吸收，降低内脏脂肪堆积。在此基础上，Sosnowska 等（2018）通过对黑果腺肋花楸多酚提取物进行分馏，并考察不同馏分对胰脂肪酶活性的抑制作用，发现富含花青素和高聚原花青素的水相馏分比主要为黄酮醇、酚酸和低聚原花青素的乙酸乙酯馏分对胰脂肪酶有更强的抑制能力。

Kim 等（2013）通过利用 Caco-2 细胞模拟黑果腺肋花楸提取物对小肠吸收胆固醇的抑制，发现黑果腺肋花楸提取物可以有效减少细胞顶部胆固醇摄取和底部胆固醇流出蛋白基因的表达。这表明黑果腺肋花楸提取物可以有效减少小肠对胆固醇的吸收。此外，黑果腺肋花楸提取物还显著诱导 ABCG5 和 ABCG8 的 mRNA 及蛋白质表达水平，介导细胞顶端胆固醇向肠腔的流出。

体脂的增加一方面是由于脂肪的摄入，另一方面，高糖的摄入同样可以在体内转化为脂肪，而黑果腺肋花楸的摄入可以有效地抑制体内脂肪的生成。Qin 和 Anderson（2012）通过高果糖饮食诱导大鼠体重增加，并使用黑果腺肋花楸提取物进行干预。试验发现，黑果腺肋花楸提取物的摄入可以显著降低甘油三酯、胆固醇以及低密度脂蛋白含量。Kim 等（2018）通过对黑果腺肋花楸多酚组分进行分馏并制得 7 种酚类化合物单体，进一步对小鼠 3T3-L1 前脂肪细胞进行处理发现，苦杏仁苷、野樱苷、矢车菊素和咖啡酸衍生物可以通过抑制 PPARc（过氧化物酶体增殖激活受体 c）、c/EBPα（CCAAT 增强子结合蛋白 α）、SREBP1c（固醇调节元件结合蛋白 1c）、FAS（脂肪酸合酶）和 aP2（脂肪细胞脂肪酸结合蛋白）的表达，从而抑制 3T3-L1 前脂肪细胞的分化和脂肪的生成。此外，他们通过使用黑果腺肋花楸提取物对高脂饮食诱导的小鼠肥胖进行干预，发现小鼠体重、血清甘油三酯和低密度脂蛋白胆固醇水平显著降低。

非酒精性脂肪肝（NAFLD）是一种与脂质代谢有关的疾病。患有 NAFLD 的小鼠在摄入高脂肪、高糖的饮食后，使用黑果腺肋花楸冻干粉进行治疗。小鼠体内的脂肪生成受到黑果腺肋花楸作用的限制，总胆固醇显著降低。而总胆固醇的减少伴随着与肝细胞脂肪生成和 TG 水平相关的 mRNA 表达的变化，包括固醇调节元件结合蛋白 1（SREBP-1）、乙酰辅酶 A 羧化酶（ACC）和脂肪酸合成酶（FAS）（Park et al.，2016）。剂量为 50mg/(kg·d)的黑果腺肋花楸果粉可以有效改善高脂肪饮食（60%的能量来自猪油）的 C57BL/6N 小鼠的肝脏脂质代谢（Park et al.，2017）。改善脂质代谢表现为防止脂质积聚和降低肝脏重量增加。食用黑果腺肋花楸果汁可降低肝脏脂质代谢相关的基因表达及 PPARγ2 蛋白水平。PPARγ2 是一种调节脂肪细胞蛋白 2（aP2）结合游离脂肪酸和脂蛋白脂酶（LPL）靶基因转录的因子。由于 aP2 和 LPL 的表达水平明显下降，说明黑果腺肋花楸果粉通过 PPARγ2 依赖途径影响肝脏脂质代谢。除此之外，在游离脂肪酸的影响下，小鼠肝细胞增加了脂质代谢和脂质积累相关基因的表达。40μg/ml 和 80μg/ml 提取物对脂质的抑制率分别为 7%和 33.4%；提取物还限制了肝细胞中 PPARγ2、aP2 和 LPL mRNA 的表达（Park et al.，2017）。

（二）维持血压健康水平功能

长期以来，人们食用黑果腺肋花楸及其制品后发现能够降低血压。随着对黑果腺肋花楸研究得不断深入，研究人员发现，黑果腺肋花楸中大量的多酚类物质与非多酚类物质协同作用，可以有效降低人体动脉血压，对缓解高血压患者的症状具有明显疗效。过去的研究表明，矢车菊素可以有效降低机体血压。而黑果腺肋花楸中绝大部分花青素均为矢车菊素，并以结合不同单糖（包括半乳糖、阿拉伯糖、葡萄糖及木糖）的形式存在。此外，作为黑果腺肋花楸中酚酸的主要成分，绿原酸也具有降低血压的功能。

Ćujić 等（2018）通过利用自发性高血压大鼠模型评估长期食用黑果腺肋花楸提取

物降血压的效果。研究发现，食用黑果腺肋花楸提取物 4 周后，自发性高血压大鼠的收缩压和舒张压显著降低。通过对每日尿量的检测发现，长期食用黑果腺肋花楸提取物的大鼠每日排尿量显著高于对照组。这说明黑果腺肋花楸提取物可以起到利尿剂的作用，而使用利尿剂增加排尿量是目前降血压的常用手段之一。此外，黑果腺肋花楸提取物中大量的多酚类物质具有极强的抗氧化活性，可以有效清除机体内部自由基。通过对自发性高血压大鼠血浆和红细胞的检测发现，食用黑果腺肋花楸后 TBARS（硫巴比妥酸反应物）显著降低，而铁离子还原能力值显著升高。同时，检测发现大鼠模型体内超氧化物歧化酶（SOD）活性降低，研究人员认为这是由于体内活性氧（ROS）被黑果腺肋花楸提取物中的酚类物质大量清除，导致机体在不需要的情况下为节省能量而降低酶活性。这些结果表明黑果腺肋花楸提取物可有效降低血液中脂质过氧化反应，通过抑制氧化应激，有效降低自发性高血压大鼠的血压。

血管功能障碍是引起血压增高的一个重要因素，而内皮祖细胞具有修复受损伤血管的功能。高血压患者体内大量的血管紧张素 II 会加速氧化应激诱导内皮祖细胞衰老并抑制其生长，从而损害内皮祖细胞修复受损血管的功能。Parzonko 等（2015）发现，利用黑果腺肋花楸提取物可以抑制血管紧张素 II 导致的氧化应激，从而达到保护内皮祖细胞的效果。试验中，与只使用血管紧张素 II 处理的血管内皮祖细胞相比，在血管紧张素 II 处理之前暴露于黑果腺肋花楸提取物的细胞，其生长速度和端粒酶活性显著提高，而细胞内活性氧（ROS）的含量显著减少。此外，黑果腺肋花楸提取物也提高了内皮祖细胞的迁移能力和血管生成的潜能。黑果腺肋花楸提取物通过诱导内皮祖细胞中 Nrf2 转录因子的表达，从而提高内皮祖细胞中 HO-1 的水平，不仅可以保护内皮祖细胞免受氧化应激，而且可以增强内皮祖细胞对损伤血管的再生能力。

NO 作为血管系统中的一种血管舒张因子，能够减少血管平滑肌细胞收缩，从而起到扩张血管、降低血压的作用。一些研究发现，黑果腺肋花楸的降血压作用是由于其能够促进 NO 的产生。N-硝基-L-精氨酸甲酯（L-NAME）作为 NO 合酶抑制剂，可以抑制内源性 NO 的产生，造成内皮功能障碍，研究人员通过长期给予 L-NAME 构建高血压小鼠模型。Cebova 等（2017）曾利用 L-NAME 小鼠模型探究黑果腺肋花楸的降血压效果。通过使高血压小鼠每日摄入黑果腺肋花楸提取物，3 周后发现小鼠血压显著低于未被 L-NAME 处理的对照组。这说明黑果腺肋花楸能够缓解 L-NAME 对 NO 生成的抑制作用，有效提高 NO 合酶的活性，从而起到降低血压的作用。

肾素-血管紧张素系统（RAS）的激活也是引发高血压的一个重要原因，而通过抑制该系统通路则可有效降低血压。作为目前被广泛使用的降压药物之一，血管紧张素转化酶抑制剂便是采用这样的机理抑制患者血压的升高。Yamane 等（2017）通过体外试验发现，黑果腺肋花楸水提物对血管紧张素转换酶活性具有极强的抑制作用，从而可以减少血管紧张素 II 的生成。而血管紧张素 II 具有促使血管收缩、升高血压的作用。在此基础上，Yamane 等（2017）使自发性高血压大鼠摄入黑果腺肋花楸冻干粉考察其降血压功能。通过与对照组相比，结果发现每日摄入含有 10%黑果腺肋花楸冻干粉饲料的大鼠，在连续摄入 28 天后，其血压显著低于对照组。通过对大鼠血清、肺、肾等组织采样测定发现，摄入黑果腺肋花楸冻干粉 28 天后，大鼠肾脏中血管紧张素转化酶活性显著低于对照组，而血浆、肺部的血管紧张素转化酶活性未发生下降。这说明，在摄入黑果腺肋花楸冻干粉后，黑果腺肋花楸中的活性成分能够有效抑制自发性高血压大鼠肾脏中的血管紧张素转化酶活性，从而减少肾脏中血管紧张素 II 的产生，抑制肾素-血管紧张素系统的激活，降低血压的升高。

（三）维持血糖健康水平功能

大量的动物体内试验发现，黑果腺肋花楸具有一定的降血糖功效。在一项动物试验中，接受浓度为 100mg/kg 和 200mg/kg 的黑果腺肋花楸提取物 8 周后，胰岛素抵抗大鼠的血糖水平显著降低（Park et al.，2011）。而在另一项接受高果糖饮食的大鼠试验中，研究人员以 100mg/kg 和 200mg/kg 黑果腺肋花楸提取物的给药量显著降低了大鼠的血糖水平，改善了其脂质分布（Qin and Anderson，2012）。同时，降低血糖和胰岛素水平可能是由于胰岛素抵抗的消除。这一效应通过食用黑果腺肋花楸提取物的大鼠脂肪组织中的 mRNA 水平分析得到证实。黑果腺肋花楸多酚能够抑制磷酸酶与张力素同源物（Pten）和糖原合成酶激酶-3β（Gsk3β）mRNA 表达，诱导脂肪组织胰岛素抵抗。脂联素 mRNA 水平升高可以有效增加胰岛素敏感性。而脂肪组织中的胰岛素依赖性代谢途径、葡萄糖摄取和碳水化合物代谢也导致基因表达增加。脂肪组织的增殖和功能障碍是由脂肪性疾病引起的。脂肪生成的主要调节因子——过氧化物酶体增殖物激活受体 γ（PPARγ）的表达减少，可导致胰岛素抵抗。黑果腺肋花楸提取物增加 PPARγ mRNA 表达，抑制代谢综合征、胰岛素抵抗、高血糖和血脂异常相关基因的表达。

（四）增强免疫力功能

研究表明，黑果腺肋花楸果汁及提取物具有明显的增强免疫力功能。这些免疫力增强主要表现为对肠炎、血管炎症及脾细胞炎症的抑制。在血管炎症方面，黑果腺肋花楸提取物能抑制肿瘤坏死因子-α 刺激的 ICAM-1 和 VCAM-1 基因的转录，降低人主动脉内皮细胞（HAEC）黏附分子的表达（Zapolska-Downar et al.，2012）。试验结果表明，黑果腺肋花楸提取物可导致外周血单个核白细胞与主动脉内皮的黏附性降低。此外，黑果腺肋花楸提取物在肿瘤坏死因子-α 的影响下降低了核转录因子的活性，降低了红细胞 ROS 的产生。在肠炎方面，Valcheva-Kuzmanova 等（2018）发现，黑果腺肋花楸可以有效抑制三硝基苯磺酸（TNBS）诱导的小鼠肠炎。Martin 等（2014）发现黑果腺肋花楸提取物可以抑制脂多糖诱导的小鼠脾细胞的炎症反应，主要是通过提取物中矢车菊素-3-O-阿拉伯糖苷和槲皮素对 IL-6 和 IL-10 的抑制。

此外，黑果腺肋花楸中大量的酚类物质可以对癌细胞的增殖起到抑制作用。其中，儿茶酚可降低乳腺癌细胞中 CSC 标记物的表达，降低乳腺癌细胞中 CD44/CD24 的表达，从 1.4%降低到 0.5%。此外，儿茶酚可以降低乳腺癌组织中自我更新基因 *Nanog*、*Sox2* 和 *Oct4* 的表达（Choi et al.，2018）。Gao 等（2018）通过使用纯化后的黑果腺肋花楸多酚对人类肝癌细胞 HepG2 进行处理，评估其对肝癌的抑制，试验发现，350μg/ml 的黑果腺肋花楸多酚对肝癌细胞的增殖有明显的抑制作用。而 Rugina 等（2012）发现黑果腺肋花楸对人类宫颈癌细胞也具有明显的抑制作用。

第四节　黑果腺肋花楸的功能临床试验

　　黑果腺肋花楸不仅在动物试验和体外细胞试验中表现出多种功能活性，在人体临床观察中同样也表现出显著的保健功能，特别在高血脂、高血糖、高血压等慢性心血管疾病中表现出了特殊的调节功能。由于其富含多酚类物质，所以其在抗氧化方面效果出众。此外，通过很多人体临床数据发现，黑果腺肋花楸对人体的多种炎症也表现出了一定的调节作用。目前，许多营养补充剂使用黑果腺肋花楸提取物作为原材料。通过临床试验发现，这些含有黑果腺肋花楸提取物的营养补充剂能够起到抗氧化、缓解视疲劳及增强免疫力等功效。随着临床研究的不断深入，黑果腺肋花楸的多种保健功能将被一一证实，越来越多的功能活性被人们了解，其功能背后的作用机理也逐渐清晰。这些研究结果为黑果腺肋花楸的综合利用与产品开发提供了可靠的理论依据。

一、有助于维持血脂健康水平

　　研究发现，黑果腺肋花楸作为营养补充剂长期摄入，能够起到明显的维持血脂健康的作用。Kardum 等（2014b）对 20 名年龄为 45～65 岁、腹部肥胖的绝经期女性进行临床干预试验。试验为期 4 周，在这期间每人每日饮用含有 2g 葡苷聚糖纤维的黑果腺肋花楸果汁 100ml。4 周后，这些人的血浆中高密度脂蛋白含量低于 4 周前的初始阶段，说明黑果腺肋花楸果汁可以有效降低女性血脂。

　　值得注意的是，对于健康的人群，黑果腺肋花楸并未表现出降低血脂、体脂的能力。Kardum 等（2014a）在对健康人群进行黑果腺肋花楸干预试验时，选择了 29 名年龄在 25～49 岁的健康女性。使用未经加工的黑果腺肋花楸果汁作为营养补充剂，每人每天摄入 100ml，试验连续进行 12 周。12 周后通过对这 29 人的身体检查发现，她们的体重指数、体重、腰围均未发生改变。通过采血检测发现，甘油三酯、总胆固醇、低密度脂蛋白和高密度脂蛋白等血脂参数也没有发生变化。这表明，黑果腺肋花楸的摄入对健康人群的体脂和血脂并不会产生影响。

　　Kardum 等（2015）选择平均年龄 47.5 岁的正常血压和一级高血压志愿者 23 人，其中男性 12 人，女性 11 人，进行为期 4 周的黑果腺肋花楸干预试验，试验期间每人每日摄入黑果腺肋花楸果汁 200ml。通过对 4 周后志愿者血浆的采集分析发现，其血浆中甘油三酯含量显著下降。这表明，黑果腺肋花楸果汁对正常血压以及轻度高血压人群的血脂具有明显的降脂作用。

　　Sikora 等（2014）针对代谢综合征患者，同样使用黑果腺肋花楸作为营养补充剂进行临床干预。在这个试验中，共有 70 人作为志愿者。其中，一组由 25 名 50～69 岁的未被药物治疗过的代谢综合征患者组成；对照组由 45 名 55～71 岁的志愿者组成，其中包括 20 名健康的志愿者和 25 名接受过药物治疗的代谢综合征患者。这些志愿者共同接受了 2 个月的黑果腺肋花楸提取物临床干预试验，每人每天 3 次摄入 100mg 的黑果腺肋花楸提取物。结果发现，这些代谢综合征患者的总胆固醇和低密度脂蛋白含量明显下降。

Sikora 等（2012）通过对 38 名代谢综合征患者和 14 名健康志愿者使用 10%黑果腺肋花楸乙醇提取物进行为期 40 天的临床干预，期间每人每日摄入 30ml。这些人的年龄均在 42～65 岁。结果表明，黑果腺肋花楸提取物的长期摄入能够降低甘油三酯、总胆固醇、低密度脂蛋白的水平。但与 Sikora 等（2014）的试验结果一样，黑果腺肋花楸提取物未能对代谢综合征患者的体重指数、腰围产生影响，说明黑果腺肋花楸提取对代谢综合征患者具有良好的降血脂作用，但并未表现出减肥的功效。

黑果腺肋花楸对高胆固醇血症具有明显的调节作用。Duchnowicz 等（2012）对 25 名高胆固醇血症患者和 20 名健康志愿者进行人体试验，试验为期 2 个月，每人每天 3 次摄入 100mg 黑果腺肋花楸提取物。结果发现血红细胞的总胆固醇含量明显下降。同样，Lancrajan（2012）在对高胆固醇血症、动脉高压和蛋白质代谢紊乱患者使用黑果腺肋花楸提取物进行连续 40 天的干预后，血浆中甘油三酯、总胆固醇、低密度脂蛋白含量均出现明显下降。

二、有助于维持血压健康水平

大量临床研究表明，黑果腺肋花楸在降血压方面具有显著的功效，可以作为一种辅助降血压的营养补充剂。但临床数据表明，由于使用人群的不同，黑果腺肋花楸的降血压效果也会出现一些差异。总的来看，黑果腺肋花楸对高血压患者、代谢综合征患者以及肥胖人群具有一定的降血压功效，而对健康人群的血压则没有明显的改变。

Kardum 等（2015）对 23 名健康的志愿者与一级高血压患者进行为期 4 周的临床观察，其中，男性 12 人、女性 11 人，平均年龄为 47.5 岁。观察期内每人每天摄入黑果腺肋花楸果汁 200ml。通过对收缩压与舒张压的检测，发现黑果腺肋花楸可以有效降低患者 24h 的舒张压与收缩压。但 Loo 等（2016）在对 38 名平均年龄为 55.8 岁的轻度高血压患者的临床观察中，通过 16 周的黑果腺肋花楸果汁摄入，未发现血压出现较大程度的下降。

Kardum 等（2014c）在对 25 名腹部肥胖的绝经妇女每天饮用 100ml 含有葡甘聚糖纤维的黑果腺肋花楸果汁作为营养补充剂，4 周后发现她们的收缩压明显下降，而舒张压未发生明显改变。同样的现象也发生在代谢综合征患者的临床观察中。Sikora 等（2014）对 25 名代谢综合征患者使用黑果腺肋花楸提取物干预，每天 3 次，每次 100mg，连续 2 个月后，患者收缩压显著下降，而舒张压未发生显著性改变。此外，通过对患者血浆的检测发现，血管紧张素转化酶的活性显著降低。这说明黑果腺肋花楸提取物可以通过降低代谢综合征患者血液中血管紧张素转化酶活性，从而减少血管紧张素对动脉血管的收缩作用，进而降低动脉血压。Broncel 等（2010）的一项针对 25 名代谢综合征患者和 22 名健康志愿者的临床观察发现，每天 3 次，每次 100ml 的黑果腺肋花楸果汁摄入，2 个月后患者收缩压显著下降，舒张压略有下降但并不显著。在这项研究中，研究人员通过对患者血浆进行分析发现，使用黑果腺肋花楸果汁进行干预后，血浆中内皮素-1 的含量明显下降。而内皮素-1 作为一种作用于血管收缩的因子，其含量的下降可以有效降低血压。这说明黑果腺肋花楸降低代谢综合征患者血压的途径不仅仅是通过调节肾素-血管紧张素系统，也可以通过调节内皮素-1 的含量达到降低人体血压的目的。

通过对健康人群的人体试验发现，黑果腺肋花楸的摄入不会对正常血压产生影响。Kardum 等（2014a）对 29 名年龄在 25～49 岁的健康女性进行黑果腺肋花楸果汁摄入的人体试验发现，每天摄入 100ml 黑果腺肋花楸果汁，连续 12 周后，志愿者收缩压与舒张压均未发生显著变化。这表明健康人群不必担心在摄入适量的黑果腺肋花楸及其制品后人体产生低血压等不良影响。

三、有助于维持血糖健康水平

黑果腺肋花楸对血糖的调节使得其可以作为一种有效的辅助降糖食品。在临床的表现中，黑果腺肋花楸针对不同类型的患者表现出了不同的降糖效果。黑果腺肋花楸的长期摄入，可以有效地降低代谢综合征患者的血糖水平，而对健康人群和有其他疾病但血糖正常的人群则没有起到降糖的效果。这种有针对性的降糖能力使得黑果腺肋花楸能够更好地作为一种辅助降糖的保健食品。

Lancrajan（2012）通过对 67 岁的高胆固醇血症、动脉高压和蛋白质代谢紊乱患者的临床观察发现，每人每天摄入 30ml 黑果腺肋花楸粗提物，连续摄入 40 天后可以有效降低其血糖含量。Yamane 等（2017）通过对 37 名年龄大于 30 岁的健康志愿者（其中男性 19 人、女性 18 人）进行黑果腺肋花楸果汁的摄入观察，结果发现餐前摄入 100ml 黑果腺肋花楸果汁，将会有效降低餐后血糖水平，且男、女之间的降糖效果没有表现出明显的差异。

通过对其他疾病的临床观察，并未发现长期的黑果腺肋花楸干预可以降低血糖水平。Loo 等（2016）通过对轻度高血压患者的临床观察发现，连续 8 周每天摄入 300ml 黑果腺肋花楸果汁，患者的血糖水平未出现显著性改变。而 Kardum 等（2015）在一级高血压患者的 4 周临床试验观察中，也证实了黑果腺肋花楸果汁未能降低血糖水平。

在健康人群中，长期的黑果腺肋花楸及其制品的摄入，同样不会降低人们的血糖水平。这使得人们不必担心黑果腺肋花楸的摄入而导致低血糖的发生。在 Kardum 等（2014c）对 25 名健康的女性志愿者连续 3 个月的临床观察中，发现黑果腺肋花楸并没有改变人体的血糖水平。而 Kardum 等（2014b）通过对腹部肥胖的女性进行为期 4 周的黑果腺肋花楸果汁摄入观察，结果表明血糖水平与 4 周前相比没有发生改变。

四、有助于增强免疫力

在增强免疫力方面，黑果腺肋花楸同样表现出了一定的活性，这主要归因于其富含的酚酸以及黄酮类物质。Handeland 等（2014）希望利用黑果腺肋花楸果汁抑制老年人尿路感染的发病率，这些黑果腺肋花楸果汁每 100ml 中含有总酚 715mg 没食子酸当量，包括原花青素、花青素以及绿原酸等酚类物质。通过对挪威的 6 家养老院中 236 名老年人的尿路感染发病率进行统计发现，持续 3 个月每日摄取 89ml 或 156ml 的黑果腺肋花楸果汁的患者的发病率分别平均降低 38%或 55%。

高血压患者由于靶器官的损伤通常伴有血管炎症，为考察黑果腺肋花楸对高血压患者的抗炎作用，Loo 等（2016）对 38 名轻度高血压患者（其中男性 14 名、女性 24 名，年龄 41～69 岁，平均年龄 55.8 岁）进行为期 8 周的黑果腺肋花楸果汁干预试验，试验期间每人每天摄入 300ml 的黑果腺肋花楸果汁及 2g 果粉。试验发现，黑果腺肋花楸的摄入在降低血压的同时可以有效缓解轻度炎症。通过对患者血浆的检测发现，黑果腺肋花楸可以显著降低体内 IL-10 和 TNF-α 等炎症因子含量，并有降低炎症因子 IL-4 和 IL-5 的趋势。

五、有助于抗氧化

黑果腺肋花楸及其制品具有极强的抗氧化活性，这主要依赖于其丰富的多酚类物质，如花青素、原花青素、酚酸等。这些多酚类物质可以有效清除人体自由基、预防细胞氧化损伤、抑制氧化应激所带来的各项疾病。Nowak 等（2016）选择了 11 名年龄在 23～55 岁的健康志愿者，平均年龄为 41.9 岁，其中女性占 70%。在试验期间，他们被安排每天摄入 200ml 的黑果腺肋花楸果汁，试验时间为 3 周。通过 DPPH 法对志愿者血清进行检测发现，黑果腺肋花楸果汁的摄入可以有效提高血清抗氧化剂含量。Kardum 等（2014c）研究了 25 名健康女性长期饮用富含多酚的黑果腺肋花楸果汁对红细胞抗氧化酶活性和膜脂状态的影响。试验时长 3 个月，每天摄入 100ml 黑果腺肋花楸果汁。分别测定膜脂肪酸、超氧化物歧化酶（SOD）和谷胱甘肽过氧化物酶（GPx）活性的百分比。结果表明：C22:6n-3、n-3 多不饱和脂肪酸（PUFA）、总 PUFA 和不饱和指数显著增加，单不饱和脂肪酸（MUFA）和 n-6 : n-3 比值显著降低。在试验的后期，通过对血浆的检测发现 SOD 和 GPX 活性也显著升高。而作为脂质过氧化指标的硫代巴比妥酸反应物质（TBARS）水平显著降低。在另一项研究中，Kardum 等（2014a）对 29 名健康的女性志愿者进行人体试验，这些志愿者均未进行药物治疗或在饮食中添加抗氧化剂。在试验期间每天摄入 100ml 的黑果腺肋花楸果汁，连续 12 周。通过硫代巴比妥酸法测定志愿者血浆中脂质的氧化程度发现，摄入黑果腺肋花楸果汁可以有效降低 TBARS。这表明富含多酚的黑果腺肋花楸果汁可以有效清除人体内活性氧，预防人体脂质氧化。这些结果表明，经常饮用黑果腺肋花楸果汁对细胞氧化损伤有积极的影响，并表明其在抗氧化应激保护中的作用。

自由氧通过直接或间接的攻击可导致细胞的脂质、酶以及遗传信息的损伤，从而导致人体慢性疾病的产生。根据现有报道，黑果腺肋花楸相关产品表现出了抗 DNA 损伤的功能活性。Bakuradze 等（2019）利用含有黑果腺肋花楸浓缩汁的果汁产品对 10 名健康的男性志愿者进行了人体干预试验，这些志愿者的年龄均在 20～50 岁，BMI 为 19～32kg/m²。志愿者首先 14 天内减少含多酚类食物的摄入，包括水果、蔬菜、红酒、啤酒、茶等。14 天后，志愿者每天两次摄入黑果腺肋花楸浓缩果汁产品，每次 25ml，持续 4 周。结果发现，4 周的黑果腺肋花楸浓缩汁产品的干预可以有效减少志愿者 DNA 损伤。

六、有助于缓解视疲劳

通过对 43 名健康男性进行人体试验，利用脂多糖（LPS）构建人体模型，通过注入 LPS 和减少氧气呼吸，使志愿者视网膜动脉直径、红细胞流速和流量明显下降。Told 等

（2014）发现含有黑果腺肋花楸提取物的营养补充剂具有保护眼部视力的作用。这些参与试验的志愿者平均年龄为（27.1±4.6）岁，试验持续 2 周，每天摄入 1 粒含有 50mg 黑果腺肋花楸提取物的营养补充剂，通过 14 天的饮食补充逆转了脂多糖诱导的视网膜血管反应性改变，恢复了视网膜血流动力学的各项参数。这表明，这种含有黑果腺肋花楸提取物的营养补充剂能够在体内发挥视网膜的抗氧化特性。

第五节　黑果腺肋花楸功能产品开发现状及发展趋势

一、产品分类及开发特点

目前，国外黑果腺肋花楸相关功效研究及产品研发已取得阶段性进展，果汁饮料、果酱、胶囊和果茶等相关产品广泛出现在国际市场上，以黑果腺肋花楸为原料研制的产品逐渐得到消费者的认可。在国内，黑果腺肋花楸 2018 年才被列为新食品原料，国内对其相关产品的研发尚处于起步阶段，大多处于初级加工产品的研究阶段，市场上鲜有以黑果腺肋花楸为原料的产品，消费者认可度不高。

（一）果酒

果酒是浆果加工的常见产品形式，具有低酒度、高营养的特点。黑果腺肋花楸可用酿酒活性干酵母发酵成低酒精度的果酒，Witkowska 等（2006）对黑加仑、黑果腺肋花楸、接骨木果、醋栗果和红葡萄等 9 种果酒进行分析，其中黑果腺肋花楸果酒抗氧化性最强，总酚含量、总花青素含量、维生素 C 含量最高。可见，与其他果酒相比，黑果腺肋花楸果酒的营养价值很高，其果酒系列产品在国内有着良好的开发前景。但由于黑果腺肋花楸果实中酚类物质含量较高，涩味较重，而且挥发型芳香类物质和酯类物质含量较低，所以仅以黑果腺肋花楸为原料酿造的果酒香气较淡，令人愉悦的气味不持久，可通过与其他果酒进行复配来改善黑果腺肋花楸果酒的风味缺陷。例如，选择典型的葡萄酒与黑果腺肋花楸果酒进行混合，在保留黑果腺肋花楸果酒原有风味的基础上，可使黑果腺肋花楸果酒在一定程度上减弱原有的涩味，增加浓郁的香气。在与其他果酒调配中，黑果腺肋花楸原酒与其他果酒原酒混合比例对于确立产品的整体风格、明确改良特征至关重要，在达到改良效果的同时，又不能失去以黑果腺肋花楸果酒为主导的产品风格。

（二）果汁

黑果腺肋花楸属浆果类，出汁率基本为 70%。因此可将黑果腺肋花楸果实制成果汁，改善其口感酸涩问题，且随着加工工艺的成熟，还能最大限度地保存原料中的营养成分。此外，还可通过乳酸菌发酵来改善黑果腺肋花楸果汁的风味及口感（张海平等，2018）。黑果腺肋花楸果汁具有良好的混合性能，能与其他果汁混合，制成混合型果汁，更进一步提高产品抗氧化能力。目前，国外黑果腺肋花楸果汁研发已经商业化，成品浓缩汁、100%果汁已经出现在市面上。国内对其果汁研究尚浅，几乎未见商业化，因此黑果腺肋花楸果汁加工方面很有市场前景，在国内具有很大的发展潜力（陈妍竹等，2016）。

（三）果粉

目前，市面上有许多种果蔬粉，但是营养价值及抗氧化能力均不如黑果腺肋花楸，色泽也不如黑果腺肋花楸鲜艳。将黑果腺肋花楸果汁通过喷雾干燥、冷冻干燥或者 40～80℃真空干燥可制成果粉，三种方法制成的粉末多酚含量均较高，其中通过喷雾干燥处理后，总酚、总黄酮、原花青素及矢车菊素葡萄糖苷含量最高（Horszwald，2013）。也可将黑果腺肋花楸果实榨汁后，留下的果渣干燥后制成果粉，使黑果腺肋花楸的价值最大化。黑果腺肋花楸果粉膳食纤维含量高，富含抗氧化物质，可以添加到面包、蛋糕、酸奶等中，用于着色、增添风味、改善营养等；也可以独立包装为固体饮料，做成营养补充剂。

（四）果酱

制酱是一种可以对果实进行全果利用的加工方式，对于口感酸涩、鲜食不为消费者接受的黑果腺肋花楸来说，更是一种较为适宜的加工选择。黑果腺肋花楸含有大量单宁，味道酸涩，加工过程中需要进行脱涩，以解决可食性差的问题，如利用白酒、果醋等脱涩剂，或者进行高温热烫、恒温振摇和超声处理等。

（五）功能性产品

黑果腺肋花楸在国外许多功能性产品中进行了应用，在国内，相关功能性产品研究刚刚起步，市售产品较少。国外黑果腺肋花楸功能性产品琳琅满目，常见的产品主要有以下种类。

1. 有助于缓解视疲劳的产品

多为口服液与胶囊组合的产品。含有黑果腺肋花楸果实提取物，将有利于眼睛黄斑色素的叶黄素和玉米黄质、维生素 C、维生素 E，以及含 ω-3 脂肪酸 DHA 和 EPA 的提取物结合在一起，帮助缓解视疲劳。

2. 有助于增强免疫的产品

该产品为黑果腺肋花楸提取物浓缩液。每支体积 30ml，每支含有 400mg 黑果腺肋花楸提取物。产品功能宣称富含抗氧化物和多酚，可帮助提高免疫能力；可显著提高红细胞数量和血红蛋白水平，帮助运动恢复。此外，还有部分冲剂形式的产品。

3. 有助于控制体内脂肪的产品

多为胶囊、片剂形式的产品。例如，某产品 1 粒胶囊含有黑果腺肋花楸提取物 160mg、枸杞提取物 80mg、阿萨伊提取物 80mg、辣椒素 80mg。还有日本某公司出品的含有黑果腺肋花楸提取物的燃脂纤体茶、燃脂纤体片。

4. 有助于改善皮肤水分状况的产品

多为 100%果汁、浓缩液、口服液、果茶形式的产品，并多与胶原蛋白复配。例如，一款韩国浓缩液产品含有：高丽参浓缩液 1%，黑果腺肋花楸混合果汁液（波兰产黑果腺肋花楸果汁 35%、葡萄果汁、梨汁），龙舌兰糖浆。一款美容口服液的主要成分为胶原蛋白、黑果腺肋花楸、樱桃、维生素 C、维生素 E、锌和铜。黑果肋腺花楸有助于保护皮肤细胞免受氧化应激的影响，维持正常的结缔组织。

5. 有助于抗氧化的产品

多为胶囊、口服液形式的产品。例如，一款宣称抗氧化的胶囊，1 粒胶囊中含有黑果腺肋花楸浓缩汁粉 500mg、锌 10mg、硒 55μg。德国一款口服液产品为黑果腺肋花楸汁中添加了 B 族维生素、锌、硒、维生素 D_3。

6. 有助于抗炎的产品

一般为冲剂形式的产品。例如，瑞士的一款抗炎冲剂，含有黑果腺肋花楸提取物，富含低聚原花青素和多酚，加入钙、镁、钾、铁、叶酸、维生素 B_6、维生素 C 和维生素 E。功能宣称为改善敏感性鼻炎、运动后肌肉炎症反应、女性炎症及炎症引起的肠胃不适。

二、市场存在的问题及发展趋势

（一）存在的问题

到目前为止，有关黑果腺肋花楸功能性的各项研究表明，食用黑果腺肋花楸，将其纳入日常饮食中对健康有许多益处（Jurikova et al.，2017；Sidor et al.，2019）。黑果腺肋花楸的所有成分都可以作为抗氧化剂和有价值的营养素来源在食品工业中加以利用（Sidor et al.，2019）。

但目前对黑果腺肋花楸及其制品的毒理学研究还不完善，相关安全标准尚未建立健全。在我国，目前黑果腺肋花楸鲜果的摄入限量是不超过 10g/d，且婴幼儿、孕妇及哺乳期妇女不宜食用。黑果腺肋花楸的主要功能成分之一多酚类物质，对人体健康亦有一定的负面影响，黑果腺肋花楸果实强烈的苦味可限制多酚摄入量超过安全水平，故鲜食不易过量。但长期摄入如膳食增补剂一类的提取物，就存在风险。过量摄入多酚类物质会增强氧化反应过程而导致氧化还原失衡；金属配合物的形成会导致体内矿物质的缺乏；过量的单宁也可能会导致便秘或腹泻。黑果腺肋花楸成分可能会与其他来源的功能成分相互作用，在功能性产品研制中应考虑这种相互作用增强或减弱产品功效的可能性，以及其与食品成分相互作用的可能性。

因此，需要对包括黑果腺肋花楸在内的、可能具有高生物活性的原料进行毒理学测试。测试结果有助于确定推荐最大原料水平和产品摄入量，特别是浓缩了生物活性物质的粉末状提取物的最大摄入量。未来，还需要对黑果腺肋花楸进行广泛的人体试验研究，以确定其作用机制、安全性和有效性。还需要进一步研究与其他化合物的相互作用对黑果腺肋花楸组分的活性和生物利用度的影响，并确定推荐摄入量。

（二）发展趋势

近几年，国内已有公司从波兰引进黑果腺肋花楸产品，包括浓缩汁、果汁粉等，并对产品进行了有效成分检测，并与国内知名企业联合开发产品上市，产品形式涉及糖果、果冻、液态饮料、固体饮料、酸奶制品等。目前，市售的国产黑果腺肋花楸产品主要是果汁饮品及冻干粉形式，果酒、果醋、内酯豆腐等有相关文献研究报道，但尚未工厂化生产。保健食品剂型以胶囊剂、片剂、软胶囊剂等药品形式为主，而普通食品如糖果、饼干、饮料等剂型少，现在新型的含有保健成分的普通食品正在兴起。

由于饮食习惯和饮食文化的不同，一些在国外畅销的产品形式，在国内的接受程度却一般，例如，配合面包、切片、蛋糕等西点食用的果酱；西餐佐餐的果酒、利口酒等。因此，在产品开发过程中，选择适合国人饮食习惯的产品形式至关重要。开发适用于中式糕点的各类黑果腺肋花楸添加物，烹饪中式菜肴的黑果腺肋花楸调料，将黑果腺肋花楸与中式菜肴制品如豆制品结合，赋予产品一定的功能性，创新产品的形式，让消费者喜闻乐见，是未来黑果腺肋花楸产品的开发方向之一。

中药，尤其是药食同源品种，在中国有悠久的应用历史和浓厚的文化底蕴，将黑果腺肋花楸与中国传统医药相结合，设计开发具有不同保健功效、适应不同体质人群、顺应消费者生理和心理需求的个性化新型功能性产品，将具有广阔的市场前景。

参 考 文 献

陈妍竹, 胡文忠, 姜爱丽, 等. 2016. 黑果腺肋花楸功能作用及食品加工研究进展. 食品工业科技, 37(9): 397-400.

高凝轩, 李斌. 2016. 基于 RSM 法优化黑果腺肋花楸多酚提取工艺及抗氧化活性. 食品工业科技, 37(19): 249-254.

郭金颖, 张克义, 庞静. 2020. 黑果腺肋花楸的功能性成分及保健作用研究进展. 饮料工业, 23(1): 68-71.

景安麒, 朱月. 2018. 基于文献计量的黑果腺肋花楸国内研究现状分析. 食品工业科技, 39(23): 351-356.

张海平, 朱月, 韦玉龙, 等. 2018. 植物乳杆菌发酵黑果腺肋花楸果汁的工艺优化. 食品工业科技, 39(17): 133-139.

Bakuradze T, Becker D, Reischmann, et al. 2019. Protection from DNA damage by use of an aronia food supplement-results from a pilot human intervention study. Current Pharmacology Reports, 5(3): 188-195.

Benvenuti S, Pellati F, Melegari M, et al. 2004. Polyphenols, anthocyanins, ascorbic acid, and radical scavenging activity of *Rubus*, *Ribes*, and *Aronia*. Journal of Food Science, 69: 164-169.

Brand M H, Connolly B A, Levine L H, et al. 2017. Anthocyanins, total phenolics, ORAC and moisture content of wild and cultivated dark-fruited *Aronia* species. Scientia Horticulturae, 224: 332-342.

Broncel M, Kozirog M, Duchnowicz P, et al. 2010. *Aronia melanocarpa* extract reduces blood pressure serum endothelin lipid and oxidative stress marker levels in patients with metabolic syndrome. Medical Science Monitor, 16(1): 28-34.

Bursać Kovačević D, Gajdoš Kljusurić J, Putnik P, et al. 2016. Stability of polyphenols in chokeberry juice treated with gas phase plasma. Food Chem, 212, 323-331.

Cebova M, Klimentova J, Janega P, et al. 2017. Effect of bioactive compound of *Aronia melanocarpa* on cardiovascular system in experimental hypertension. Oxidative Medicine and Cellular Longevity, 2017: 8156594.

Choi H S, Kim J H, Kim S L, et al. 2018. Catechol derived from aronia juice through lactic acid bacteria fermentation inhibits breast cancer stem cell formation via modulation Stat3/IL-6 signaling pathway. Molecular Carcinogenesis, 57: 1467-1479.

Ćujić N, Savikin K, Miloradovic Z, et al. 2018. Characterization of dried chokeberry fruit extract and its chronic effects on blood pressure and oxidative stress in spontaneously hypertensive rats. Journal of Functional Foods, 44: 330-339.

Duchnowicz P, Nowicka A, Koter-Michalak M, et al. 2012. *In vivo* influence of extract from *Aronia melanocarpa* on the erythrocyte membranes in patients with hypercholesterolemia. Medical Science Monitor, 18(9): 569-574.

Gao N, Wang Y, Jiao X, et al. 2018. Preparative purification of polyphenols from *Aronia melanocarpa* (Chokeberry) with cellular antioxidant and antiproliferative activity. Molecules, 23(1): 139. doi: 10.3390/molecules23010139.

Handeland M, Grude N, Torp T, et al. 2014. Black chokeberry juice (*Aronia melanocarpa*) reduces incidences of urinary tract infection among nursing home residents in the long term–a pilot study. Nutrition Research, 34(6): 518-525.

Horszwald A, Julien H, Andlauer W. 2013. Characterisation of *Aronia* powders obtained by different drying processes. Food Chemistry, 141(3): 2858-2863.

Janick J, Paull R E. 2008. Encyclopedia of Fruit and Nuts. Wallingford: CABI: 622-624.

Jurikova T, Micek J, Skrovankova S, et al. 2017. Fruits of black chokeberry *Aronia melanocarpa* in the prevention of chronic diseases. Molecules, 22: 944-967.

Kardum N, Konić-Ristić A, Šavikin K, et al. 2014a. Effects of polyphenol-rich chokeberry juice on antioxidant/pro-oxidant status in healthy subjects. Journal of Medicinal Food, 17(8): 869-874.

Kardum N, Milovanovic B, Savikin K, et al. 2015. Beneficial effects of polyphenol-rich chokeberry juice consumption on blood pressure level and lipid status in hypertensive subjects. Journal of Medicinal Food, 18(11): 1231-1238.

Kardum N, Petrovic-Oggiano G, Takic M, et al. 2014b. Effects of glucomannan-enriched, aronia juice-based supplement on cellular antioxidant enzymes and membrane lipid status in subjects with abdominal obesity. Scientific World Journal, 2014: 869250.

Kardum N, Takić M, Šavikin K, et al. 2014c. Effects of polyphenol-rich chokeberry juice on cellular antioxidant enzymes and membrane lipid status in healthy women. Journal of Functional Foods, 9: 89-97.

Kim B, Ku C S, Pham T X, et al. 2013. *Aronia melanocarpa* (chokeberry) polyphenol-rich extract improves antioxidant function and reduces total plasma cholesterol in apolipoprotein E knockout mice. Nutrition Research, 33(5): 406-413.

Kim B, Park Y, Wegner C J, et al. 2013. Polyphenol-rich black chokeberry (*Aronia melanocarpa*) extract regulates the expression of genes critical for intestinal cholesterol flux in Caco-2 cells. Journal of Nutritional Biochemistry, 24(9): 1564-1570.

Kim N H, Jegal J, Kim Y N, et al. 2018. Chokeberry extract and its active polyphenols suppress adipogenesis in 3T3-L1 adipocytes and modulates fat accumulation and insulin resistance in diet-induced obese mice. Nutrients, 10(11): 1734.

Kokotkiewicz A, Jaremicz Z, Luczkiewicz M. 2010. Aronia plants: A review of traditional use, biological activities, and perspectives for modern medicine. Journal of Medicinal Food, 13(2): 255-269.

Lancrajan I. 2012. *Aronia melanocarpa* a potential therapeutic agent. Studia Universitatis "Vasile Goldiş". Seria Ştiinţele Vieţii, 22: 389-394.

Loo B M, Erlund I, Koli R, et al. 2016. Consumption of chokeberry (*Aronia mitschurinii*) products modestly lowered blood pressure and reduced low-grade inflammation in patients with mildly elevated blood pressure. Nutrition Research, 36(11): 1222-1230.

Martin D A, Taheri R, Brand M H, et al. 2014. Anti-inflammatory activity of aronia berry extracts in murine splenocytes. Journal of Functional Foods, 8: 68-75.

McDougall G J, Austin C, Van Schayk E, et al. 2016. Salal (*Gaultheria shallon*) and aronia (*Aronia melanocarpa*) fruits from Orkney: Phenolic content, composition and effect of wine-making. Food Chem, 205, 239-247.

Nowak D, Grąbczewska Z, Gośliński M, et al. 2016. Effect of chokeberry juice consumption on antioxidant capacity, lipids profile and endothelial function in healthy people: A pilot study. Czech Journal of Food Sciences, 34(1): 39-46.

Nybom H, Bartish I, Garkava-Gustavsson L, et al. 2003. Evaluating genetic resources in minor fruits. Acta Horticulturae, 622: 81-94.

Oszmiański J; Wojdyło A. 2005. Aronia melanocarpa phenolics and their antioxidant activity. European Food Research and Technology, 221, 809-813.

Park C H, Kim J H, Lee E B, et al. 2017. Aronia melanocarpa extract ameliorates hepatic lipid metabolism through PPARγ2 downregulation. PLoS One, 12: e0169685.

Park H, Liu Y, Kim H S, et al. 2016. Chokeberry attenuates the expression of genes related to de novo lipogenesis in the hepatocytes of mice with nonalcoholic fatty liver disease. Nutrition Research, 36: 57-64.

Park Y M, Park J B. 2011. The preventive and therapeutic effects of Aronox extract on metabolic abnormality and hypertension. Journal of the Korean Society of Hypertension, 17: 95-102.

Parzonko A, Oswit A, Bazylko A, et al. 2015. Anthocyans-rich *Aronia melanocarpa* extract possesses ability to protect endothelial progenitor cells against angiotensin II induced dysfunction. Phytomedicine, 22(14): 1238-1246.

Qin B, Anderson R A. 2012. An extract of chokeberry attenuates weight gain and modulates insulin, adipogenic and inflammatory signalling pathways in epididymal adipose tissue of rats fed a fructose-rich diet. British Journal of Nutrition, 108(4): 581-587.

Rugina D, Sconta Z, Leopold L, et al. 2012. Antioxidant activities of chokeberry extracts and the cytotoxic action of their anthocyanin fraction on HeLa human cervical tumor cells. Journal of Medicinal Food, 15(8): 700-706.

Sidor A, Drożdżyńska A, Gramza-Michałowska A. 2019. Black chokeberry (*Aronia melanocarpa*) and its products as potential health-promoting factors – An overview. Trends in Food Science & Technology, 89: 45-60.

Sikora J, Broncel M, Markowicz M, et al. 2012. Short-term supplementation with *Aronia melanocarpa* extract improves platelet aggregation, clotting, and fibrinolysis in patients with metabolic syndrome. European Journal of Nutrition, 51(5): 549-556.

Sikora J, Broncel M, Mikiciuk-Olasik E. 2014. *Aronia melanocarpa* Elliot reduces the activity of angiotensin i-converting enzyme-*in vitro* and *ex vivo* studies. Oxidative Medicine & Cellular Longevity, 2014: 1-7.

Slimestad R, Torskangerpoll K, Nateland H S, et al. 2005. Flavonoids from black chokeberries, *Aronia melanocarpa*. Journal of Food Composition and Analysis, 18(1): 61-68.

Sójka M; Kołodziejczyk K; Milala J. 2013. Polyphenolic and basic chemical composition of black chokeberry industrial by-products. Industrial Crops and Products, 51, 77-86.

Sosnowska D, Podsędek A, Redzynia M, et al. 2018. Inhibitory effect of black chokeberry fruit polyphenols on pancreatic lipase - Searching for most active inhibitors. Journal of Functional Foods, 49: 196-204.

Takahashi A, Shimizu H, Okazaki Y, et al. 2015. Anthocyanin-rich phytochemicals from *Aronia* fruits inhibit visceral fat accumulation and hyperglycemia in high-fat diet-induced dietary obese rats. Journal of Oleo Science, 64(12): 1243-1250.

Teleszko M, Wojdyło A. 2015. Comparison of phenolic compounds and antioxidant potential between selected edible fruits and their leaves. Journal of Functional Foods, 14: 736-746.

Told R, Schmidl D, Palkovits S, et al. 2014. Antioxidative capacity of a dietary supplement on retinal hemodynamic function in a human lipopolysaccharide (LPS) model. Investigative Ophthalmology & Visual Science, 56(1): 403-411.

Vagiri M, Jensen M. 2017. Influence of juice processing factors on quality of black chokeberry pomace as a future resource for colour extraction. Food Chemistry, 217: 409-417.

Valcheva-Kuzmanova S, Kuzmanov A, Kuzmanova V, et al. 2018. *Aronia melanocarpa* fruit juice ameliorates the symptoms of inflammatory bowel disease in TNBS-induced colitis in rats. Food and Chemical

Toxicology, 113: 33-39.

Veberic R, Slatnar A, Bizjak J, et al. 2015. Anthocyanin composition of different wild and cultivated berry species. LWT - Food Science and Technology, 60(1): 509-517.

Wangensteen H, Bräunlich M, Nikolic V, et al. 2014. Anthocyanins, proanthocyanidins and total phenolics in four cultivars of aronia: Antioxidant and enzyme inhibitory effects. Journal of Functional Foods, 7: 746-752.

Witkowska A M, Zujko M E, Borawska M H, et al. 2006. Antioxidant properties and selenium content of wines. Polish Journal of Environmental Studies, 15(2A): 208-211.

Yamane T, Kozuka M, Imai M, et al. 2017. Reduction of blood pressure by aronia berries through inhibition of angiotensin-converting enzyme activity in the spontaneously hypertensive rat kidney. Functional Foods in Health and Disease, 7(4): 280-290.

Yamane T, Kozuka M, Wada-Yoneta M, et al. 2017. Aronia juice suppresses the elevation of postprandial blood glucose levels in adult healthy Japanese. Clinical Nutrition Experimental, 12: 1-7.

Zapolska-Downar D, Bryk D, Malecki M, et al. 2012. *Aronia melanocarpa* fruit extract exhibits anti-inflammatory activity in human aortic endothelial cells. European Journal of Nutrition, 51(5): 563-572.

第十一章　接骨木莓营养与功能

第一节　接骨木莓产业发展状况

接骨木莓中包含大量的花色苷和其他多酚，被用作果酱、果冻、派、酸奶、糖浆和酒精饮料中的食用色素。由于浆果中存在大量的植物化学物质，并且具有明显的抗氧化特性，因此浆果也可以浓缩汁、果汁和浸液的形式作为膳食补充剂。尽管目前在合成药物开发方面取得了巨大进步，但是发展中国家 70%～95%的人口仍然依靠传统植物药物进行初级保健。接骨木的花和果在欧洲已广泛用于传统医学中，使用接骨木花可缓解早期普通感冒的功效已被欧盟官方认可，可制成如凉茶、药酒或提取物饮料等几种产品（Mota et al.，2020）。近年来，接骨木的生产和商业化发生了显著变化，传统上接骨木被直接商业化干燥，而今天新鲜的冷藏接骨木莓是出口到其他欧洲国家成为进一步工业加工的主要产品（Silva et al.，2016）。

第二节　接骨木莓的种类、分布及生物学特性

接骨木属于五福花科（Adoxaceae），该科由 7 个不同的属组成，含 5～30 种。我国分布大约 6 种，其中最常见的种类为欧洲接骨木。西洋接骨木（*Sambucus nigra* L.）是北半球的落叶灌木，现今遍布亚洲、北非及北美的温带和亚热带地区（Veberic et al.，2009）。据记载，西洋接骨木为落叶乔木或灌木，很少为多年生高大草本；茎干常有皮孔，具发达的髓。单数羽状复叶，对生，托叶叶状或退化成腺体。花序由聚伞合成顶生的复伞式或圆锥式。浆果状核果红黄色或紫黑色，具 3～5 枚核；种子三棱形或椭圆形；胚与胚乳等长。花期 4～5 月，果期 7～10 月。接骨木属植物开花结实后种子发芽率极低，一般以克隆繁殖为主。接骨木属植物分布广泛，多野生于山坡、林下、沟边或草丛，也有栽培（徐亮等，2010）。接骨木属植物多半是喜光树种，一般不耐阴，在林冠下生长较弱，结果少。另外，其对温度的要求不严格，研究证实年平均气温 5～9℃、年降水量 600～1000mm 时生长良好（陈可贵等，1994）。

第三节　接骨木莓的功能基础试验

接骨木属的植物富含蛋白质、游离和结合形式的氨基酸、不饱和脂肪酸、维生素、抗氧化剂和矿物质。其中包含的高活性成分主要是花青素、黄酮醇、酚酸和原花色素之类的多酚类，以及萜烯和凝集素等。

一、功能成分分离和鉴定

接骨木莓的化学成分复杂，具体取决于不同的因素，如品种、位置、成熟季节和气候条件。例如，西洋接骨木的花和果实中主要的活性成分是花色苷和多酚（表 11-1）。花色苷是一类水溶性的类黄酮类化合物，是一种优良的具有抗氧化作用的食品着色剂，具有安全性和潜在的营养治疗作用。花青素是合成染料的良好替代品。接骨木莓果实中最丰富的花色苷为矢车菊素-3-葡萄糖苷和矢车菊素-3-桑布双糖苷，占浆果中鉴定出的所有花色苷的一半以上（Veberic et al.，2009）；矢车菊素-3,5-二葡糖苷和矢车菊素-3-桑布双糖苷-5-葡萄糖苷含量最少。另外，接骨木莓花朵中含有的多酚类化合物无论是总量还是多样性都要多于果实和叶片（Sidor，2015），接骨木花提取物通常是由新鲜或冷冻的接骨木花加水、糖和柠檬汁或柠檬片提取。在 Christensen（2008）的试验中，花提取物的最大产量是在 4℃下最多提取 10 天获得，并使用最大 20%（*m/m*）的糖和 5%的柠檬酸提取液。在接骨木莓的加工、储存过程中，多酚含量通常会减少，但是花青素含量会增加（Galic et al.，2009）。

表 11-1　西洋接骨木花和果实中多酚类化合物的化学结构

花色苷	R1	R2	R3
矢车菊素-3-葡萄糖苷（cyanidin 3-glucoside）	OH	H	葡萄糖
矢车菊素-3-桑布双糖苷（cyanidin 3-sambubioside）	OH	H	桑布双糖
矢车菊素-3-桑布双糖苷-5-葡萄糖苷 （cyanidin 3-sambubioside-5-glucoside）	OH	H	桑布双糖
矢车菊素-3,5-二葡糖苷（cyanidin 3,5-diglucoside）	OH	H	葡萄糖
矢车菊素-3-芸香糖苷（cyanidin 3-rutinoside）	OH	H	芸香糖
天竺葵素-3-葡萄糖苷（pelargonidin 3-glucoside）	OH	H	葡萄糖
天竺葵素-3-桑布双糖苷（pelargonidin 3-sambubioside）	H	H	桑布双糖
飞燕草素-3-芸香糖苷（delphinidin 3-rutinoside）	OH	OH	芸香糖
黄酮醇（Flavonols）	R1	R2	R3
槲皮素-3-*O*-芸香糖苷（quercetin 3-*O*-rutinoside）	OH	H	芸香糖
槲皮素-3-*O*-半乳糖苷（quercetin 3-*O*-galactoside）	OH	H	半乳糖
槲皮素-3-*O*-巢菜糖苷（quercetin 3-*O*-vicianoside）	OH	H	巢菜糖
槲皮素-3-*O*-葡萄糖苷（quercetin 3-*O*-glucoside）	OH	H	葡萄糖
槲皮素-3-*O*-（6″-乙酰基）半乳糖苷 [quercetin 3-*O*-(6″-acetyl) galactoside]	OH	H	（6″-乙酰基）半乳糖
槲皮素-3-*O*-（6″-乙酰基）葡萄糖苷 [quercetin 3-*O*-(6″-acetyl) glucoside]	OH	H	（6″-乙酰基）葡萄糖
山柰酚-3-*O*-芸香糖苷（kaempferol 3-*O*-rutinoside）	H	H	芸香糖
山柰酚-3-*O*-葡萄糖苷（kaempferol 3-*O*-glucoside）	H	H	芸香糖
异鼠李素-3-*O*-芸香糖苷（isorhamnetin 3-*O*-rutinoside）	OCH₃	H	芸香糖
异鼠李素-3-*O*-葡萄糖苷（isorhamnetin 3-*O*-glucoside）	OCH₃	H	葡萄糖
杨梅素-3-*O*-芸香糖苷（myricetin 3-*O*-rutinoside）	OH	OH	芸香糖

续表

酚酸	R1	R2	R3	R4
3-O-咖啡酰奎宁酸（3-O-caffeoylquinic acid）	OH	咖啡酸	OH	OH
4-O-咖啡酰奎宁酸（4-O-caffeoylquinic acid）	OH	OH	咖啡酸	OH
5-O-咖啡酰奎宁酸（5-O-caffeoylquinic acid）	OH	OH	OH	咖啡酸
1,5-Di-O-咖啡酰奎宁酸（1,5-Di-O-caffeoylquinic acid）	咖啡酸	OH	OH	咖啡酸
3,5-Di-O-咖啡酰奎宁酸（3,5-Di-O-caffeoylquinic acid）	OH	咖啡酸	OH	咖啡酸
3,4-Di-O-咖啡酰奎宁酸（3,4-Di-O-caffeoylquinic acid）	OH	咖啡酸	咖啡酸	OH
4,5-Di-O-咖啡酰奎宁酸（4,5-Di-O-caffeoylquinic acid）	OH	OH	咖啡酸	咖啡酸
3-O-p-肉桂酰奎宁酸（3-O-p-coumaroylquinic）	OH	肉桂酸	OH	OH
5-O-p-肉桂酰奎宁酸（5-O-p-coumaroylquinic）	OH	OH	OH	肉桂酸

二、功能成分营养学特点

在民间，接骨木莓被用于治疗很多疾病，其中大部分的药学特性与其具有潜在抗氧化性的多酚类化合物有关，它们能通过抵消氧化应激，延缓疾病进程。

（一）抗氧化性

在机体内，不受控制自由基与清除能力的不平衡导致许多疾病的发作并加速老化。抗氧化剂可以在维护生物机体内自由基产生与清除的动态平衡中起着极其重要的作用。作为天然的抗氧化剂，接骨木莓富含多酚类化合物，因此有很多关于接骨木莓及其相关产品抗氧化活性的报道。例如，Dawidowicz 等（2006）通过评价接骨木莓的果实、花朵和叶片的乙醇提取物，发现都展现出很好的抗氧化活性。Viapiana 和 Wesolowski（2017）评价了 24 种市场上接骨木莓（Sambucus nigra L.）果实和花朵茶包的抗氧化性，并探讨其氧化活性与酚酸（咖啡酸、绿原酸、对香豆酸、没食子酸、阿魏酸、丁香酸）、黄酮醇（槲皮素、山奈酚、杨梅酮、芦丁）、总酚（TPC）、总酚酸（TAC）和总黄酮（TFC）含量的关系。结果显示，花朵比果实含有更多的多酚成分，这些茶包的 TPC 没食子酸的范围为 19.81～23.90mg 当量/g 接骨木浆果样品干重和 15.23～35.57mg 当量/g 接骨木花样品干重；总黄酮中芦丁总含量为 2.60～4.49mg 当量/g 接骨木浆果样品干重和 5.27～13.19mg 当量/g 接骨木花样品干重。另外，槲皮素和杨梅酮在果实和花朵茶包样品中浓度最高。通过 DPPH 和 FRAP 抗氧化活性方法显示，花朵抗氧化活性确实比果实的抗氧化活性高。

但是，Nikajima 等（2004）对不同种类的莓类花青素抗氧化活性的研究结果显示，与氧化活性很高的覆盆子相比，接骨木莓的自由基清除能力相对较弱。LC/MS 检测结果显示，接骨木莓的花青素成分中，矢车菊素-3-葡萄糖苷和矢车菊素-3-桑布双糖苷的含量在所有种类的莓类中最高，另外，矢车菊素-3-桑布双糖苷也被证实是加工过程中最稳定的色素类化合物（Drdak and Daucik，1990）。接骨木莓果实的低自由基清除能力同样也被证实，但是接骨木莓中的抗氧化剂含量，如花青素含量、维生素 C 含量却在不同种类中最高（Pranas et al.，2010）。其原因可能是接骨木莓中含有少量的原花青素，而原花青素不会表现与花青素一样的抗氧化能力（Wu et al.，2004）。

另外，有研究表明饮用 400ml 接骨木莓果汁 1h 后，尽管总的花青素代谢量没有显著变化，但是血浆的抗氧化能力、总多酚含量有显著升高，也证明了接骨木莓果汁确实对人体有抗氧化作用（Netzel et al.，2005）。

（二）抗 2 型糖尿病

2 型糖尿病是一种多病因代谢紊乱，常伴有碳水化合物、脂肪和蛋白质的代谢异常，是由于胰岛素分泌异常带来的血糖水平升高等。2014 年世界卫生组织的报告建议，迫切需要对其进一步研究以评估预防的有效性，包括改变行为、增加水果和蔬菜的消费量，从而改善饮食习惯。研究发现，浆果可通过其多酚成分的作用有益地影响血糖控制（Edirisinghe and Burton-Freeman，2016）。Ciocoiu 等（2012a，2012b）发现通过在饮食中添加接骨木莓提取物，12～16 周可以抑制血糖和脂质水平（Badescu et al.，2015）。同样，Salvador 等（2017）也证实接骨木莓极性提取物可以降低血糖，同时也第一次发现接骨木莓的亲脂性提取物可以降低血浆中胰岛素的水平。另外，两种提取物都可以降低胰岛素抵抗，不影响血液学指标，以及血清脂质和血清、组织中微量元素的体内平衡。另外，接骨木莓的水提取物在缺乏胰岛素的情况下，可以提高 70%葡萄糖摄取、50%葡萄糖氧化和 70%糖原的生成。接骨木莓的水提取物还可以在细胞水平影响胰岛素分泌（Gray et al.，2000）。

尽管目前没有关于接骨木莓水提取物中含有影响胰岛素分泌的活性成分的报道，但是接骨木莓中的极性化合物矢车菊素-3-葡萄糖苷可以改善高血糖症和胰岛素敏感性。由于在肥胖或糖尿病状态下，脂肪细胞中葡萄糖转运蛋白 4（Glut4）的表达降低，Glut4减少伴随着视黄醇结合蛋白 RBP4 的表达和分泌增加并进入血液。RBP4 的增加导致骨骼肌胰岛素信号转导受损，刺激肝脏中葡萄糖的产生，这一系列变化导致血液中葡萄糖浓度升高（Yang et al.，2005）。研究发现矢车菊素-3-葡萄糖苷显著上调脂肪组织中的葡萄糖转运蛋白 Glut4、下调 RBP4，并通过该系统显示出潜在的抗糖尿病作用（Sasaki et al.，2007）。另外，接骨木莓中含有的芦丁也显示出潜在的抗糖尿病作用，芦丁喂养糖尿病大鼠 45 天后，小鼠血浆葡萄糖、糖基化血红蛋白及过氧化脂质水平显著提升；胰岛素、总血红蛋白、蛋白质水平及抗氧化物质显著减少（Narasimhanaidu and Prince，2006）。

（三）抗病毒和抗细菌

接骨木莓有抑制人类上呼吸道致病菌的活性。如果在培养的菌液中添加 10%浓度的标准接骨木莓汁（Rubini®），可以减少 70%的菌量；如果浓度增加到 20%，几乎可以减少 99%的致病菌。接骨木莓还能抑制两种不同的人类致病毒数量，即流感病毒 A（KAN-1，H5N1）和 B（B/Mass）（Krawitz et al.，2011）。

另外，Roschek 等（2009）也同样发现 252μg/ml 浓度的接骨木莓可抑制 50%人类的流感病毒 A（H1N1），1000μg/ml 浓度时 100%抑制病毒。同时发现，接骨木莓中的黄酮类化合物[表 11-2 中的（1）和（3）]对病毒的抑制能力堪比市面上的抗病毒药 Oseltamivir

（Tamiflu®）和 Amantadine（表 11-2）。关于接骨木莓的抗病毒（influenza A）作用，Kinoshita 等（2012）证明动物体内试验的效果要好于细胞试验，体内试验表明接骨木莓可有效抑制病毒复制并可能刺激免疫反应，并且最有效的部分是高分子量组分，可以抑制支气管肺泡腔内的病毒量增加。与多酚类活性化合物相比，Kinoshita 等认为酸性多糖类化合物更有可能是抗病毒活性成分。

表 11-2　抑制 H1N1 病毒的 IC_{50} 值

化合物	IC_{50}/（μg/ml）	IC_{50}/（μmol/L）
5,7,30,40-tetra-O-methyl quercetin（1）	0.15	0.36
（±）-dihydromyricetin（3）	2.8	8.7
Oseltamivir	0.1	0.32
Amantadine	4.1	27

（四）免疫活性

炎症也是参与很多疾病发展的重要因素。在世界上一些国家的民俗医学中，接骨木莓（*S. ebulus*）具有多种治疗用途，如治疗关节炎、喉咙痛、皮肤炎、昆虫叮咬等（Jabbari et al.，2016）。位于很多组织中的巨噬细胞，通过大量产生炎性细胞因子来调节炎症，在其中起到了核心作用。如白细胞介素（IL）-1、IL-6 和肿瘤坏死因子 α（TNF-α）、炎症介质包括活性氧（ROS）、一氧化氮（NO）和前列腺素 E2（PGE2）等（Duque and Descoteaux，2014）。很多研究显示，接骨木莓的抗炎症活性是由其多酚成分和体内代谢物通过一氧化氮介导的。研究结果显示，接骨木莓果实提取物抑制脂多糖（LPS）诱导的巨噬细胞 RAW264.7 炎症反应，并不引起细胞毒性（Ho et al.，2017；Anna et al.，2015）。更重要的是，接骨木莓果实提取物通过人造消化道消化，穿过肠道屏障并运输，可以下调 IL-1β（84%，$P<0.0001$）和 IL-6（67%，$P<0.0001$）的表达。另外，接骨木莓果实提取物也轻微减少了 TNF-α 的表达（20%，$P<0.05$），同时下调 COX-2 的表达（46.4%，$P<0.01$）。

在大鼠中进行的一项研究发现，接骨木莓的根茎也有抗炎症的作用（Ahmadiani et al.，1988）。在另外一组试验中，通过抑制丝裂原活化的蛋白激酶/活化剂蛋白 1（MAPK/AP-1）和核转录因子-κB（NF-κB）信号转导途径，接骨木莓明显降低了 UVB 诱导的基质金属蛋白酶-1（MMP-1）的表达和炎症细胞因子的分泌，阻断了紫外线辐照下 HacaTs 细胞外基质（ECM）的降解和由其引起的炎症（Lin et al.，2019）。

第四节　接骨木莓的功能临床试验

一、有助于增强免疫力

咳嗽、鼻塞、流鼻涕、咽喉痛等症状是上呼吸道感染的迹象，以普通感冒、流感最为常见。这些感冒和流感症状通常可以使用像奥司他韦、扎那米韦、帕拉米韦等处方药，以及抗生素进行治疗（Hawkins et al., 2019）。目前，在体内体外已经逐步证实西洋接骨木对某些冬季发病率上升的病毒具有抗病毒活性（Krawitz et al., 2011；Roschek et al., 2009）。该试验通过元分析研究接骨木莓保健品对上呼吸道症状的改善作用（Zakay-rones et al., 2004）。

1. 试验对象

在 1999～2000 年的流感季节，选取挪威的 60 名患者（18～54 岁），所有的试验者体温都高于 38℃或至少有一项流感症状。

2. 试验过程

试验对象被随机分成两组，分别摄入接骨木莓糖浆（含 38%接骨木莓提取物，以及少量的覆盆子、葡萄糖、柠檬酸和蜂蜜）和安慰剂。每天 4 次，每次 15ml，试验 5 天。如果以上治疗没有作用，作为联合治疗，患者会在试验过程中服用解热/镇痛药和鼻喷雾剂用来缓解流感症状。

3. 试验方法

治疗效果基于可见的症状评价，包括身体部位的疼痛、咳嗽的程度及频率、睡眠质量、流鼻涕程度等，并将症状的严重程度设为 0～10 分。另外，患者每天记录自己的症状改善程度并设为 0～10 分，治疗期间每天 4 次，治疗之后的 5 天内每天 2 次。

4. 试验结果

被招募的 60 位患者的个人特征、感染病毒的症状如表 11-3 所示，通过对比治疗组

表 11-3　60 例流感症状患者的基线特征

	安慰剂组/人	接骨木莓组/人
病毒类型		
A	28	26
B	2	4
年龄/岁	29.4±2.8	30.6±2.9
性别		
女	15	15
男	15	15
发热	30	30
吸烟者	1	4
干咳	7	5
咳嗽并伴有胸腔黏液	23	25
咳嗽并有呕吐感	18	15
咳嗽持续的时间/d	1.3±0.5	1.5±0.7
睡眠问题	25	20
起夜	15	20
可以工作	7	10
工作缺席/d	1.3±0.5	1.2±0.6

和安慰剂组，结果表明他们在人口学特征上及吸烟状态、临床学特征、睡眠和工作等正常活动的影响上，都没有显著性差异。另外，在治疗的第一天，患者们的可见症状评价结果也没有显著区别（表 11-4）。

表 11-4　流感症状和整体评估的视觉模拟评分（第 1 天）

	安慰剂组	接骨木莓组
疼痛	7.5±1.5	7.0±1.4
咳嗽的频率	6.9±1.2	7.3±1.6
睡眠质量	5.2±1.4	6.0±1.5
呼吸道黏液	7.6±1.5	7.0±1.6
鼻塞	7.7±1.3	7.4±1.4
总体评估	7.0±1.5	7.2±1.5

然而，试验第 2 天开始到第 10 天的总体评估，以及对本研究中的 60 位流感患者评估的视觉模拟评分结果显示（表 11-5），在接骨木莓组，3~4 天后，大多数得分都接近"明显改善"（0=无改善和 10=明显改善），而安慰剂组 7~8 天后达到此水平。来自两组的患者均在第 8 天后完全康复。

表 11-5　本研究中的 60 位流感患者第 2~10 天的评估的视觉模拟评分和总体评估

	天数																	
	2		3		4		5		6		7		8		9		10	
	P	E	P	E	P	E	P	E	P	E	P	E	P	E	P	E	P	E
疼痛	0.2	2.2	0.3	6.5	0.5	9.8	2.0	10.0	2.6	9.9	8.4	9.8	10.0	10.0	10.0	10.0	10.0	10.0
咳嗽的频率	0.0	2.5	0.2	7.0	0.6	8.7	2.5	9.8	3.2	9.8	8.1	10.0	10.0	10.0	10.0	10.0	10.0	10.0
睡眠质量	0.2	3.0	0.4	7.0	1.0	9.5	2.7	9.7	3.4	10.0	7.8	10.0	10.0	10.0	10.0	10.0	10.0	10.0
呼吸道黏液	0.3	3.5	0.5	6.2	1.0	9.2	2.5	9.5	3.1	9.8	7.5	9.7	10.0	10.0	10.0	10.0	10.0	10.0
鼻塞	0.1	4.0	0.2	6.7	0.6	9.2	2.4	9.4	3.5	9.8	8.6	9.8	10.0	10.0	10.0	10.0	10.0	10.0
总体评估	0.2	4.0	0.3	7.0	0.9	9.7	2.3	10.0	3.4	10.0	8.0	10.0	10.0	10.0	10.0	10.0	10.0	10.0

在全球评估分数上，接骨木浆果治疗组（E）与安慰剂（P）对照组存在显著性差异。接骨木莓治疗组在（3.1±1.3）天后显示出明显的改善（VAS 评分接近 10），而安慰剂组却在（7.1±2.5）天后才能达到相同的评分（表 11-5）。

5. 试验结论

对 A 型和 B 型流感病毒患者体外和体内试验效果的分析表明，接骨木浆果提取物作为补充预防和治疗药物在治疗流感方面是一种高效、安全且性价比很高的营养保健品。

二、有助于维持血脂健康水平

越来越多的证据支持花青素具有保护心脏的作用，但其功效和安全性证据有限（Curtis et al.，2009）。

1. 试验对象

57 名健康的更年期女性（至少 12 个月没有生理期且年龄小于 70 岁，至少 6 个月没有进行激素替代疗法，BMI 20～32kg/m²，无吸烟史，无重大疾病史）。

2. 试验过程

西洋接骨木浆果提取物包封，每个不透明的胶囊中含有 125mg 的花青素（花青素-3-葡萄糖苷），对被试验者进行为期 12 周的干预试验，每天早、晚各服用 2 粒。被试验对象按年龄、更年期年数、BMI 随机分成花青素组（n=28）和安慰剂组（n=29）。另外，在试验过程中，被试验者严格控制饮食。

3. 试验方法

被试验者分别在试验开始和结束时进行评估，空腹采集血液样本以评估血浆花青素、CVD 生物标志物（炎症生物标志物、脂质、谷氨酸、血小板）和肝肾功能[总胆红素、白蛋白、尿素、肌酸酐、碱性磷酸酶（ALP）、丙氨酸转氨酶（ALT）和 γ-谷氨酰转移酶（GGT）]。

4. 试验结果

试验结果显示，12 周的干预试验并没有影响血浆中的炎症因子（CRP、TNF-α、TNF-R I 和-R II、RANTES）、血管活性（内皮素-1、血小板活化性、血压、脉搏）、血浆脂质、脂蛋白（总胆固醇、HDL-C、LDL-C、甘油三酯）、葡萄糖浓度等，也没有影响肝肾功能指标、尿酸、肌酸酐、白蛋白、ALT、GGT 和 ALP。但是值得注意的是，花青素给药组的血浆中胆红素有变化，尽管变化很小。

表 11-6　在补充 12 周花青素前、后更年期妇女患心血管疾病的风险 [1]

	安慰剂组		花青素组	
	第 1 天	第 12 周	第 1 天	第 12 周
肝肾功能				
样本数	26	26	26	26
白蛋白/（g/L）	41.7±2.4	40.1±2.6	40.7±2.3	39.4±2.3
ALT/（U/L）	18.9±6.7	17.6±7.5	21.3±10.8	18.7±5.8
GGT/（U/L）	22.0±16.3	19.0±11.5	21.0±14.2	18.3±9.5
ALP/（U/L）	72.6±14.9	70.2±15.5	79.0±19.9	74.7±18.4
肌酸酐/（mmol/L）	75.4±9.1	76.4±9.6	76.0±10.1	77.3±8.9
胆红素/（mmol/L）	12.0±3.5	11.6±3.1*	13.0±5.9	14.0±5.4*
样本数	26	26	24	24
尿素/（mmol/L）	5.0±1.4	4.9±1.2	5.0±1.1	5.4±1.4
CVD 生物标志物				
样本数	26	26	26	26
葡萄糖/（mmol/L）	4.8±0.5	5.0±0.6	4.9±0.4	4.9±0.4
胆固醇/（mmol/L）	5.5±0.6	5.3±0.9	5.4±0.7	5.5±0.7

续表

	安慰剂组		花青素组	
	第1天	第12周	第1天	第12周
HDL-C/（mmol/L）	1.6±0.3	1.6±0.3	1.6±0.4	1.6±0.4
总 HDL-C	3.5±0.5	3.5±0.6	3.5±0.7	3.5±0.8
TNF-R I/（μg/ml）	0.8±0.3	0.9±0.3	0.8±0.3	0.9±0.3
TNF-R II/（μg/ml）	1.7±0.8	1.8±0.9	1.7±0.9	1.5±0.5
RANTES/（μg/ml）	11.8±0.9	11.4±1.2	11.8±0.8	11.5±1.2
内皮素-1/（ng/ml）	0.9±0.4	1.0±0.3	1.0±0.4	1.4±1.3
IL-6/（ng/ml）	1.0±1.4	0.9±0.9	1.0±0.9	1.0±0.6
TNF-α/（ng/ml）	14.8±9.3	13.0±9.2	15.3±11.1	10.5±5.5
样本数	25	25	26	26
CRP/（mg/ml）	0.9±0.9	0.9±0.7	1.3±1.0	1.3±1.1
样本数	25	25	25	25
LDL-C/（mmol/L）	3.5±0.6	3.3±0.8	3.4±0.6	3.4±0.7
甘油三酯/（mmol/L）	0.9±0.3	1.0±0.4	0.9±0.3	1.0±0.3
血小板[2]				
样本数	26	26	26	26
CD62 对照 0h	2.9±2.8	3.5±2.0	2.0±1.2	5.5±4.8
CD62 胶原蛋白 0h	4.9±4.4	5.2±2.4	3.9±2.9	7.4±5.1
CD62 ADP 0h	33.4±10.8	39.4±9.6	31.2±12.2	40.2±10.8
Pac-1 对照 0h	3.5±2.1	3.3±2.3	3.7±3.3	4.0±2.5
Pac-1 胶原蛋白 0h	7.1±4.6	8.9±4.7	7.0±5.8	10.2±6.7
Pac-1ADP 0h	63.9±17.2	71.8±11.5	63.6±14.7	70.1±12.5

注：[1]. 数值为平均值±SD，n=26/组，除胆红素外，单变量一般线性回归协方差分析未观察到显著的治疗效果；[*]. 第12周的治疗效果之间，P=0.04。通过单因素方差分析，在治疗组之间没有显著差异；[2]. 以阳性血小板百分比表示

在研究开始（第 0 周）和结束（第 12 周）时，本研究还评估了花色苷代谢水平。第 12 周，小鼠花色苷代谢产物的血浆浓度治疗组比对照组大（P=0.02），而母体化合物（花青素）的血浆水平无差异（P=0.06）。

5. 试验结论

服用接骨木莓果实提取物虽然安全，但保护心血管的效果仍有限。

三、其他功能

（一）有助于改善骨关节炎

骨关节炎（OA）主要可以描述为以关节痛和功能丧失为特征的综合征，在各种不同的肌肉骨骼疾病中，它被列为最流行的疾病。WHO 的健康报告显示，关节炎疾病影响了 60 岁以上 9.6% 的男性和 18% 的女性，其中膝关节骨性关节炎比髋骨关节炎更流行（Jabbari et al.，2016）。

1. 试验对象

79 例膝关节骨性关节炎患者，年龄范围为 30～60 岁，平均年龄（47.16±8.75）岁。其中，女性患者 52 人，男性患者 18 人。

2. 试验过程

试验对象被随机分成两组，每天分别摄入接骨木莓或 1%双氯芬酸 3 次，以指尖单位的量服用 4 周。患者在入组前、干预后 2 周和 4 周进行评分评估。

3. 试验方法

基于 WOMAC（Western Ontario and McMaster University Osteoarthritis Index）调查问卷，分别从疼痛（0=无疼痛和 4=非常疼痛）、身体功能（0=无困难和 4=极度困难）、僵硬感（0=无僵硬感和 4=非常严重的僵硬感）评价 *Sambucus ebulus* 对膝关节骨性关节炎患者的影响。另外，安全性测试也是通过调查问卷形式来评估患者可能的副反应。

4. 试验结果

两组患者在年龄、体重指数（BMI）、性别、症状持续时间及受教育水平没有显著性差异的前提下，*Sambucus ebulus* 给药组（S）的 WOMAC 疼痛评分、总 WOMAC 评分和 VAS 比双氯芬酸给药组（D）有明显改善（表 11-7）。另外，随着治疗时间的推移，所有结果指标都有显著性的变化。

表 11-7 比较软性指标基线和治疗后的变化

		时间			P 值		
		入组前 平均数（S.D.）	治疗 2 周后 平均数（S.D.）	治疗 4 周后 平均数（S.D.）	时间	组别	时间×组别
疼痛	D	1.55（0.57）	1.32（0.69）	1.18（0.59）	<0.001	0.82	0.004
	S	1.81（0.69）	1.30（0.57）	1.04（0.49）			
僵硬感	D	1.36（0.82）	1.06（0.83）	1.03（0.80）	0.001	0.58	0.34
	S	1.17（0.81）	1.07（0.78）	0.91（0.70）			
身体功能	D	1.78（0.61）	1.51（0.71）	1.32（0.67）	<0.001	0.64	0.13
	S	1.84（0.69）	1.38（0.59）	1.19（0.52）			
总 WOMAC 值	D	1.66（0.51）	1.41（0.64）	1.25（0.59）	<0.001	0.81	0.04
	S	1.78（0.64）	1.33（0.53）	1.11（0.48）			
VAS	D	4.81（1.60）	4.16（1.74）	3.96（1.70）	<0.001	0.86	<0.01
	S	5.69（1.07）*	3.9（1.29）	3.51（1.20）			

*表示在 P=0.05 水平上显著。

本研究还比较了每个时间点不同组间的差异（表 11-8）。结果显示，比较治疗 2 周后与进组前指标发现，除 *S. ebulus* 组的僵硬感之外，对于组和时间的所有组合，所有指标都有明显变化。比较治疗 4 周后与进组前数据发现，所有指标都显示出了显著性差异。

表 11-8　组内分析之差的平均值

		治疗 2 周后		治疗 4 周后		治疗 2 周后至治疗 4 周后	
		差别的平均数（S.D.）	P 值	差别的平均数（S.D.）	P 值	差别的平均数（S.D.）	P 值
疼痛	D	0.23（0.44）	0.004	0.37（0.42）	<0.001	0.14（0.27）	0.005
	S	0.50（0.62）	<0.001	0.77（0.58）	<0.001	0.27（0.30）	<0.01
僵硬感	D	0.3（0.72）	0.019	0.33（0.80）	0.021	0.03（0.34）	0.62
	S	0.10（0.48）	0.23	0.26（0.57）	<0.001	0.16（0.47）	0.054
身体功能	D	0.26（0.78）	0.002	0.46（0.52）	<0.001	0.19（0.33）	0.002
	S	0.46（0.48）	<0.001	0.64（0.53）	<0.001	0.18（0.25）	<0.001
总 WOMAC 值	D	0.25（0.43）	0.001	0.41（0.44）	<0.001	0.16（0.25）	0.001
	S	0.45（0.46）	<0.001	0.67（0.49）	<0.001	0.21（0.21）	<0.001
VAS	D	0.66（0.96）	<0.001	0.86（0.97）	<0.001	0.20（0.69）	0.095
	S	1.79（1.13）	<0.001	2.17（0.89）	<0.001	0.39（0.79）	0.006

通过比较治疗 2 周和治疗 4 周的指标，发现 1%双氯芬酸给药组的 WOMAC 值、身体功能、疼痛指标有显著性差异（分别是 P=0.001、P=0.002 和 P=0.005）。S. ebulus 组这三项指标的显著性差异 P<0.01；相应地，对于 VAS 值，S. ebulus 组的改善效果有显著性差异（P=0.006），双氯芬酸组没有。

5. 试验结论

S. ebulus 也许可以成为轻度至中度膝关节炎患者有效的治疗替代方案。

（二）有助于改善皮肤接触性炎症

隐翅虫皮炎是一种由于甲虫意外接触而引起的刺激性接触性皮炎，这种甲虫不咬人或刺伤人，但不慎将甲虫压在皮肤上会导致释放含有 paederin 的液体。Paederin 是具有 2 个四氢吡喃环的酰胺，大约占昆虫重量的 0.025%（Ebrahimzadeh，2014）。

1. 试验对象

62 名呈现隐翅虫皮炎的患者（伊朗，1～9 月，2011 年）。

2. 试验过程

A 组患者（33 人）每天涂抹 palemolin（含有 5%接骨木莓果提取物的 70%乙醇浸泡液）和氢化可的松软膏，一天 3 次；B 组患者（29 人）只涂抹 palemolin 软膏（含 70%乙醇浸泡液）和氢化可的松软膏，一天 3 次。

3. 试验方法

研究药物对瘙痒、灼痛、疼痛、炎症、治愈率、伤口干燥以及感染的影响。选择 4 个级别，即无效（值为零）、不错（值为 1）、良好（值为 2）和很好（值为 3）进行评估。

4. 试验结果

试验结果显示，与对照组相比，A 组 palemolin 在控制灼痛、炎症、伤口干燥、感染和伤口治愈方面统计学上具有更有效的作用，特别是在控制炎症的效果上（$P<0.001$）（表 11-9）。12h 之后，至少有 21%的 A 组患者经过治疗康复。24h 之后，这一比例增加到 63%。大于 72h 之后仍需要治疗的患者只有 2 位。经过 A 组治疗的患者的治愈速度明显高于 B 组（表 11-10）。

表 11-9　患者对治疗方法的反应

治疗效果	组别	很好（%）	良好（%）	不错（%）	无效（%）	有问题（%）	P 值
痒	A	1（3）	13（39.4）	5（15.2）	2（6.1）	12（36.4）	0.71
	B	0（0.0）	10（34.5）	7（24.1）	3（10.3）	9（31）	
灼痛	A	2（6.1）	10（30.3）	5（15.2）	1（3）	15（45.5）	0.04
	B	0（0.0）	4（13.8）	6（20.7）	7（24.1）	12（41.4）	
痛	A	8（24.24）	15（48.5）	5（15.2）	2（6.1）	3（9.1）	0.49
	B	4（13.8）	10（34.5）	9（31）	2（6.9）	4（13.8）	
炎症	A	14（42.4）	16（48.5）	1（3）	1（3）	1（3）	0.001
	B	4（13.1）	9（31）	14（28.3）	2（6.9）	0（0.0）	
伤口治愈	A	14（42.4）	12（36.4）	6（18.2）	1（3）	0（0.0）	0.02
	B	4（13.8）	13（44.8）	10（34.5）	2（6.9）	0（0.0）	
伤口干燥	A	18（54.5）	11（33.3）	4（12.1）	0（0.0）	0（0.0）	0.04
	B	8（27.6）	11（37.9）	6（20.7）	4（13.8）	0（0.0）	
感染	A	16（48.5）	13（39.4）	4（12.1）	0（0.0）	0（0.0）	0.05
	B	8（27.6）	9（31）	10（34.5）	2（6.9）	0（0.0）	

表 11-10　患者和对照组对两种治疗方法的反应

治疗改善时间/h	A 组	B 组	总数	P 值
12	7（21.21）	2（6.84）	9（14.51）	
24	14（42.42）	6（20.68）	20（32.25）	
36	6（18.18）	5（17.24）	11（17.75）	0.028
48	4（12.12）	6（20.65）	10（16.13）	
60	0（0）	5（17.24）	5（8.06）	
≥72	2（6.06）	5（17.24）	7（11.29）	

5. 试验结论

5%的接骨木莓溶液被认为是治疗足隐翅虫皮炎的有效制剂。

第五节　接骨木莓功能产品开发现状及发展趋势

普通接骨木莓源于欧洲，并在几个欧洲国家小规模种植。以生产不同食物为目的，接骨木莓可用于工业生产果冻、果酱、馅饼馅料、甜点、葡萄酒、蛋糕和浓缩果酱果汁。另外，接骨木莓提取物作为风味成分也被广泛添加在酒精和非酒精的饮品中，如红酒、气泡酒、酸奶和冰淇淋。

目前中国市场上可以买到的接骨木莓产品并不是太多，主要有以下几种：美乐家熊宝宝接骨木莓软糖，安黎元接骨木莓针叶维 C 调制乳粉，康宝莱接骨木莓胶原蛋白饮品等。

一、产品分类及开发特点

（一）接骨木莓粉

接骨木莓提取物中含有丰富的生物类黄酮、花青素、维生素及其他高抗氧化能力物质，其中含复杂的生物类黄酮，如矢车菊素、飞燕草素、槲皮素等，已被证实为有效活性成分，具有抗病毒、提高免疫力的作用。接骨木莓粉的制备是利用乙醇提取，过滤后得到滤液，将滤液旋转蒸发至乙醇完全挥发，然后冻干成粉；还有一种方法是在过滤中采用超滤膜对果浆进行过滤，浓缩混合后进行喷雾干燥。研究表明，接骨木莓与低聚果糖、乳酸菌复配粉、麦芽糖醇、木糖醇、香芋粉、树莓粉、黑加仑粉、草莓粉等复合，可以增强肠道内有益菌的繁殖能力，且长期食用不影响其他正常菌群（程志雄，2019）。接骨木莓与左旋肉碱、左旋肉碱酒石酸盐、维生素 B（维生素 B_2、维生素 B_6）、维生素 C、肌酸、β-羟基-β-甲基丁酸钙、胶原肽、阿拉伯胶经过自交联和自包埋溶解组成可以提高运动耐力，也可起到帮助运动恢复的作用（陈春丽，2020）。

（二）接骨木莓调制饮品

接骨木莓与胶原蛋白等功能性元素进行复配，可获得接骨木莓与其他元素的复配调制饮品。胶原蛋白是细胞外基质最重要的组成成分，组成各种细胞外间质的聚合物，在动物细胞中扮演结合组织的角色，可以维持肌肤弹性，保持肌肤年轻状态。接骨木莓自身是优质的维生素来源，被人体吸收后可以增强人体的抗氧化能力，并能促进身体代谢，提高身体器官功能。接骨木莓和其他功能性元素复配可以发挥饮品中功能性元素的功效，达到事半功倍的效果。

（三）接骨木莓其他制品

接骨木莓软糖、接骨木莓果冻适合儿童食用。接骨木莓含有花青素、维生素 C、维生素 E 和多种天然的抗氧化物质，这些物质对维持人体健康有极大好处。接骨木莓还可以抑制红细胞凝集素及抑制破坏细胞膜的酶活性，有效改善咳嗽、感冒、流感、细菌性和病毒性感染、扁桃腺炎等一系列流感的症状，在预防病毒入侵等方面具有显著的疗效。儿童通过食用接骨木莓果冻，可以在一定程度上预防感冒。

接骨木莓还可以与益生菌复配制成接骨木莓益生菌粉，添加接骨木莓提取物制备具增强免疫功能的益生菌粉，可提高人体免疫能力且具有特殊果味，适合儿童、青少年等不同人群食用。

二、市场存在的问题及发展趋势

(一)活性成分利用率低

虽然接骨木莓中活性成分含量丰富,且其抗氧化性、提高免疫力、防治骨质疏松等效果明显,但其中的有效成分并没有被全部开发,或者说没有被人体完全利用。由于受到活性成分化学性质、存在形式及人体消化环境等因素影响,大部分功能成分在还没有到达作用区域前就已经被分解,或随着其他未消化食物成分排出体外,使其在人体中的生物利用率较低。因此,如何提高接骨木莓中活性成分的利用率将是未来接骨木莓行业首先应该攻破的问题。

(二)功效作用理论系统不完善

目前对接骨木莓的研究和报道都较少,关于其功效和作用等方面的理论体系并不完善。对接骨木莓中的活性成分鉴定以及这些活性成分如何最大限度地发挥功效等一系列研究应抓紧进行,为接骨木莓下一步的研究提供理论支撑。

(三)产品加工技术含量低

国内接骨木莓产品研究大多停留在初级加工品阶段,高新技术并未完全应用于此行业,这就加大了我们与国际上接骨木莓研究方面的差距,所以我们要继续挖掘接骨木莓深加工产品,增加其经济效益和研发价值,逐步赶上国际步伐。

未来,在明确接骨木莓功能特征的基础上,将以液氮打浆、充氮气囊压榨、近红外、微波、超高压、微胶囊、高速逆流色谱、变温压差挤压膨化等为代表的新技术应用到接骨木莓产品的研发中,有效利用接骨木莓活性成分资源,开发针对不同人群及功能需求的接骨木莓功能产品,会成为国内外接骨木莓功能食品开发的新方向。同时,随着我国工业化、信息化、城镇化和农业现代化进程加快,国内接骨木莓功能产品生产也将进行工业化、标准化、市场化变革,生产效率逐步提升,以药品、保健品及化妆品为代表的国产高端接骨木莓产品的市场份额也会逐渐提升,国内接骨木莓功能产品的质量、品类与国际市场的差距也将进一步缩小。

参 考 文 献

陈可贵, 陈欢, 刘传海, 等. 1994. 接骨木栽培技术研究. 吉林林学院学报, 10: 43-47.

陈丽春, 金杰, 毛岳忠. 2020. 一种具有提高运动耐力和帮助运动恢复作用的液体制剂. 中国: CN111228468A[2020-6-5].

程志雄. 一种用于改善肠道菌群的复合固体植物饮料及其制备方法. 中国: CN110447799A [2019-11-15].

徐亮, 陈功锡, 张代贵, 等. 2010. 接骨木属植物研究进展. 中国野生植物资源, 29: 1-10.

Ahmadiani A, Fereidoni M, Semnanian S, et al. 1988. Antinociceptive and anti-inflammatory effects of *Sambucus ebulus* rhizome extract in rats. Journal of Ethnopharmacology, 61(3): 229-235.

Anna O, Kowalsks K, Olkowicz M. 2015. Anti-inflammatory effects of gastrointestinal digested *Sambucus nigra* L. fruit extract analysed in co-cultured intestinal epithelial cells and lipopolysaccharide-stimulated macrophages. Journal of Functional Foods, 19: 649-660.

Badescu M, Badulescu O, Badescu L. 2015. Effects of *Sambucus nigra* and *Aronia melanocarpa* extracts on immune system disorders within diabetes mellitus. Pharmaceutical Biology, 53(4): 533-539.

Christensen L P. 2008. Selection of elderberry (*Sambucus nigra* L.) genotypes best suited for the preparation of elderflower extracts rich in flavonoids and phenolic acids. European Food Research and Technology, 227(1): 293-305.

Ciocoiu M, Badescu L, Badulescu O. 2012a. Intervention of *Sambucus nigra* polyphenolic extract in experimental arterial hypertension. World Academy of science, Engineering and Technology, 64: 244-247.

Ciocoiu M, Badescu L, Badulescu O. 2012b. Protective intervention of *Sambucus nigra* polyphenolic in the diabetic heart. Annal of the Romanian Society for Cell Biology, 17(1): 213-317.

Curtis P J, Kroon P A, Hollands W J, et al. 2009. Cardiovascular disease risk biomarkers and liver and kidney function are not altered in postmenopausal women after ingesting an elderberry extract rich in anthocyanins for 12 weeks. The Journal of Nutrition, 139(12): 2266-2271.

Dawidowicz A L, Wianowska D, Baraniak B. 2006. The antioxidant properties of alcoholic extracts from *Sambucus nigra* L. (antioxidant properties of extracts). LWT-Food Science and Technology, 39(3): 308-315.

Drdak M, Daucik P. 1990. Change in elderberry (*Sambucus nigra*) pigments during the production of pigment concentrates. Acta Alimentaria, 19: 3-7.

Duque G A, Descoteaux A. 2014. Macrophage cytokines: Involvement in immunity and infectious diseases. Frontiers in Immunology, 5: 491.

Ebrahimzadeh M A. 2014. Treatment of paederus dermatitis with *Sambucus ebulus* lotion. Iranian Journal of Pharmaceutical Research, 13(3): 1065-1071.

Edirisinghe I, Burton-Freeman B. 2016. Anti-diabetic actions of berry polyphenols. Journal of Berry Research, 6: 237-250.

Galic A, Dragovic-Uzelac V, Levaj B, et.al. 2009. The polyphenols stability, enzyme activity and physicochemical parameters during producing wild elderberry concentrated juice. Agriculturae Conspectus Scientificus, 74(3): 181-186.

Gray A M, Abdel-Wahab Y H A, Flatt P R, et al. 2000. The traditional plant treatment, *Sambucus nigra*, exhibits insulin-like and insulin-releasing actions *in vitro*. Journal of Nutrition, 130(1): 15-20.

Hawkins J, Baker C, Cherry L, et al. 2019. Black elderberry (*Sambucus nigra*) supplementation effectively treats upper respiratory symptoms: A meta-analysis of randomized, controlled clinical trials. Complementary Therapies in Medicine, 42: 361-365.

Ho G T T, Wangensteen H, Barsett H. 2017. Elderberry and elderflower extracts, phenolic compounds, and metabolites and their effect on complement, RAW264.7 macrophages and dendritic cells. International Journal of Molecular Sciences, 18(3): 584.

Jabbari M, Hashempur M H, Razavi S Z E. 2016. Efficacy and short-term safety of topical Dwarf Elder (*Sambucus ebulus* L.) versus diclofenac for knee osteoarthritis: A randomized, double-blind, active-controlled trial. Journal of Ethnopharmacology, 188: 80-86.

Kinoshita E, Hayashi K, Katayama H, et al. 2012. Anti-influenza virus effects of elderberry juice and its fractions. Bioscience, Biotechnology, and Biochemistry, 76(9): 1633-1638.

Krawitz C, Mraheil M A, Stein M, et al. 2011. Inhibitory activity of a standardized elderberry liquid extract against clinically-relevant human respiratory bacterial pathogens and influenza A and B viruses. BMC Complementary and Alternative Medicine, 11: 16.

Lin P, Hwang E, Ngo H T T, et al., 2019. *Sambucus nigra* L. ameliorates UVB-induced photoaging and inflammatory response in human skin keratinocytes. Cytotechnology, 71(5): 1003-1017.

Mota A H, Andrade J M, Ntungwe E, et al. 2020. Green extraction of *Sambucus nigra* L. for potential application in skin nanocarriers. Green Materials, 8(4): 1-13.

Narasimhanaidu K, Prince P S. 2006. Antihyperglycaemic and antioxidant effect of rutin, a polyphenolic flavonoid, in streptozotocin-induced diabetic wistar rats. Basic and Clinical Pharmacology and Toxicology, 98(1): 97-103.

Netzel M, Strass G, Herbst M, et al. 2005. The excretion and biological antioxidant activity of elderberry antioxidants in healthy humans. Food Research International, 38(8): 905-910.

Nikajima J-I, Tanaka I, Seo S. 2004. LC/PDA/ESI-MS profiling and radical scavenging activity of antho-cyanins in various berries. Journal of Biomedicine and Biotechnology, 2004(5): 241-247.

Pranas V, Rubinskienė M, Bobinaitė R, et al. 2010. Bioactive compounds and antioxidant activity of small fruits in Lithuania. Journal of Food Agriculture and Environment, 8: 259-263.

Robinson M M, Zhang X. 2011. The World Medicines Situation 2011 Traditional Medicines: Global Situation, Issues and Challenges. World Health Organization: 1-14.

Roschek B J, Fink R C, McMichael M D, et al. 2009. Elderberry flavonoids bind to and prevent H1N1 infection *in vitro*. Phytochemistry, 70(10): 1255-1261.

Salvador A C, Król E, Lemos A C, et al. 2017. Effect of elderberry (*Sambucus nigra* L.) extract supplementation in STZ-Induced diabetic rats fed with a high-fat diet. International Journal of Molecular Sciences, 18(1): 13.

Sasaki R, Nishimura N, Hoshino H, et al. 2007. Cyanidin 3-glucoside ameliorates hyperglycemia and insulin sensitivity due to downregulation of retinol binding protein 4 expression in diabetic mice. Biochemical Pharmacology, 74(11): 1619-1627.

Silva P, Ferreira S, Nubes F M. 2016. Elderberry (*Sambucus nigra* L.) by-products a source of anthocyanins and antioxidant polyphenols. Industrial Crops and Products, 95(2017): 227-234.

Sidor A. 2015. Advanced research on the antioxidant and health benefit of elderberry (*Sambucus nigra*) in food. Journal of Functional Foods, 18: 941-958.

Veberic R, Jakopic J, Stampar F, Schmitzer V. 2009. European elderberry (*Sambucus nigra* L.) rich in sugars, organic acids, anthocyanins and selected polyphenols. Food Chemistry, 114(2): 511-515.

Viapiana A, Wesolowski M. 2017. The phenolic contents and antioxidant activities of infusions of *Sambucus nigra* L. Plant Foods for Human Nutrition, 72(1): 82-87.

Wu X, Gu L, Prior R L, et al. 2004. Characterization of anthocyanins and proanthocyanidins in some cultivars of *Ribes*, *Aronia*, and *Sambucus* and their antioxidant capacity. Journal of Agriculture and Food Chemistry, 52(26): 7846-7856.

Yang Q, Graham T E, Mody N, et al .2005. Serum retinol binding protein 4 contributes to insulin resistance in obesity and type 2 diabetes. Nature, 436(7049): 356-362.

Zakay-rones Z, Thom E, Wollan T. 2004. Randomized study of the efficacy and safety of oral elderberry extract in the treatment of influenza A and B virus infections. The Journal of International Medical Research, 32(2): 132-140.

第十二章　杨梅营养与功能

第一节　杨梅产业发展状况

杨梅的全球经济栽培面积约为 40 万 hm²，年产量 100 万 t 以上，且 98% 在中国生产，主要分布在浙江、江苏、福建、湖南、广东、江西等省份，其中浙江省杨梅栽培面积最大、产量最高、品质最优（陈方永，2012）。杨梅产业由种植、加工、流通、零售、消费 5 个阶段构成，包括传统产销和新兴产销两种模式，其主要区别在于流通环节的减少，以及加工运输阶段的差异。上官王强和喻华峰（2017）在《中国杨梅产业发展报告》中指出，中国杨梅以鲜食为主。杨梅果成熟期集中，基本集中在 6 月中下旬。由于杨梅果实无果皮，常温储藏不超过 2 天，因此对储运保鲜要求高。如果产地产后保鲜技术水平低，冷链建设及管理能力薄弱，杨梅销售压力将日益加重。我国水果运输平均消耗率为 15%，杨梅果消耗率大约为 20%，远大于水果平均消耗。杨梅产品目前主要依靠鲜果销售，整个销售期 40 天左右。冷藏或利用海拔差异开发高山杨梅，也是延长销售期的主要方法，然而此方法易受自然条件、栽培水平、经营成本等诸多因素的制约，因此只能作为辅助手段来调节（Shaheen et al.，2019）。不同销售渠道间杨梅鲜果价格差异达 30～60 倍，传统销售方式的溢价明显高于电商渠道、休闲采摘等流通环节短的新兴产销模式。

第二节　杨梅的种类、分布及生物学特性

一、杨梅的分布情况

杨梅是一种亚热带果树，为大型、不规则形状、密集分支、快速生长的常绿灌木，通常树高至 9m，原产于美洲的低海拔热带、亚热带和暖温带地区。在非洲、亚洲、欧洲，美国东部和南部，加拿大的纽芬兰到美国的北卡罗来纳州东部海岸（包括海滨）也有生长（Zhang et al.，2009）。杨梅通常存在于多种栖息地中，包括湿地、河缘、沙丘、山坡和山地森林。杨梅树皮光滑，呈灰色，覆盖着一层薄而斑驳的膜层，断裂带红色，呈颗粒状或微纤维状。该植物的根部含有固氮细菌，这些细菌与植物形成共生关系，因此可以在营养贫瘠的土壤中生长（樊树雷等，2022）。杨梅果实因其美味和诱人的颜色而广受欢迎。果实成熟于 5 月至 7 月初，取决于不同的品种和产区。我国杨梅主产区为浙江、江苏、福建、江西、广东、湖南等省份。台湾、云南、贵州、四川及安徽南部亦有少量栽培，其中浙江和江苏是中国的两个主要产区，约占年度杨梅生产总量的 45%。在国外，除日本及韩国有少量栽培外，其他南亚、东南亚国家，如印度、缅甸、越南、菲律宾等亦有分布，但果形小，多作为观赏植物在庭院中种植。杨梅在欧美等国家多作

观赏或药用，罕作果树栽培（吕金海，2018）。

二、杨梅的主要品种

当今世界范围内的杨梅科植物有 2 属 50 多种。中国有 1 属 6 种，最早发现的 4 种为青杨梅（*Myrica adenophora*）、毛杨梅（*M. esculenta*）、矮杨梅（*M. nana*）和杨梅（*M. rubra*）。青杨梅主要分布于海南、广东和广西等地。其变种恒春杨梅（*M. adenophora* Hance var. *kusanoi* Hayata）产于台湾，分布于我国云南、贵州、西藏和四川的部分地区（张梅芳等，2012；孙红红和胡彬，2016）。毛杨梅、云南杨梅、全缘叶杨梅和大杨梅只分布在云贵高原及四川的部分地区（孙红红和胡彬，2016），其 2 个新种在云南中缅、中老边境被发现（陈方永等，2021）。地矮杨梅（*M. nana* var. *humifusa*）、白水矮杨梅（*M. nana* var. *alba*）、蜡叶矮杨梅（*M. nana* f. *cerea*）和细叶矮杨梅（*M. nana* f. *graci*）4 个新变种在贵州西部地区被发现（张宇斌等，2018）。在浙江黄岩、温岭等地发现了阳平梅（*M. rubra* var. *conservatus*）和早性梅（*M. rubra* var. *praematutus*）2 个变种。基于一些形态生理方面的指标，按果实颜色将杨梅分为红色种（如东魁）、乌色种（如革荠）、水晶杨梅（如水晶）、粉红色种（如粉红种）4 类；按果实形态特征分为野杨梅、红种、粉红种、白种、钮珠杨梅、乌种、阳平梅和早性梅等 8 个类型；按照果核形状把杨梅分为卵圆形核、扁圆形核、椭圆形核、纺锤形核、长圆形核五大类，或小卵形核、广卵形核、扁圆形核、椭圆形核、小椭圆形核、大椭圆形核、短椭圆形核、纺锤形核、长圆形核等九小类（张梅芳等，2012）。另据陈方永（2012）报道，按成熟期可将杨梅分为早熟品种（6 月上中旬成熟，如早荠蜜梅）、中熟品种（6 月中下旬成熟，如早色）和迟熟品种（6 月下旬至 7 月上旬成熟，如大叶细蒂）。在美国，常见的桃金娘或南方杨梅（*Morella cerifera*；原名 *Myrica cerifera*）原产于南卡罗来纳州和其他东南部的州，其品种主要有 Fairfax、Don's Dwarf、Tom's Dwarf、Hiwassee 和 Wolf Bay，其范围从新泽西州到佛罗里达州，向西到得克萨斯州。

三、杨梅的栽培与生物学特性

杨梅容易在中等干燥且排水良好的土壤中生长（Shi et al.，2018）。杨梅可以从种子繁殖，也可以通过嫁接、切割和分层繁殖。幼苗的嫁接需要提供砧木。野生树或栽培品种的种子都适宜栽培，但野生树种子的发芽率更高（梁森苗，2020）。在实际播种之前，必须清洁种子，然后将种子与湿沙混合保持湿润储存，第二年 2 月出苗（黄选木和俞水火生，2013）。在早春，将苗种移植到苗圃，其栽种间隔为 8~10cm，行之间的间隔为 30~35cm。在苗圃中需要生长至所需的最小幼苗尺寸再进行嫁接（直径 6mm）。最好的接穗是 7~15 岁树上的 1~2 岁成熟芽，厚度应为 5~8mm（黄士文，2015）。收集接穗的理想位置是在朝南部位和暴露在更多阳光下的树顶树冠。接穗上的叶片被采取后应该立即移走并保存在塑料袋中，以避免在嫁接前变干。接穗的长度和嫁接时间影响繁殖幼苗的存活率。接穗长约 100mm、腋芽多于 10 个时，通常具有较高的接穗存活率。繁殖树木的存活率还取决于嫁接方法，在有叶的砧木上断面光滑一侧向移植可以提高存活率，并且表现出更强劲的长势（阙利芳等，2019）。

　　杨梅树苗的种植密度为 225～600 棵/hm² 不等，最佳栽种时间取决于不同地区的气候条件。杨梅更喜欢在微酸性的沙质土壤（pH 5.5～6.5）中生长，而不适于肥沃的黏土，因为树木往往会因为营养过剩而过度生长，导致结实不良，增加树木对疾病的易感性。由于杨梅雌雄异株，雄树按一定比例（1%～2%）进行插种（郎进宝等，2015）。杨梅叶片为针状、皮革质、有光泽的灰绿色，含树脂和芳香成分（Yang et al.，2011）。多数雌雄异株的灌木丛，只有雄花显示颜色（淡黄绿色），雌花如果被授粉，则在夏末长出微小的灰白色水果簇，通常持续于整个冬季，但并不特别艳丽（Chen et al.，2004）。果实上覆盖着芳香的蜡状物质，可用于制作杨梅蜡烛、肥皂和密封蜡（Simpson et al.，2016）。

第三节　杨梅的功能基础试验

一、功能成分分离和鉴定

　　Yan 等（2016）将杨梅果肉冷冻干燥后的粉末用 200ml 提取液（20%甲醇，0.5%甲酸，79.5%水）提取，并超声处理 30min，超声频率和功率分别为 60kHz 和 30W。将粗提取物在室温下以 10 000r/min 离心 10min，残余物如上所述萃取两次。合并所有上清液并在 37℃下减压，通过旋转蒸发仪蒸发以除去甲醇，然后溶于 ddH₂O（含 0.5%甲酸）。Duan 等（2015）利用微波辅助提取杨梅中的生物活性成分。干燥的杨梅粉（0.5g）放入试管中与适量的萃取溶剂（95%乙醇，1%盐酸）混合。充分混合后，按照设定的提取时间和温度，在微波装置中照射含有悬浮液的试管。微波萃取后，将样品以 8000r/min 离心 10min，然后收集上清液，并将所有样品稀释至相同体积。所有样品均通过 0.45μm 注射器式过滤器过滤。以上两种提取方法提取出的杨梅活性成分由 LC-MS/MS 进行鉴定。

　　Ge 等（2018）称取 3 份新鲜的杨梅果肉，每份约 60g，然后装入棉布袋并用棉线捆扎。通过 Foss 方法在 300ml 甲醇、乙醇和乙酸乙酯溶剂中分别在 60℃、70℃和 70℃的温度下萃取 6h。萃取后，分别通过旋转蒸发仪除去甲醇、乙醇和乙酸乙酯，并用无水硫酸钠干燥，将所得的提取物用 GC-MS/MS 测定。GC/MS 测定条件：石英毛细管柱为 30mm×0.25mm×0.25μm，柱温为 120℃，程序升温为 5℃/min，进样口温度为 250℃，柱流速为 1.0ml/min，预柱压力为 100kPa，分流比为 10∶1，载气为氢气。MS 条件：电离模式为 EI，电子能量为 70eV，传输线温度为 250℃，离子源温度为 230～250℃，四极杆温度为 150～200℃。

　　Zhou 等（2009）发现杨梅果肉中主要含有三大类生物活性成分，包括花青素、黄酮醇、多酚。定量分析结果表明，Wandao 品种花青素-3-O-葡萄糖苷含量最高（6219.2mg/kg DW），其次是 Biqi（5489.6mg/kg DW）、Zaodamei（4405.6mg/kg DW）、Dinggao（3540.2mg/ kg DW）和 Dongkui（3073.3mg/kg DW），表明杨梅果肉可能是天然花青素色素的良好来源，尤其是 Biqi 和 Wandao 品种。它们被鉴定出含有槲皮素-3-

邻-葡萄糖苷、杨梅素、槲皮素、槲皮素脱氧己糖苷（脱氧己糖苷或鼠李糖苷）和杨梅素脱氧己糖苷。其中，槲皮素-3-邻-葡萄糖苷（296.2～907.0mg/kg DW）是所有5个品种中含量较丰富的黄酮醇。杨梅果肉槲皮素脱氧己糖苷（139.6～513.8mg/kg DW）是另一种丰富的黄酮醇，而槲皮素的含量（65.4～149.6mg/kg DW）高于杨梅素（21.7～50.9mg/kg DW）。该结果表明槲皮素衍生物是杨梅果肉中的主要黄酮醇。

杨梅中的酚酸包括没食子酸、原儿茶酸、对羟基苯甲酸和香草酸，属于羟基苯甲酸；咖啡酸、对香豆酸、阿魏酸和芥子酸属于羟基肉桂酸。杨梅果渣提取物中的酚酸分为两个部分：游离形式和酯形式。未检测到酯形式的绿原酸，因为它在碱性条件下被水解。没食子酸是杨梅中的主要酯形式酚类（EPA）成分，在5种杨梅中的含量范围为102.9～241.7mg/kg DW，占总酚酸的57.1%～74.9%。原儿茶酸是含量第二高的EPA（29.5～57.2mg/kg DW），占总酚酸的13.2%～27.5%。对羟基苯甲酸（5.6～10.2mg/kg DW）、香草醛（3.7～7.1mg/kg DW）、咖啡因（3.8～4.0mg/kg DW）、香豆酸（6.8～11.6mg/kg DW）和阿魏酸（4.4～5.8mg/kg DW）含量相对较低。

杨梅果实中的单个酚类化合物通过HPLC-DAD和LC-ESI-MS/MS方法进行鉴定及定量分析。杨梅果实中存在5种花青素，即翠菊素-己糖苷（Dp-Hex）、矢车菊素-3-*O*-半乳糖苷（C-3-Gal）、矢车菊素-3-*O*-葡萄糖苷（C-3-Glu）、天竺葵素-3-*O*-葡萄糖苷（Pg-3-Glu）和芍药素-3-*O*-葡萄糖苷（Pn-3-Glu）。其中，矢车菊素-3-*O*-葡萄糖苷（C-3-Glu）占花色苷的68%～95%。该研究的17个品种中，C-3-Glu在FH（74.55μg/g）和SJ（9.34μg/g）中含量较低，而在其他15种杨梅中为223.06～912.24μg/g。翠菊素-己糖苷（Dp-Hex）、矢车菊素-3-*O*-半乳糖苷（C-3-Gal）、天竺葵素-3-*O*-葡萄糖苷（Pg-3-Glu）和芍药素-3-*O*-葡糖苷（Pn-3-Glu）的浓度为8～36μg/g。已有研究表明花青素的生物合成途径，以及转录因子MYB、bHLH和WD40对杨梅中花色苷积累起到调节作用。

杨梅中还含有7种黄酮醇化合物，即杨梅素-3-*O*-鼠李糖苷（M-3-Rha）、杨梅素-脱氧己糖苷-没食子酸酯（M-DH-G）、槲皮素-3-*O*-半乳糖苷（Q-3-Gal）、槲皮素3-*O*-葡萄糖苷（Q-3-Glu）、槲皮素-3-*O*-鼠李糖苷（Q-3-Rha）、山奈酚3-*O*-半乳糖苷（K-3-Gal）和山奈酚3-*O*-葡萄糖苷（K-3-Glu）。M-3-Rha和Q-3-Rha的含量高于其他黄酮醇，两者均占已鉴定出的总黄酮醇含量的50%以上。在三种槲皮素糖苷中，Q-3-Gal含量为0.16μg/g FW（SJ）至74.47μg/g FW（BQ），Q-3-Glu含量为0.13μg/g FW（SM）至9.11μg/g FW（BQ），Q-3-Rha含量为3.31μg/g FW（SM）至49.7μg/g FW（BQ）。两种山奈酚糖苷为痕量浓度，K-3-Gal在8个品种中均未检测到。因此，槲皮素是杨梅中最主要的黄酮醇，其次是杨梅素和山奈酚。

二、功能成分营养学特点

杨梅果实是天然植物化学物质的丰富来源，包括可溶性糖、有机酸和酚类。杨梅也是一种具有较高药用价值的水果，并具有多种促进健康的特性。许多研究表明，杨梅具有较强的铁还原抗氧化能力（FRAP），以及DPPH和ABTS自由基清除能力，其抗氧化活性与杨梅的总酚、总黄酮、总花色苷的含量相关。杨梅果提取物可以保护胰

腺 β 细胞（INS-1）对抗过氧化氢（H₂O₂）体外应激引起的损伤，减少细胞坏死和凋亡，增加胰腺细胞的活力（Zhang et al.，2015）。用杨梅花色苷提取物处理癌细胞后，可减少细胞增殖、细胞黏附，导致癌细胞异常凋亡。这与胃癌的化学保护机制有关，即对基质金属蛋白酶 2 具有细胞抑制作用，进而抑制肿瘤的迁移、侵袭和转移（Anwar et al.，2016）。杨梅作为草药可用于治疗鼻窦问题，因为它有助于收缩黏膜且抑制新的黏液形成，刺激循环系统从窦腔排出黏液。由于杨梅具有收敛性和催吐作用，所以可用于治疗消化问题，如消化不良、腹泻、慢性胃炎、肠易激综合征和肠炎。杨梅可有效改善泌尿系统、膀胱和肾脏功能，并可以减轻痉挛、发炎、刺激和不适等症状，对肾结石和胆囊疾病非常有效（林雨晴等，2019）。此外，杨梅还具有其他方面的功能活性，例如，杨梅叶提取物中黄酮或黄酮醇可降低小鼠血清 IgE 水平，具有抗过敏的活性（Medeiros et al.，2008）。杨梅提取物被发现对鱼糜变质细菌黏质沙雷氏菌和假单胞铜绿菌有明显的抑制作用，表明其有潜力作为鱼糜类产品的防腐剂（Li et al.，2012）。杨梅果实或其加工食品具有多种生物活性成分，有较强的保健作用。因此，对杨梅功能性食品的研究成为当今研究热点。

三、功能成分的细胞、动物试验

（一）有助于维持血糖健康水平

2 型糖尿病的特征是胰岛素抵抗或胰岛素分泌受损，胰岛素抵抗程度显著升高，以维持葡萄糖稳态。

在 Zhang 等（2016）的研究中发现，雄性糖尿病 KK-Ay 小鼠管饲杨梅果实提取物（BFE，200mg/kg）持续 5 周后，KK-Ay 小鼠的空腹血糖明显降低，且改善了小鼠糖耐量和胰岛素敏感性。同时，BFE 显著降低了 KK-Ay 小鼠体内血清葡萄糖、脂质、炎症和肝脏等几种生物标记物的浓度，如胰岛素、胰高血糖素、瘦素、总胆固醇、甘油三酯、低密度脂蛋白、高密度脂蛋白、白细胞介素-1β 和丙氨酸转移酶等。有关肝脏重量结果显示 BFE 饲喂的小鼠中肝脂质的积累也显著减少。在 2 型糖尿病模型中，啮齿动物肝脏中的 PPARγ 共激活因子 1-alpha（PGC-1α）mRNA 水平升高，可能是由于对肝胰岛素抵抗的改变。因此，调节肝脏中 PGC-1α 的活性对维持全身葡萄糖体内平衡起到重要的作用。磷酸烯醇丙酮酸羧激酶（PEPCK）是肝脏中涉及糖异生的主要酶之一。BFE 的降血糖作用是通过抑制肝脏糖异生实现的，这一结果被降低的 PGC-1α 和 PEPCK 的 mRNA 在 KK-Ay 小鼠肝脏中的表达水平所证实。BFE 下调肝脂质代谢和炎症标志物的基因在 KK-Ay 小鼠肝脏中的表达，促进了肝 AMPKα（Thr172）的磷酸化。因此，激活 AMPK 通路对 BFE 的抗糖尿病能力起重要作用。可见，杨梅可以作为有效的治疗 2 型糖尿病及其并发症的功能性食品。

Sun 等（2012）调查研究了富含花色苷的杨梅果提取物（CRBFE）对胰腺 β 细胞的氧化应激引起的损伤保护作用及其对糖尿病小鼠的降血糖作用。将 H₂O₂ 添加到细胞培养基以建立氧化应激模型，并进一步利用 MTT 方法定量测定细胞活性。H₂O₂ 浓度为 800μmol/L 或 1200μmol/L 导致明显的细胞死亡现象，同时出现细胞分离的形态，细胞活力降低。通过与 CRBFE 预孵育，且经过 800μmol/L 或 1200μmol/L 杨梅花色苷提取物刺激 3h 后，INS-1 细胞活力比未受 CRBFE 孵育组显著增加，证明 CRBFE 可以使 H_2O_2 诱导的细胞氧化损伤减少。H_2O_2 刺激显著增强了线粒体 ROS 的产生，ROS 的生成量通过 MitoSOX Red（一种新型的对氧化还原敏感的染料）对线粒体染色后的 INS-1 细胞中红色荧光强度来表示。经过 CRBFE 处理后，MitoSOX 染色强度降低，证明 CRBFE 预处理降低了线粒体 ROS 的产生。胰腺-十二指肠同源框 1（PDX-1）基因是胰岛素的重要转录因子，结合到胰岛素基因，有助于指导其 β 细胞特异性基因表达。通过使用不同浓度的 CRBFE，观察到 CRBFE 可以增加 INS-1 细胞中 PDX-1 基因表达，且具有剂量依赖性。另外，在对 INS-1 细胞与 CRBFE 进行 12h 的预处理之后，*Ins2* 基因表达增加。通过定量聚合酶链反应和蛋白质印迹方法证明胰岛素蛋白含量也有明显增加。

在 STZ 诱导的糖尿病小鼠模型中，30 天内小鼠血糖显著上升，而 Biqi 杨梅提取物处理的 STZ 小鼠的血糖含量受到抑制。与正常小鼠相比，STZ 诱导的糖尿病小鼠表现出明显的葡萄糖不耐。口服葡萄糖后 1h 的血糖水平仍保持在 26.7～5.3mmol/L 的高水平，2h 后达到 15.9～5.3mmol/L 的高水平，表现出明显的葡萄糖耐受性损害。基于目前的体外和体内研究，杨梅提取物可能通过两种机制降低血糖水平。一方面，CRBFE 可能保护胰腺 β 细胞氧化应激，使更多的 β 细胞存活，减轻糖尿病引起的氧化损伤。CRBFE 的早期给药可能降低细胞内 ROS 水平，改善细胞抗氧化状态，并为胰腺 β 细胞提供保护性的微环境，从而提高 β 细胞在化学及高糖介导的氧化损伤下的存活率。另一方面，CRBFE 可以促进糖尿病患者存活的 β 细胞的胰岛素分泌能力，因此预防了胰岛素不足导致 STZ 诱发的糖尿病。试验结果还表明 CRBFE 上调了胰岛素转录因子 PDX-1，增加了胰岛素基因（Ins2）和 β 细胞中的胰岛素蛋白的表达。因此，这些作用可能会导致胰岛素分泌增强，有助于降血糖作用。

（二）有助于调节肠道菌群

许多其他种类的浆果，如木莓和覆盆子，均显示出显著的抗菌活性，且与抗腹泻作用息息相关。抵抗食源性病原体以酚类物质为主要活性化合物，而杨梅果实、果汁产品，甚至果渣等副产品含有大量的酚类化合物，因此有潜力被用作治疗腹泻的功能性食品。

在 Yao 等（2011）的研究中，对杨梅的活性粗提物直接分馏，并进行分离鉴定，评估其抗菌活性。研究结果表明，杨梅活性提取物对沙门氏菌、李斯特菌和志贺氏菌具有显著的抗菌活性，最低抑菌浓度（MIC）为 2.07～8.28mg/ml。研究发现抗菌活性与多酚、类黄酮含量之间分别存在正相关关系，例如，抗菌活性与总多酚含量的相关系数为 0.88，而与类黄酮含量的相关系数为 0.92。杨梅活性提取物对沙门氏菌引起的腹泻小鼠具有抗腹泻功能。杨梅活性提取物在剂量为 100mg/kg 时显示出最佳效果（$P<0.10$），相当于每只小鼠摄入 24.2g 的杨梅，通过计算得出，大约 4～5 颗杨梅果实会减轻体重为 60kg 的成年人的腹泻症状。杨梅提取物 F1 馏分中鉴定出包括槲皮素、杨梅素和花青素 3 种化合物，其中，槲皮素已被证实对金黄色葡萄球菌有抑制作用，而杨梅素和花青素对大肠埃希氏菌有抑制作用。因此，槲皮素的止泻作用机理包括抑制体外经肠壁电刺激诱导的

回肠收缩、抑制小肠体内蠕动、松弛小肠平滑肌、抑制肠收缩或抗蠕动，进而达到止泻作用。因此，杨梅果实中所含有的类黄酮，包括花青素-3-O-葡萄糖苷、杨梅素脱氧己糖苷、槲皮素-3-O-葡萄糖苷和槲皮素脱氧己糖苷等生物活性物质，使杨梅有潜力作为可接受的抗菌剂或食品防腐剂。

（三）有助于增强免疫力

已有研究表明杨梅提取物能清除 1,1-二苯基-2-吡啶并肼基体外自由基并抑制亚硝酸钠和 N-甲基苄胺诱导的小鼠骨髓多色红细胞的微核突变。基于以上研究基础，Yang 等（2011）探讨了杨梅酚类提取物（CBFE）对 1,2-二甲基肼（DMH）诱导的大鼠结肠癌发生肠黏膜异常隐窝灶（ACF）的影响，及其脂质过氧化与抗氧化的相关性。研究杨梅酚类提取物摄入对 DMH 诱导大鼠肠道异常隐窝灶（ACF）及其氧化应激反应的影响。对大鼠施用 35mg/kg bw DMH，并补充 CBFE（每天 50mg/kg bw 或 500mg/kg bw）持续 16 周。结果表明，对照组中 ACF 的数量为 91.4±15.2，而 ACF 的总数在 CBFE 处理组（50mg/kg bw 或 500mg/kg bw）明显减少（$P<0.05$），分别为 66.3±7.0 和 37.6±8.1。腺瘤或腺癌病灶数目在 CBFE 高低剂量组中分别为 5.8±1.8 和 4.3±1.6，明显低于对照组（12.0±2.4），证明 CBFE 可以减少由 DMH 诱发的肠道 ACF 的发展和腺瘤或腺癌的形成。大量研究表明抗癌试剂的作用机理是通过抗氧化酶发挥作用，调节新陈代谢从而起到抗癌作用。结肠特异性致癌物 DMH 代谢为无甲基自由基，进而产生羟基自由基或过氧化氢，有助于引发金属离子存在下介导的脂质过氧化反应。因此，调节体内抗氧化相关酶的活性与癌症的治疗息息相关。该研究发现，SOD 和 CAT 活性在 DMH 诱导的对照组大鼠的结肠黏膜和肝组织中显著低于 CBFE 处理组（$P<0.05$）。摄入 CBFE 16 周后，肝脏 CAT 活性在 CBFE 高剂量组（500mg/kg bw）中比其他两组有显著增加。此外，在 CBFE 处理组中的大鼠结肠黏膜，以及肝组织中的谷胱甘肽还原酶（GR）、超氧化物歧化酶（SOD）和过氧化氢酶（CAT）活性显著高于对照组，减少了致癌过程中脂质过氧化的发生。然而，CBFE 处理组降低了谷胱甘肽-S-转移酶（GST）和谷胱甘肽过氧化物酶（GPX）的活性，可能是由于 CBFE 维持了这些抗氧化酶之间的平衡，同时也解释了经 CBFE 处理的大鼠肝脏和结肠中谷胱甘肽还原酶（GSH）活性增加的原因。这些结果表明富含酚类化合物的 CBFE 通过调节脂质过氧化和抗氧化防御，抑制 DMH 诱导的 ACF，以及结肠腺瘤和腺癌的发展。

（四）有助于保护肾脏

肾脏具有渗透调节作用，用于合成维生素 D 的肾素和促红细胞生成素，代谢排泄的终产物如尿素和肌酐，还具有激素等功能。由于肾脏血管床接受大量血液毒素传播（占静息心脏容量的 20%～25%），肾细胞（尤其是近曲小管的肾细胞）非常容易受到来自抗微生物剂、免疫抑制剂等生物化学治疗剂的损伤。因此，利用天然成分治疗肾毒性成为安全有效的潜在方法。Kar 等（2019）利用杨梅（Myrica nagi）果汁作为试验材料，建立庆大霉素诱导的大鼠肾毒性模型，Wistar 白化病大鼠腹腔注射庆大霉素[100mg/(kg bw·d)]持续 7 天诱发肾毒性。对照组仅接受口服生理盐水，阴性对照组接受庆大霉素，阳性对照组接受庆大霉素和 cystone，低剂量组接受庆大霉素和果汁[200mg/(kg bw·d)]（MNL），高剂量组接受庆大霉素和果汁[400mg/(kg bw·d)]（MNH）。组织病理学检查结果显示，空白组与阳性对照组大鼠肾小管和肾小球形态正常，然而阴性对照组中，庆大霉素对肾脏组织损害很大，导致肾小球变形。用杨梅果汁处理后可显著恢复肾小球结构，几乎可还原成正常形态。在这项研究中，测定分析了超氧化物歧化酶（SOD）、谷胱甘肽还原酶（GSH）、丙二醛（MDA）和过氧化氢酶（CAT）4 项指标。MNH 显著提高了SOD、GSH 活性，且高于护肾药物（Cystone）阳性对照组。MNH 处理组大鼠的 MDA水平明显低于阴性对照组，说明杨梅果汁降低了肾脏疾病的患病风险。通常，多囊肾疾病蛋白 1-like 2（PKD2）与常染色体显性多囊肾疾病相关，是导致肾脏多发性囊肿形成的重要蛋白之一。通过分子模拟，发现杨梅果汁中的一些活性成分与 PKD2 蛋白有很好的结合作用，从而调节和增强酶的功能，缓解自由基和抗氧化应激反应导致的肾功能不全等问题。

（五）有助于维持血压健康水平

Li 等（2020）研究了杨梅乙醇（BE）提取物对大鼠自发性高血压（SHR）的保护作用。在 BE 中一共鉴定出 28 种化合物。使用 BE（2g/kg bw）的处理组大鼠高血压也能持续有效地降低，即使戒断药物后，高血压症状也会被继续缓解。SHR 大鼠的胸椎主动脉弹性蛋白的波浪结构紊乱，内膜中层厚度增加，而 BE 处理组大鼠主动脉完整且光滑，证明 BE 可以缓解 SHR 大鼠的胸椎主动脉恶化。大鼠主动脉壁的组织弹性降低会导致血压升高，因此 BE 通过恢复大鼠的主动脉壁以维持血压持续下降。已经发现几种细胞因子与高血压有密切关系，如血管紧张素 II（Ang II）、ET-1 和 TNF-α。AngII 和 ET-1的浓度在 SHR 组显著增加（$P<0.01$），BE 处理组的 Ang II、ET-1 和 TNF-α 的表达降低（$P<0.05$）。同时，BE 处理也提高了 NO 水平。大多数研究人员认为葡萄转运蛋白 1（GLUT 1）促进葡萄糖跨哺乳动物细胞质膜的运输。GLUT 1 的过表达导致血管内皮细胞增厚。此外，一些生物学证据表明内皮-氯化氮合酶（eNOS）与高血压相关，是心血管稳态的关键调节器。eNOS 通过血管内皮催化一氧化氮合成来调节血管舒张基本功能。免疫荧光分析表明，与空白对照组相比，胸主动脉 GLUT 1 的水平在 SHR 大鼠中显著升高（$P<0.01$），而在 BE 高剂量组 GLUT 1 水平下降约 50%。另外，eNOS 在 SHR 组急剧下降，但 BE 处理组可以提高 eNOS 浓度。苏氨酸激酶（Akt）/蛋白激酶 B 在调节eNOS-Ser^{1177} 的磷酸化中起关键作用。因此，研究 BE 对血管舒张和血管功能障碍是否通过激活主动脉中的 eNOS-Ser^{1177} 和 Akt-Ser^{473} 来调节的。Akt-Ser^{473} 磷酸化和 SHR 主动脉中的总 Akt 的表达与对照组相比明显减少（$P<0.01$）。BE 预处理之后，Akt 的磷酸化水平增加（$P<0.05$），eNOS 水平升高，同时 Akt-Ser^{473} 磷酸化被上调。因此，BE 通过Akt-Ser^{473} 磷酸化来调节改善内皮依赖性血管功能，抑制血管内皮生长进而降低血压。此外，BE 还可以通过抑制 GLUT 1 和调节平滑肌异常增生一氧化氮（NO）/丝氨酸/Akt/eNOS 的表达达到调节血压的目的。这些结果表明与传统化学药物疗法相比，BE 具有预防和治疗的双重优势，也为杨梅作为功能性食品预防高血压及其并发症提供了重要的理论基础。

（六）有助于维持血脂健康水平

代谢综合征是由复杂慢性疾病遗传因素与环境因素之间的相互作用而引起的疾病（Gosadi，2016）。代谢综合征的特征是肥胖、高脂血症、高血压、胰岛素抵抗和2型糖尿病，并且正在全球范围内不断流行。当今，植物源提取物通常包含多种生物活性成分，由于其多样性可能具有协同作用，因此比单一合成化合物有更好的效果且安全性较高。

Yu 等（2015）研究了杨梅提取物（RBE）如何对高脂饮食（HFD）喂养的 C57BL/6 小鼠抗代谢异常有着积极的影响。该研究中，对 C57BL/6 小鼠进行正常饮食、高脂饮食（HFD）或 HFD 与 1%（m/m）RBE 混合，喂养 8 周。RBE 对血脂异常的影响机制通过分析血清和肝组织中的脂类水平来反映。与正常饮食组相比，高脂肪饮食组小鼠（HFD）空腹血清甘油三酯（TG）、总胆固醇（TC）和高密度脂蛋白胆固醇（HDL-C）较高，而低密度脂蛋白胆固醇（LDL-C）无显著差异。RBE 处理组的血清 TG 水平明显低于 HFD 组，然而 RBE 对 TC、LDL-C 和 HDL-C 水平的影响没有显著差异。对于肝脏组织中的脂质水平，HFD 组明显高于正常饮食组，而 TC 水平没有明显变化。与HFD 组相比，RBE 组中的 TG 水平显著降低，但 TC 水平没有明显变化。为了确定RBE 对脂质和葡萄糖异常的改善机制，对肝脏中与白色脂肪组织（WAT）相关基因的表达进行了分析。肝 X 受体（LXR）是调节脂肪酸、胆固醇和葡萄糖的体内稳态的重要因子。肝组织中 LXRα 和 LXRβ 的 mRNA 表达水平，以及它们的靶基因调控的相关蛋白，如固醇调节元件结合蛋白质 1（SREBP-1）、脂肪酸合酶（FAS）、脂蛋白脂肪酶（LPL）、载脂蛋白 E（ApoE）、细胞色素 P450 7A1（CYP7A1）、ATP 结合转运蛋白 A1 和 G1（ABCA1 和 ABCG1）可以反映生物体内脂类代谢的状态。结果表明，RBE 处理组的小鼠 mRNA，LXRα、SREBP-1、FAS、ABCG1 和 ApoE 的表达水平比HFD 组的小鼠有显著降低。这些结果表明，RBE 通过调节 LXRα 信号通路来改善代谢紊乱。PPAR 是重要的核受体，可调节脂肪酸存储和葡萄糖代谢。结果显示 RBE 显著增加了 PPARα mRNA 表达水平，以及脂肪细胞中脂肪酸结合蛋白（aP2）、细胞色素 P450、人类高血压相关基因 CYP4A11 同形体（Cyp4a10 和 Cyp4a14）的表达水平，而酰基辅酶 A 氧化酶（ACO）、分化簇 36（CD36）、乙酰辅酶 A 羧化酶（ACC）、过氧化物酶体增殖物激活受体共激活因子-1α 和-1β（PGC-1α 和 PGC-1β）的表达水平在HFD 和 RBE 组之间没有显著差异。因此表明 RBE 可能通过 PPARα 信号通路调节脂质和葡萄糖代谢。以上研究表明，RBE 可预防肥胖症的发展，并通过抑制 LXRα 和激活 PPARα 信号通路降低血清 TG 含量，改善 HFD 组小鼠的胰岛素抵抗。因此，杨梅可用于改善代谢疾病。

（七）辅助改善记忆

阿尔茨海默病（AD）是最常见的神经退行性疾病之一，主要病理特征包括老年斑（SP）和神经原纤维缠结（NFT）的形成。淀粉样蛋白级联假设（ACH）已被广泛接受为该病的主要诱因，即淀粉样蛋白的单体 β 肽（Aβ）自组装成可触发的原纤维化 AD。

Li 等（2018）从 Aβ 原纤维化和神经毒性的角度研究了杨梅叶原花青素（BLP）的神经保护作用。研究中利用 SH-SY5Y 细胞模型，针对 BLP 对 Aβ 诱导的细胞死亡、聚集动力学、继发性结构转变、神经细胞毒性、凋亡机制和结合相互作用进行了分析。Aβ 细胞在细胞外域（ECD）自我聚集成有毒的寡聚物和原纤维。同时 Aβ 二级结构从无规线圈过渡到 β 折叠结构，最后扭曲成发夹式三级结构。因此，如果抑制蛋白质的这种空间结构的形成，就可以达到降低抗体的细胞毒性的目的。这项研究中发现 BLP 可以直接靶向 Aβ 纤维，并抑制 Aβ 的纤维化和聚集。随着 BLP 浓度逐渐增加，Aβ42 聚集体的长而成熟的原纤维逐渐分解成散乱的不规则聚集体，并有效抑制了 Aβ42 由随机线圈的构象转变为 β 片状构型。Bcl-2 与 Bax 的比例决定了细胞对凋亡的敏感性。同样，Caspase-3 是细胞凋亡级联反应中重要的下游蛋白酶（Jia et al.，2015）。研究表明，Aβ 原纤维化降低了 SH-SY5Y 细胞中 Bcl-2 与 Bax 的比率，提高了 Caspase-3 的活性。而经过 BLP 处理后，Bcl-2 与 Bax 的比率受到了抑制，Caspase-3 的水平下调，表明 BLP 可以抑制 Aβ 诱导的细胞凋亡 Bcl-2/Bax 和 Caspase 信号通路，提高了细胞在 Aβ 引起的神经毒性环境中的存活率。

这项研究表明 BLP 在一定浓度下对细胞无毒性，并大大抑制了抗体聚集和原纤维化。聚合度越低的原花青素，Aβ 结合活性越高。因此，杨梅叶原花青素提取物可以被认为是一种针对治疗淀粉样 β 蛋白的新型天然产品。

（八）有助于抗氧化

氧化应激加速了许多慢性疾病的进展，包括糖尿病、癌症、心血管疾病和神经退行性疾病等。过氧亚硝酸盐（ONOO）是氧化应激的一种典型诱导剂，会损害大多数细胞成分，包括 DNA、RNA 和蛋白质。因此，Chen 等（2015）针对杨梅的氧化性 DNA 损伤的保护功效进行了研究。其中，杨梅水提物表现出最大的自由基清除活性，当提取物浓度为 25mg/ml 时，可以显著抑制大鼠原代星形胶质细胞中由过氧亚硝酸盐诱导的 DNA 细胞损伤。过氯亚硝酸盐引起的 DNA 损害极易发生细胞毒性，该研究发现经过过氯亚硝酸盐处理后，原代星形胶质细胞活力显著降低（49.8%）。而通过杨梅水提物处理后，过氯亚硝酸盐诱导的细胞毒性被明显抑制，且具有浓度依赖性。这些结果表明杨梅的水提取物可以有效抑制过氧亚硝酸盐诱导的 DNA 损伤细胞毒性。

由于过氯亚硝酸盐分解与自由基产生有关，并导致多种细胞类型的 DNA 损伤，因此，通过使用 DCFH-DA 荧光染料的流式细胞术，分析了过氯亚硝酸盐处理的星形胶质细胞中细胞内活性氧簇（ROS）的产生。过氧亚硝酸盐的加入引起了星形胶质细胞中 ROS 的产生，且具有时间依赖性。此外，线粒体的完整与细胞 ROS 的增加密切相关。星形胶质细胞与过氧亚硝酸盐的孵育导致大量线粒体膜电位（MMP）的降低。当用杨梅水提物（25mg/h）预处理细胞 2h 后，ROS 和 MMP 水平的降低在很大程度上受到抑制。这些结果表明杨梅的水提取物可以有效减弱过氧亚硝酸盐诱导的 ROS 增加和 MMP 破坏。综上所述，杨梅提取物具有很强的抗氧化作用，并且可以防止过氧亚硝酸盐介导的氧化 DNA 损伤和细胞毒性。

第四节　杨梅的功能临床试验

非酒精性脂肪肝疾病（NAFLD）是全球常见的慢性肝病中最严重的疾病之一，包括以下症状，如单纯性脂肪变性、非酒精性脂肪性肝炎（NASH）和肝硬化（Bhala et al., 2011）。越来越多的研究表明，除了氧化应激和胰岛素抵抗的因素外，肝脏炎症和坏死也是 NAFLD 的发病机理。更确切地说，从过渡期单纯性脂肪变性到 NASH、炎症和坏死，可以预测未来 10 年中两种疾病的后续发展和肝相关并发症的发生（Drescher et al., 2019）。肝细胞中脂肪过多积聚容易诱导核转录因子 κβ（NF-κβ），它是炎症的关键调节因子。随后，炎性细胞肿瘤坏死因子（TNF）-α 和白细胞介素（IL）-8 表达增加，导致中性粒细胞浸润和炎症性肝损伤（Kany et al., 2019）。另外，脂质在肝细胞中的积累会触发特定信号通路，导致细胞凋亡和坏死（Overi et al., 2020）。细胞凋亡和坏死在脂肪变性到 NASH 的进展中起到的关键作用已得到了证实。各种研究表明 NASH 患者血清总水平中细胞死亡和凋亡标志物升高，并且这些标志物的水平与组织学严重程度有很强的相关性（Hadizadeh et al., 2017）。

理想的 NAFLD 治疗方法除了健康的生活方式（适当的体育锻炼和均衡饮食）外，建议摄入含 ω-3 多不饱和脂肪酸的水果和蔬菜，并且减少饱和脂肪酸的摄入（Malhotra and Beaton, 2015）。目前研究表明，水果不仅提供了必需的维生素、矿物质和膳食纤维，还是理想的抗氧化剂、消炎剂，其多酚的降脂特性对 NAFLD 起到预防保护作用。因此，Guo 等（2014）利用巴氏杀菌的杨梅果汁作为补充剂，进行临床人体试验，旨在改善 NAFLD 的病症并降低血浆水平氧化应激、细胞凋亡和炎症的生物标志物。

一、有助于抗炎症

（一）试验设计

1. 试验对象

共有 44 名患者参加试验，参与者的年龄为 18～25 岁，平均体重指数（BMI）为 23.1kg/m^2；患者患有脾脏或肾脏回声性增加、肝血管模糊等症状的脂肪性肝病。

2. 试验过程

根据性别和 BMI 将 44 名参与者随机分为杨梅汁优先组和安慰剂优先组。试验持续 4 周，分为两个周期，每个周期 2 周。杨梅汁第一组分配 500ml 杨梅汁/天（每次 250ml，每天两次），安慰剂第一组分配 500ml 安慰剂/天（每次 250ml，每天两次），在第一个周期接受杨梅汁的参与者在第二个周期接受安慰剂，反之亦然。

3. 试验方法

在每个干预期前后，记录人体测量特征，并抽取空腹血样。血液样本立即使用自动诊断仪分析空腹血糖、血脂相关指标[总胆固醇（TC）、甘油三酯（TG）、低密度脂蛋白胆固醇（LDL-C）、高密度脂蛋白胆固醇（HDL-C）、总胆红素、直接胆红素]、总蛋白、白蛋白和肝酶[天冬氨酸转氨酶（AST）和丙氨酸转氨酶（ALT）]水平。为了测定氧化应激、炎症、细胞凋亡的生物标志物，收集了 EDTA-血浆样品，离心分离后保存，以便在后续分析使用。使用市售的酶联免疫吸附试验（ELISA）试剂盒测定血浆蛋白羰基（PCG）。采用 ELISA 试剂盒检测血浆高敏 c 反应蛋白（hs-CRP）、TNF-α 和 IL-8 水平，使用商用化学发光酶免疫分析法测定组织多肽特异性（TPS）抗原。

（二）试验结果

结果表明，与安慰剂相比，杨梅汁显著降低了血浆蛋白羰基（$P=0.038$）、TNF-α（$P<0.001$）和 IL-8（$P=0.022$）水平。凋亡标记物的水平揭示了组织多肽特异性抗原（$P<0.001$）和细胞角蛋白 18（CK-18）片段 M30（$P<0.001$）在试验组与安慰剂组之间存在显著的差异（Guo et al.，2014）。因此，食用杨梅汁可通过改善血浆抗氧化状态并抑制炎症和该疾病所涉及的凋亡反应来减轻 NAFLD 的病症。

（三）试验结论

杨梅汁中含有大量的维生素 C、酚酸和花色苷，它们都具有一定的抗氧化活性，因此对清除蛋白糖基化合物有明显作用。服用杨梅汁 4 周，可通过在年轻人体内改善血浆抗氧化剂的状态来抑制炎症。

二、对肝损伤有辅助保护

（一）试验设计

1. 试验对象

共有 44 名患者参加试验，参与者的年龄为 18～25 岁，平均 BMI 为 23.1kg/m^2；患者患有脾脏或肾脏回声性增加、肝血管模糊等症状的脂肪性肝病。

2. 试验过程

根据性别和 BMI 将 44 名参与者随机分为杨梅汁优先组和安慰剂优先组。试验持续4 周，分为两个周期，每个周期 2 周。杨梅汁第一组分配 500ml 杨梅汁/天（每次 250ml，每天两次），安慰剂第一组分配 500ml 安慰剂/天（每次 250ml，每天两次），在第一个周期接受杨梅汁的参与者在第二个周期接受安慰剂，反之亦然。

3. 试验方法

使用全自动血液分析仪测定其他血液变量[血红蛋白、血小板和白细胞（WBC）]。用市售放射免疫试剂盒测定血浆胰岛素。通过稳态模型评估胰岛素抵抗（HOMA-IR），通过公式[空腹胰岛素（mU/L）×空腹血糖（mmol/L）]/22.5 计算 HOMA-IR。使用商用化学发光酶免疫分析法测定组织多肽特异性（TPS）抗原。使用 M30 酶联免疫吸附测定试剂盒测定血浆 CK-18 片段 M30。

（二）试验结果

结果表明，服用 4 周的杨梅汁后，处理组血浆高密度脂蛋白胆固醇（HDL-C）水平[（53.6±13.9）mg/dl]显著高于安慰剂组水平[（46.6±10.8）mg/dl]（$P=0.042$）。然而，杨梅果汁组和安慰剂组对空腹血糖水平及胰岛素浓度的影响没有显著差异。在该研究中，与安慰剂相比，杨梅汁显著降低了血浆蛋白羰基（$P=0.038$）、TNF-α（$P<0.001$）和 IL-8（$P=0.022$）的水平。凋亡标记物分析发现组织多肽特异性抗原（$P<0.001$）和细胞 CK-18 片段 M30（$P<0.001$）在杨梅果汁处理组及安慰剂组间存在显著差异。

（三）试验结论

杨梅汁中含有大量的维生素 C、酚酸和花色苷，它们都具有一定的抗氧化活性，因此对清除蛋白糖基化合物有明显作用。凋亡是肝损伤的常见机制，并且凋亡引起的肝细胞死亡的增加在 NAFLD 疾病进展中起关键作用。实际上，氧化反应对脂质、蛋白质、DNA、TNF-α 和 IL-8 的损害都可以触发肝细胞凋亡（Shen et al.，2012）。CK-18 是在肝脏表达的主要角蛋白，也是半胱氨酸蛋白酶在肝细胞凋亡中作用的最重要底物之一（Shen et al.，2012）。该研究发现，服用杨梅汁的参与者，CK-18 片段在血浆中浓度显著下降，这一发现表明杨梅汁抗氧化和抗炎可能产生协同作用，抑制肝脏细胞的凋亡反应。因此，服用杨梅汁 4 周，可在年轻人体内通过改善血浆抗氧化剂状态并抑制炎症和该疾病所涉及的凋亡反应防止 NAFLD。此试验结果为杨梅用于预防或治疗与肝脏相关疾病如早期 NAFLD 患者的并发症提供了理论基础。

第五节　杨梅功能产品开发现状及发展趋势

杨梅是一种膳食补充剂，具有高含量的生物活性化合物，如膳食纤维、矿物质和天然抗氧化剂。然而，鲜杨梅的保质期短，因此将杨梅转化为加工产品是长时间保存的最佳方法。杨梅粉被认为是最好的杨梅产品，其次是杨梅醋和酸杨梅汁。根据现有研究，杨梅产品具有良好的抗氧化、抗肥胖和抗肿瘤活性，因此可作为功能食品食用。由于鲜杨梅具有多种生物活性，所以建议进行进一步的生物学研究，包括基于临床的研究，以探索杨梅产品对健康的促进作用。此外，将杨梅加工成产品可能会产生有毒成分，因此在商业化之前还需要探索基于杨梅产品的毒性和安全性。除此以外，基于杨梅的产品可能是人类健康的功能食品。

一、产品市场

杨梅不但是鲜食的佳果，还具有医疗保健作用。因此，利用杨梅开发功能性食品更容易被群众接受。运用现代化食品精深加工技术，极大地保持杨梅活性成分，开发既具有杨梅特有风味，又能满足不同消费群体需求的功能产品，前景十分广阔。目前，有关杨梅的开发产品主要有天然杨梅汁、杨梅干、杨梅果酱、杨梅醋、杨梅粉和杨梅酒等。

其中，杨梅果粉用途很大，不仅可以直接冲泡饮用，还可以添加到其他食品中，或制成胶囊等保健品，既实现了资源的综合利用，又极大地丰富了杨梅等特色农产品加工市场，在提高杨梅产品附加值的同时，还能带动相关企业发展，实现共赢（林旭东等，2015）。

（一）天然杨梅汁

杨梅酸甜可口，清爽解暑，制成杨梅汁后可保持其原有营养成分和功效。但初步榨成的杨梅汁中含有一些不溶于水的纤维素以及可溶性的蛋白质和果胶等植物残渣，这些物质的存在对果汁的感官品质、营养利用和澄清度都有很大的影响。因此，楼乐燕等（2018）在单因素的基础上，采用正交试验得出：当蛋白酶用量 0.1g/L、蛋白酶酶解温度 65℃、果胶酶用量 1g/L、果胶酶酶解温度 50℃时，采用蛋白质-果胶酶分阶段处理和膜过滤结合的方法可在较短的时间内获得透光性为 95.27%的杨梅汁，提高了果汁的澄清度，降低了营养物质的损失。超高压加工技术可以更好地保持杨梅汁中的维生素 C 和花青素，解决果汁保藏过程中的一些难题。

（二）杨梅干

杨梅保鲜困难，所以制成果干也是一个不错的选择。杨梅干生津开胃，既可增加胃动力，又可抑制大肠杆菌以缓解腹痛。传统杨梅干制作工艺复杂且添加物质较多，失去了杨梅原有的味道。采用"三段温度烘制法"，既避免了杨梅在制干过程中使用过多的添加剂，又保持了产品的原味和商品的美观性。现有研究开发了"预冷冻糖渗"前处理加工方法，先将杨梅微冻处理，再与白砂糖混合，起到提高细胞通透性的作用，避免了直接糖渗的缺陷。使用此方法制得的杨梅干，果实的完整度可达90%以上，对新型低糖杨梅果干制品的研发工作有很大的帮助。

（三）杨梅果酱

制成果酱是一种最常见的长时间保存水果的方法，果酱中含有的果酸起到了增进食欲、促进消化的作用。为了使传统果酱的口感和营养不再单一，夏其乐等（2017）将杨梅与蓝莓按比例混合后，去核加水打浆，加入异抗坏血酸钠、柠檬酸的混合果浆于锅中煮制，随后将温度升至 80℃左右，再经灌装密封得到杨梅蓝莓混合果酱。通过正交试验优化，表明果渣用量 40%、果葡糖浆用量 35%、柠檬酸用量 0.2%时，所得产品感官评分最高，凝胶效果较好，稠度适中。

（四）杨梅醋

以杨梅为原料制作成的杨梅果醋中共有 19 种游离氨基酸，其中 8 种人体必需氨基酸占总量的 38%；富含 Ca、Mg、Se 等 16 种微量元素；含乙酸、柠檬酸等 8 种以上有机酸成分（朱正军等，2009），很好地保存了杨梅的营养物质。醋酸菌菌种接种量为11.17%、酒精度为 7.5%、发酵温度为 30.5℃时，获得的杨梅醋呈现杨梅汁本身的玫瑰红色，香气浓郁，风味独特（卢可等，2011）。周增群等（2012）采用三效酶解以及二级液态深层发酵并配合 DF 自动酿醋机，使整个酿造过程发酵仅需 8～24h，乙醇转化率达 95%以上，解决了制醋中酿造周期长、酒精转化率低等问题。

（五）杨梅粉

杨梅粉既可进一步加工成其他食品，又可直接食用。喷雾干燥是制作杨梅粉常用的方法。最佳喷雾干燥工艺条件：添加质量分数为 12%的淀粉，进风温度为 160℃，入料流量为 400ml/h，获得的杨梅粉具有低吸湿性、不易结块、含水量低的特点（宋贤聚，2013）。翁乔丹等（2013）首先采用冷冻、高压脉冲电场杀菌得到浓缩杨梅汁，随后进行真空冷冻干燥并结合硅胶吸附得出最佳参数：硅胶吸附温度 40℃，吸附真空度 70Pa，所得到的杨梅粉含水量为 4.9%，花色苷含量 26.2mg/g，黄酮类含量 31.9mg/g，酚类物质含量 56.1mg/g。此方法全程使用非热力干燥工艺，与杨梅原汁相比，其营养成分无明显变化，最大限度地保持了原料的营养物质。

（六）杨梅酒

杨梅出汁率高，榨汁容易，适合果酒的酿造。周增群等（2012）利用一种改进的普通膜两隔室电渗析设备，探究电渗析技术对杨梅果酒的降酸作用，生产出香气浓郁、高品质的果酒，并为杨梅干红、杨梅原汁的企业化生产提供借鉴。季建生（2008）利用 D-X3 离子交换树脂对干型杨梅果酒进行降酸研究，总酸降幅达 71%，对于满足感官需求来说，是一种较可行的方法。蒋益虹和沈建福（2002）研究了以杨梅为原料生产发酵型果酒的新工艺，通过添加红曲以增进果酒色泽，并使其具有很好的药理保健功能。试验中筛选出最佳酵母菌种，并采用正交试验和理论分析确定了最优发酵工艺条件：发酵温度 18℃，红曲加量 2%，糖汁最佳配比 4：6，酵母添加量 10%。所得的杨梅果酒色泽诱人、口感醇和、风味独特，且具有丰富的营养价值。蒋益虹和沈建福（2002）还以糯米糖化制得的水解糖液代替砂糖生产杨梅果酒，所得的杨梅果酒绵长回甘，酱香突出且营养价值丰富。李洁莹等（2016）通过改良无醇杨梅果酒的发酵工艺得出最佳条件：当发酵温度 28℃、加渣量 70g/L、通氧发酵时间 4h 时，酿得的果酒酒精低，花色苷含量达到 155mg/L，色泽鲜亮，香气最接近杨梅果实。罗兰萍和肖凯军（2012）通过单一中空纤维膜工艺和组合式中空纤维膜工艺的试验得出，在温度为 28℃、压力为 0.08MPa、料液流速为 6L/h 时，用分子截留量为 80 000u 与 50 000u 的组合式中空纤维膜处理后得到的杨梅果酒，其澄清度得到了明显的改善。

（七）杨梅籽油

杨梅籽仁中含油 40%以上，主要以不饱和脂肪酸油酸和亚油酸为主，其中，油酸含量 33.36%～36.35%，亚油酸含量 51.9%～55.50%，维生素 E 含量高达 249mg/100g，由此可见，杨梅籽有潜力作为小品种油的原料加以开发利用。杨梅籽油的提取方法主要有压榨法、溶剂提取法、超声波辅助提取法、超临界二氧化碳萃取法等。其中，超临界二氧化碳萃取法为较常用的有效提取杨梅籽油的工艺方法：萃取压力 30～35MPa，萃取温度 30～35℃，CO_2 流量控制在 20～25kg/h，物料粒度为 40 目，萃取时间为 90min（范柳萍和苏雅，2014）。Zhang 等（2012）用响应面法对杨梅籽油的水酶提取法进行了优化，研究发现，出油率的最佳提取条件：混合酶量为 3.17%（*m/m*），液固比为 4.91ml/g，提取时间为 4h，温度为 51.6℃，在此条件下，试验油提取率为 31.15%。

二、市场存在的问题及发展趋势

（一）高新技术在功能食品生产中的应用不够

杨梅富含花色苷，花色苷是一类极不稳定的酚类物质，很多因素都会影响其色泽及存在的状态，如光照、氧气、金属离子等都可以使花色苷变色或者产生沉淀，而这些外界因素在从杨梅被采摘到最后被消费者食用的过程中是很难完全避免的（邓长明和陈学平，1991）。同时，加工过程中可能会受到影响的环节更多，产品感官质量在储藏期间很容易发生变化。因此，应采用现代高新技术，如膜分离技术、微胶囊技术、超临界流体萃取技术、生物技术、超微粉碎技术、分子蒸馏技术、无菌包装技术、现代分析检测技术、干燥技术（冷冻干燥、喷雾干燥和升华干燥）以及杀菌技术（UHT、巴氏杀菌和高静压）等，从原料中提取有效成分，同时剔除有害成分，保证食品安全。

（二）杨梅的功能性成分的机理和临床试验研究不足

目前杨梅已被证实具有抗衰老、抗氧化、抗炎症等方面的作用，然而多以体外试验为主。针对其功效，应经过动物和人体试验证实，明确功能因子的结构、作用机理、构效关系和量效关系。从分子、细胞、器官等生物学水平入手，深入到临床人体试验中，依次明晰杨梅的功效及功能因子的稳定性。这类产品的开发将是今后功能性食品研究开发的重点方向。

（三）现有功能产品的针对性不强

现有的杨梅食品的功能性多以抗氧化、抗疲劳和免疫调节为主，然而产品开发需具有针对性，针对不同人群开发不同功能性产品。因此，杨梅功能性食品应根据个人年龄、性别、饮食状况、基因、健康状况、生理活跃水平的不同，提供独享的个性化营养健康解决方案，使开发的功能食品的功效也更具有针对性。

杨梅是食用、药用、观赏三者兼备的植物，近年来被广泛种植推广，开发前景十分广阔。就目前杨梅资源的综合利用情况来看，由于杨梅特有的功能成分等营养价值逐渐被人们认识，相关的杨梅功能性产品市场开发潜力也被进一步提升与巩固。另外，杨梅还可继续挖掘其他价值，拓展应用领域。例如，可以将杨梅提取物与其他药食同源的植物（如天麻、银杏、人参等）联合使用，利用其增效协同作用，开发具有高效功能性的食品。此外，产品向多元化方向发展，未来的杨梅功能性产品加工将更精细、配方更科学、功能更明确、效果更显著、食用更方便。而一些新形式的杨梅加工产品也一定能够取得新的突破，如杨梅和其他果蔬的混合汁饮料、杨梅汁粉剂，这是因为杨梅粉可以长期保存并用于许多食品配方中。此外，通过喷雾干燥、冷冻干燥等方式，以生产高质量的杨梅干（杨梅粉），具备广阔的发展前景。目前，相关研究正在寻找一个契合点，可以将营养功能整合到医疗领域。食品工业中对新技术和新产品形式在医疗和健康方面的应用，将推动营养保健品市场的收入进一步增加，扩大科学研究范围，将营养技术、成像技术、营养研究逐渐融合，以验证其有效性。此外，由于杨梅具有较多的生物活性物质，可开发新颖的产品形式和更具专一性的特色产品，使其具有更大的市场潜力，并作为特需人群的功能食品。

参 考 文 献

陈方永, 王引, 倪海枝, 等. 2021. 杨梅性别决定与种质创新研究进展. 分子植物育种, 19(5): 1716-1723.

陈方永. 2012. 中国杨梅产业发展现状、问题与对策浅析. 中国果业信息, 29(7): 20-22.

邓长明, 陈学平. 1991. 杨梅果汁花色苷及其色泽稳定性的研究. 食品与发酵工业, 3: 1-6.

樊树雷, 徐晓杰, 徐沁怡, 等. 2022. 有机肥和化肥混施对杨梅园土壤营养和杨梅经济性状的影响. 浙江农业科学, 63(3): 73-75.

范柳萍, 苏雅. 2014. 杨梅的综合利用关键技术与产品分析. 安徽农业科学, 42(1): 242-244.

葛邦国, 朱凤涛, 吴茂玉, 等. 2010. 杨梅加工下脚料综合利用现状. 食品研究与开发, 31(3): 190-192.

黄士文. 2015. 杨梅栽培研究综述. 中国园艺文摘, 6: 41-45.

黄选木, 俞水火生. 2013. 杨梅实用栽培技术. 福建农业, 12: 88-89.

季建生. 2008. 干型杨梅果酒降酸的研究. 酿酒科技, 169(7): 73-75.

蒋益虹, 沈建福. 2002. 糖化工艺在杨梅果酒生产中的应用研究. 浙江大学学报(农业与生命科学版), 28(4): 449-452.

郎进宝, 谢伦强, 杨培儿, 等. 2015. 东魁杨梅栽培技术. 新农村, 4: 20.

李洁莹, 杜晶, 韩飞, 等. 2016. 无醇杨梅果酒发酵工艺优化及其品质分析. 食品与发酵工业, 42(12): 76-82.

梁森苗. 2020. 杨梅生态高效栽培技术. 浙江林业, (11): 19.

林旭东, 凌建刚, 朱麟, 等. 2015. 杨梅活性成分的药理作用与产品开发. 农产品加工, 10: 56-59.

林雨晴, 胡洋健, 李宗军, 等. 2019. 杨梅的功能特性及其应用研究进展. 农产品加工, (14): 90-93.

楼乐燕, 陈虹吉, 尹培, 等. 2019. 酚酸增强杨梅清汁贮藏期间色泽稳定性. 食品科学, 40(9): 220-227.

楼乐燕, 沈清, 尹培, 等. 2018. 分阶段酶解法与膜处理结合制备杨梅汁工艺研究. 食品研究与开发, 9: 40-44.

卢可, 娄永江, 周湘池. 2011. 响应面优化杨梅果醋发酵工艺参数研究. 中国调味品, 36(2): 57-60.

吕金海. 2018. 4 种杨梅生物学特性及园林应用研究. 现代园艺, (19): 58-59.

罗兰萍, 肖凯军. 2012. 组合式中空纤维膜澄清杨梅果酒的研究. 食品工业科技, 33(5): 208-211.

阙利芳, 鲍健青, 蒋灵华, 等. 2019. 杨梅标准化高效栽培技术. 现代农业科技, 21: 86, 88.

上官王强, 喻华峰. 2017. 中国杨梅产业发展报告. 北京: 中国农业出版社: 2-5.

宋贤聚. 2013. 低吸湿性杨梅粉喷雾干燥工艺的优化. 食品与机械, 29(3): 226-229.

孙红红, 胡彬. 2016. 杨梅种质资源研究进展. 安徽农学通报, 22(14): 72-73.

翁乔丹, 桑磊, 方婷, 等. 2013. 改进冻干技术制取杨梅粉及其神经保护功效的研究(二). 中国食品学报, 13(9): 8-14.

夏其乐, 邢建荣, 陆胜民, 等. 2017. 杨梅、蓝莓果渣混合果酱加工工艺. 江苏农业科学, 12: 139-141.

张梅芳, 陈曦, 陈素梅, 等. 2012. 我国杨梅资源研究进展. 亚热带植物学, 41(2): 77-80.

张宇斌, 龚记熠, 李欲轲. 2018. 贵州野生矮杨梅遗传多样性研究. 贵州师范大学学报(自然科学版). 36(3): 56-60.

周增群, 阮慧娜, 朱永峰, 等. 2012. 杨梅果醋的加工工艺研究. 中国酿造, 31(11): 180-182.

周增群, 钟烈洲, 黄海智, 等. 2012. 电渗析法用于杨梅果酒降酸的研究. 食品工业科技, 33(13): 266-268.

朱正军, 孔国平, 黄琴, 等. 2009. 杨梅醋的营养成分分析. 中国酿造, 28(1): 155-157.

Anwar S, Fratantonio D, Ferrari D, et al. 2016. Berry anthocyanins reduce proliferation of human colorectal carcinoma cells by inducing caspase-3 activation and p21 upregulation. Molecular Medicine Reports, 14(2): 1397-1403.

Bhala N, Angulo P, van der Poorten D, et al. 2011. The natural history of nonalcoholic fatty liver disease with advanced fibrosis or cirrhosis: An international collaborative study. Hepatology, 54(4): 1208-1216.

Chen K, Xu C, Zhang B, et al. 2004. Red bayberry: bontany and horticulture//Janick J. Horticultural Reviews. Hoboken, New Jersey: John Wiley & Sons, Inc.: 30: 83-114.

Chen W, Zhou S, Zheng X. 2015. A new function of Chinese bayberry extract: Protection against oxidative DNA damage. LWT - Food Science and Technology, 60(2): 1200-1205.

Drescher H K, Weiskirchen S, Weiskirchen R. 2019. Current status in testing for nonalcoholic fatty liver disease (NAFLD) and nonalcoholic steatohepatitis (NASH). Cells, 8(8): 845.

Duan W, Jin S, Zhao G, et al. 2015. Microwave-assisted extraction of anthocyanin from Chinese bayberry and its effects on anthocyanin stability. International Journal of Food Science and Technology, 35: 524-530.

Ge S, Wang L, Ma J, et al. 2018. Biological analysis on extractives of bayberry fresh flesh by GC-MS. Saudi Journal of Biological Sciences, 25(4): 816-818.

Gosadi I M. 2016. Assessment of the environmental and genetic factors influencing prevalence of metabolic syndrome in Saudi Arabia. Saudi Medical Journal, 37(1): 12-20.

Guo H, Zhong R, Liu Y, et al. 2014. Effects of bayberry juice on inflammatory and apoptotic markers in young adults with features of non-alcoholic fatty liver disease. Nutrition, 30(2): 198-203.

Hadizadeh F, Faghihimani E, Adibi P. 2017. Nonalcoholic fatty liver disease: Diagnostic biomarkers. World Journal of Gastrointestinal Pathophysiology, 8(2): 11-26.

Jia D, Rao C, Xue S, et al. 2015. Purification, characterization and neuroprotective effects of a polysaccharide from *Gynostemma pentaphyllum*. Carbohydrate Polymers, 122: 93-100.

Kany S, Vollrath J T, Relja B. 2019. Cytokines in inflammatory disease. International Journal of Molecular Sciences, 20(23): 6008.

Kar P, Chakraborty A K, Dutta S, et al. 2019. Fruit juice of silverberry (*Elaeagnus*) and bayberry (*Myrica*) may help in combating against kidney dysfunctions. Clinical Phytoscience, 5(1): 22.

Li J, Han Q, Chen W, et al. 2012. Antimicrobial activity of Chinese bayberry extract for the preservation of surimi. Journal of the Science and Food Agriculture, 92(11): 2358-2365.

Li J, Wang H, Li J, et al. 2020. LC-MS analysis of *Myrica rubra* extract and its hypotensive effects via the inhibition of GLUT 1 and activation of the NO/Akt/eNOS signaling pathway. RSC Advances, 10(9): 5371-5384.

Li L, Zhang Y, Sun B, et al. 2018. The neuroprotective effects of Chinese bayberry leaves proanthocyanidins. Journal of Functional Foods, 40: 554-563.

Malhotra N, Beaton M D. 2015. Management of non-alcoholic fatty liver disease in 2015. World Journal of Hepatology, 7(30): 2962-2967.

Medeiros K C, Figueiredo C A, Figueredo T B, et al. 2008. Anti-allergic effect of bee pollen phenolic extract and myricetin in ovalbumin-sensitized mice. Journal of Ethnopharmacology, 119(1): 41-46.

Morris M, Eveleigh D E, Riggs S C, et al. 1974. Nitrogen fixation in the bayberry (*Myrica pensylvanica*) and its role in coastal succession. American Journal of Botany, 61(8): 867-870.

Overi D, Carpino G, Franchitto A, et al. 2020. Hepatocyte injury and hepatic stem cell niche in the progression of non-alcoholic steatohepatitis. Cells, 9(3): 590.

Shaheen S, Ramzan S, Khan F, et al. 2019. Adulteration in Herbal Drugs: A Burning Issue. New York: Springer.

Shen J, Chan H L Y, Wong G L H, et al. 2012. Assessment of non-alcoholic fatty liver disease using serum total cell death and apoptosis markers. Alimentary Pharmacology Therapeutics, 36(11-12): 1057-1066.

Shen J, Chan H L, Wong G L, et al. 2012. Non-invasive diagnosis of non-alcoholic steatohepatitis by combined serum biomarkers. Journal of Hepatology, 56(6): 1363-1370.

Shi T, Sun J, Wu X, et al. 2018. Transcriptome analysis of Chinese bayberry (*Myrica rubra* Sieb. et Zucc.)

fruit treated with heat and 1-MCP. Plant Physiological Biochemistry, 133: 40-49.

Simpson J P, Thrower N, Ohlrogge J B. 2016. How did nature engineer the highest surface lipid accumulation among plants? Exceptional expression of acyl-lipid-associated genes for the assembly of extracellular triacylglycerol by bayberry (*Myrica pensylvanica*) fruits. Biochimica et Biophysica Acta, 1861(9): 1243-1252.

Sun C D, Zhang B, Zhang J K, et al. 2012. Cyanidin-3-glucoside-rich extract from Chinese bayberry fruit protects pancreatic β cells and ameliorates hyperglycemia in streptozotocin-induced diabetic mice. Journal of Medical Food, 15(3): 288-298.

Tarantino G, Conca P, Coppola A, et al. 2007. Serum concentrations of the tissue polypeptide specific antigen in patients suffering from non-alcoholic steatohepatitis. European Journal of Clinical Investigation, 37(1): 48-53.

Yan S, Zhang X, Wen X, et al. 2016. Purification of flavonoids from Chinese bayberry (*Morella rubra* Sieb. et Zucc.) fruit extracts and αgGlucosidase inhibitory activities of different fractionations. Molecules (Basel, Switzerland), 21(9): 1148.

Yang H, Ye X, Liu D, et al. 2011. Characterization of unusual proanthocyanidins in leaves of bayberry (*Myrica rubra* Sieb. et Zucc.). Journal of Agricultural and Food Chemistry, 59(5): 1622-1629.

Yao W R, Wang H Y, Wang S T, et al. 2011. Assessment of the antibacterial activity and the antidiarrheal function of flavonoids from bayberry fruit. Journal of Agricultural and Food Chemistry, 59(10): 5312-5317.

Yu L, Cai W, Zhang Y, et al. 2015. Red bayberry extract prevents high-fat diet-induced metabolic disorders in C57BL/6 mice. Journal of Functional Foods, 14: 278-288.

Zhang S, Gao Z, Xu C, et al. 2009. Genetic diversity of Chinese bayberry (*Myrica rubra* Sieb. et Zucc.) accessions revealed by amplified fragment length polymorphism. Hort Science, 44(2): 487.

Zhang X, Huang H, Zhang Q, et al. 2015. Phytochemical characterization of Chinese bayberry (*Myrica rubra* Sieb. et Zucc.) of 17 cultivars and their antioxidant properties. International Journal of Molecular Sciences, 16(6): 12467-12481.

Zhang X, Lv Q, Jia S, et al. 2016. Effects of flavonoid-rich Chinese bayberry (*Morella rubra* Sieb. et Zucc.) fruit extract on regulating glucose and lipid metabolism in diabetic KK-A(y) mice. Food & Function, 7(7): 3130-3140.

Zhang Y, Li S, Yin C, et al. 2012. Response surface optimisation of aqueous enzymatic oil extraction from bayberry (*Myrica rubra*) kernels. Food Chemistry, 135(1): 304-308.

Zhou S H, Fang, Z X, Lv Y, et al. 2009. Phenolics and antioxidant properties of bayberry (*Myrica rubra* Sieb. et Zucc.) pomace. Food Chemistry, 112(2): 394-399.

第十三章　葡萄营养与功能

第一节　葡萄产业发展状况

葡萄（*Vitis vinifera* L.）是葡萄科多年生藤本攀缘植物，别名草龙珠、蒲桃、山葫芦等。它是世界上最古老的果树之一，与苹果、柑橘、香蕉并称"世界四大水果"。葡萄果实晶莹剔透、多汁、美味，并具有助消化、抗衰老、软化血管等作用，深受全世界消费者喜爱。

"葡萄"一词是从希腊语翻译过来的。关于葡萄的产地，一般认为它产于欧洲、西亚和北非一带（孔庆山，2004）。据考证，葡萄起源于小亚细亚的里海和黑海之间的地区及地中海沿岸。大约在 4000 年以前，南高加索、中亚细亚、叙利亚及伊拉克等地区也开始了葡萄栽培。人类栽培葡萄的最早史证，是在公元前 2500 年古埃及美费斯城普塔戈廷的古墓壁画上，有描绘人们收获葡萄和酿制葡萄酒的图案。大约在公元前 2000 年，以航海和经商著称的腓尼基人，从古代的科尔希达人那里知道了葡萄，通过他们的航海活动使葡萄传播到更远的地方去，沿地中海岸向西传播到意大利、法国、西班牙，在公元 7 世纪时葡萄栽培已遍及欧洲。哥伦布发现新大陆后，葡萄随着欧洲移民进入北美洲。

葡萄在全世界五大洲均有栽培，其中欧洲、亚洲和美洲是葡萄及葡萄酒的主要产地。OIV（International Organization of Vine and Wine，国际葡萄与葡萄酒组织）数据显示，近年来世界葡萄种植面积基本稳定在 740 万 hm^2 左右，2018 年葡萄总产量为 7780 万 t，其中，酿酒葡萄占 57%，鲜食葡萄占 36%，制干葡萄占 7%（刘俊等，2019）。在我国，葡萄产业蓬勃发展，随着葡萄种植面积、产量以及品质的快速发展，中国已成为世界葡萄生产大国（田野等，2018）。据农业农村部统计资料显示，截至 2019 年底，我国葡萄栽培总面积为 72.62 万 hm^2，仅次于西班牙，居世界第二；产量达 1419.54 万 t，比 2018 年同期增加 3.87%，一直居世界葡萄产量的首位。我国葡萄产业发展速度较快，目前为国内第四大水果，产量仅次于苹果、柑橘和梨，2019 年葡萄总量占全国果品总产量（27 400.8 万 t）的 5.18%。

第二节　葡萄的种类、分布及生物学特性

一、葡萄的分布情况

中国葡萄种植主要集中在 7 个栽培区：西北干旱新疆产区、环渤海湾产区（天津、河北、山东、辽宁）、黄土高原干旱半干旱产区（陕西、甘肃、山西）、黄河中下游产区、南方产区、吉林以长白山为核心的产区、西南产区（云南、广西、四川）。其中，鲜食

葡萄栽培主要集中于新疆、河北、辽宁、陕西、江苏、广西、云南和山东；酿酒葡萄栽培主要集中于河北、甘肃、宁夏、山东和新疆，占全国酿酒葡萄面积的 60%；制干葡萄栽培主要位于新疆地区（陈婷，2019）。中国葡萄产量排名前十五的省份，葡萄总产量占全国葡萄总产量的 88.6%，面积占全国葡萄总面积的 80.6%。

以酿酒品种为例，此种葡萄的生长和光照、温度以及水分有着很大的关系，一般好的品种分布在南北纬 30°～50° 的温带区域。其他地区或者太冷，葡萄无法达到成熟，或者太热，葡萄成熟过快，均影响葡萄酒的产量与品质。人们一般认为北纬 44° 是酿酒葡萄的黄金纬线，比如欧洲的波尔多地区，以及新疆吐鲁番、宁夏贺兰山、甘肃武威、陕北、山西晋中、河北昌黎、山东胶东半岛都盛产葡萄优良品种。

二、葡萄的主要品种

全世界葡萄属（Vitis）植物种质资源非常丰富，包括圆叶葡萄亚属（Subgen. *Muscadinia* Planch）和葡萄亚属（Subgen. *Vitis*）70 多个种，现已确定东亚有 40 余种、欧洲有 1 种、美洲有 30 余种，广泛分布于北半球的温带和亚热带。葡萄按用途可分为鲜食、酿酒、制干、其他加工品种，以及砧木品种（刘凤之，2017）。

我国葡萄生产发展很快，生产以鲜食葡萄为主。鲜食葡萄中，欧美杂种以巨峰系为主，欧亚种以红地球、玫瑰香、无核白鸡心等为主的栽培面积占全国葡萄种植总面积的 85% 以上。酿酒葡萄中，红色品种主要以赤霞珠、梅鹿辄、蛇龙珠为主，白色品种以霞多丽、意斯林、玫瑰香等为主，栽培面积约占全国酿酒葡萄种植面积的 90%，其中赤霞珠在红色品种中占 80%。

三、葡萄的栽培与生物学特性

葡萄植物形态多表现为小枝圆柱形，有纵棱纹，无毛或被稀疏柔毛。卷须 2 叉分枝，每隔 2 节间断与叶对生。葡萄在分类上属于葡萄科（Vitaceae）葡萄属，本属包括 70 多个种，分布在我国的约有 35 种。其中仅有 20 多个种用来生产果实或作为砧木，其他均处于野生状态，无栽培及食用价值（管乐等，2019）。葡萄属的各个种按照地理分布和生态特点，一般划分为三大种群：欧亚种群、北美种群和东亚种群。另外还有一个杂交种群。

（一）欧亚种群

该种群仅有一个种，即欧洲种或欧亚种葡萄（V. vinifera L.），起源于黑海、里海、地中海沿岸。该种栽培价值最高，广泛分布于世界各地，著名的鲜食、加工、制干品种大多属于本种（周步海和顾克余，2018）。该种的品种极多（5000 多个），其产量占世界葡萄产量的 90% 以上。我国栽培的龙眼、牛奶、玫瑰香、无核白等品种都属于该种。该种特点是：果实品质好，风味纯正；抗寒性较差，成熟的枝条和芽眼能抗 –16～–18℃ 的低温，根系能抗 –3～–5℃ 的低温。

（二）北美种群

该种群包括 28 个种，大多分布在北美洲东部，其中重要的种如下。

（1）美洲种。又称美洲葡萄（*V. labrusca* L.），原产北美东部。该种果实具有浓厚的麝香味（狐香味、草莓香味），叶背密生灰白色或褐色毡状茸毛。抗病性强，耐潮湿。抗寒性较强，成熟的枝条和芽眼可抗–20～–22℃低温，根系能抗–7～–8℃的低温。著名的制汁品种康可（Concord）为该种的代表性品种。

（2）河岸葡萄。原产北美东部。叶三裂或全缘，叶片光滑无毛，生长势强。抗旱、耐热、耐湿，抗病性强，对扇叶病毒有较强的抗性，高抗根瘤蚜。抗寒性较强，成熟的枝条和芽眼可抗–30℃以下的低温，根系可抗–11～–13℃的低温。果实小，味难闻，品质差，无食用价值。该种主要用作抗寒、抗旱及抗根瘤蚜砧木。

（3）沙地葡萄。原产美国中部和南部。叶片光滑无毛，全缘。果实小，品质差，无食用价值。抗寒性较强，根系可抗–8～–10℃的低温，枝芽可抗–30℃的低温。

（三）东亚种群

该种群包括 39 个种，生长在亚洲东部，原产于我国的有 10 余种。其中重要的种如下。

（1）山葡萄。分布在我国的东北、华北及韩国、朝鲜、俄罗斯远东地区。尤以东北长白山区最多，主要生长在林缘与河谷旁。该种是葡萄属中抗寒性最强的一个种（亓桂梅等，2021），成熟的枝条和芽眼能抗–40～–50℃的低温，根系可抗–14～–16℃低温。山葡萄种内类型颇多，类型间性状变异较大。果粒重 0.57～1.25g，果穗重 22.0～72.9g，含糖量 8.8%～16.7%，含酸量 1.66%～3.64%。果粒圆形，直径 6～11mm，呈紫黑色。

（2）蘡薁。又名董氏葡萄，产于华北、华中及华南各地，日本、朝鲜也有分布。浆果圆形，黑紫色。果汁深红紫色，含糖量 14.6%，含酸量 1.35%。东亚种群中可供酿造和利用的种还有刺葡萄（*V. davidii* Foex）、葛藟葡萄（*V. flexuosa* Thunb.）、秋葡萄（*V. romanetii* Roman.）和毛葡萄（*V. quinquangularis* Rehd.）等（涂佳等，2010）。

（四）杂交种群

该种群是葡萄种间进行杂交培育成的杂交后代。例如，欧洲种和美洲种的杂交后代称欧美杂种，欧洲种和山葡萄的杂交后代称欧山杂种。市场对果实特征的要求，使育种者在关注品种抗性的同时，进一步加强了对果实酿酒品质的选择，注重向欧洲种葡萄的香气和风味靠拢。目前在我国及日本、东南亚地区，欧美杂种已成为当地的主栽品种，主要用作鲜食和制汁。目前栽培较多的欧美杂种品种有巨峰、京亚、藤稔、康拜尔早生、玫瑰露等。

第三节　葡萄的功能基础试验

葡萄为常见水果，可生食或制葡萄干、酿酒，酿酒后的酒脚可提取酒食酸，根和藤药用能止呕。葡萄不仅味美可口，而且营养价值很高（Garavaglia et al.，2016）。葡萄中的多种果酸有助于消化，适当食用葡萄，能健脾和胃。葡萄中还含有矿物质钾、磷、钙、铁以及维生素 A、维生素 B_1、维生素 B_2、维生素 B_6、维生素 C 和维生素 P 等，还含有多种人体所需的氨基酸，常食葡萄对神经衰弱、疲劳过度大有裨益（杨勇等，2011）。更重要的是，葡萄的果实、果皮和果籽中含有重要的次生代谢物质——葡萄多酚，如原花青素、白藜芦醇和花色苷等。

几乎所有的植物都可以合成抗氧化物质，然而却只有很少的植物可以合成白藜芦醇，葡萄是既能合成白藜芦醇，又能合成原花青素和花色苷的少数植物之一。

一、功能成分分离和鉴定

（一）原花青素

1961 年，德国科学家 Karl 首次在葡萄籽中分离出 2 种多酚化合物。1967 年，美国科学家 Joslyn 等从葡萄皮和葡萄籽中提取分离出 4 种多酚类化合物，这些化合物在酸性介质中加热均可产生花青素。自此之后，大量学者对此类物质进行了广泛深入的研究（陈梦雨等，2018）。原花青素（procyanidin）是葡萄中含量最多的多酚类成分，尤以葡萄籽中含量最为丰富，又被称为缩合单宁，在酸性介质中加热可产生红色花青素。它是由不同数量的儿茶素、表儿茶素、没食子酸或者没食子酸酯以共价键结合，或由黄烷-3-醇的单体结构单位（即儿茶素、表儿茶素）聚合而成的高分子聚合物。其中单体仅以 C_4—C_8 或 C_4—C_6 位相连接而形成的原花青素称为 B 型原花青素；单体间除了 C_4—C_8 或 C_4—C_6 位连接外，还存在 C_2—O—C_7 或 C_2—O—C_5 位相连接的原花青素称为 A 型原花青素。葡萄中主要为 B 型原花青素（图 13-1）。

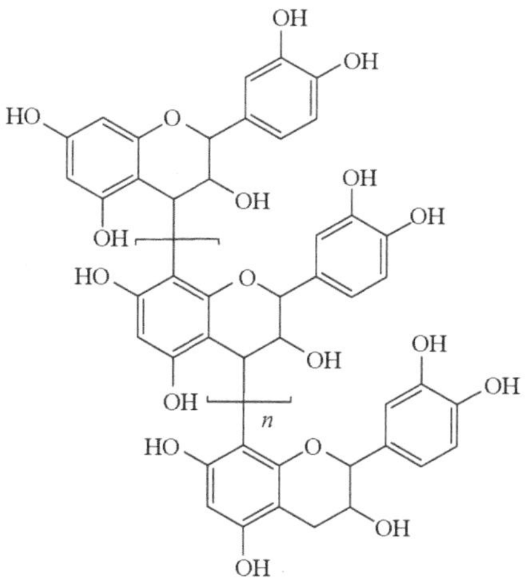

图 13-1　葡萄籽 B 型原花青素（C_4—C_8 连接）结构通式（n=1～10）

另外，葡萄属中原花青素类大部分为原矢车菊素、原飞燕草素，还有一部分是没食子酸酯化的原花色素。在刺葡萄汁中，原花青素的含量高达 3147mg/L，而野生毛葡萄的籽和皮中含量则分别为 8.5% 和 6.9%。

目前，产业化的葡萄籽原花青素的提取方法主要是极性溶剂冷浸法，也可凭借微波、超声波进行辅助萃取，利用大孔吸附树脂进行纯化，以提高葡萄籽原花青素的含量和纯度。通过采用交联葡聚糖凝胶可将纯化后的葡萄籽原花青素进一步分级，获得低聚合度葡萄籽原花青素。也可以采用聚酰胺柱层析提纯原花青素，用80%的丙酮溶液洗脱时，可获得最高的产率。还有研究表明，将低温法制取葡萄籽油后的残渣或籽粕脱脂，可以有效地去除葡萄籽中具有恶臭味的脂溶性成分，以弥补溶剂法的不足。同时采用超临界萃取 SCF-CO_2 技术从葡萄籽中提取无毒、无残留、无环境污染、高纯度的原花青素（表 13-1）。

表 13-1　原花青素的提取方法比较

提取方法	原理	优点	缺点
有机溶剂和水共同提取法	水作为传质剂帮助有机溶剂渗透于植物中，断裂氢键，将结合态的原花青素分离	操作简单，提取效率较高	提取时间长，需要有机溶剂量较大，且容易造成有机溶剂的污染与浪费
超声辅助提取法	超声波破坏植物细胞壁，使有机溶剂进入细胞内部，将结合态原花青素分离	超声振荡代替加热，减少结构破坏，在溶剂提取的基础上进一步提高了提取效率	消耗能量过多，操作较繁杂
超临界 CO_2 提取法	利用一定的压力将被提取物脱脂，使得原料粒度减小，增加与提取溶剂的接触面积，将结合态原花青素分离	加快了提取速度，在溶剂提取法的基础上进一步提高了提取效率	所需条件过高，设备不易获取，且操作较繁杂
微波辅助提取法	微波电磁场使分子极化，分子不断无规则运动产生能量，使细胞破裂扩散至有机溶剂中，将结合态原花青素分离	选择性好，节省溶剂，节省能源，提高提取效率	所需设备和条件不易获取
酶提取法	利用纤维素酶或蛋白酶将结合态的原花青素分离	消除了有机溶剂带来的不便，天然，环保	酶不易保存，容易失活

（二）白藜芦醇

白藜芦醇（resveratrol）化学名为（E）-3,4',5-三羟基二苯乙烯，它属于二苯乙烯类化合物，也属于芪类化合物（刘丹等，2018）。白藜芦醇是多酚类化合物（图 13-2），主要来源于花生、葡萄（红葡萄酒）、虎杖、桑葚等植物。在欧洲种葡萄（赤霞珠）的果穗轴、茎、叶柄和叶片、根、种子以及浆果皮和果肉中均发现了白藜芦醇，其中果穗轴和浆果皮含量最为丰富。深入研究发现，葡萄为了抵御真菌、紫外线等逆境胁迫，不仅合成白藜芦醇，还产生云杉苷、ε-葡萄素、δ-葡萄素、紫檀芪（pterostilbene）等其他几种芪化物（Wei et al.，2010）。

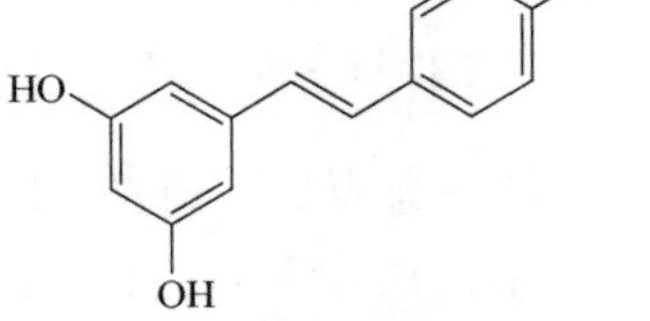

图 13-2　白藜芦醇结构式

白藜芦醇是一种生物性很强的天然多酚类物质，又称为芪三酚，是肿瘤的化学预防剂，也是降低血小板聚集，预防和治疗动脉粥样硬化、心脑血管疾病的化学预防剂。

（三）儿茶素

葡萄中的儿茶素类主要为（+）-儿茶素和（-）-表儿茶素，此外还含有少量的（±）-表没食子儿茶素和（±）-表儿茶素没食子酸酯。在葡萄籽提取物中，儿茶素与表儿茶素的含量相差不多，质量分数为5.3%～8.0%。红葡萄酒中的儿茶素含量在100mg/L以下，白葡萄酒中更低。

（四）花青素及花色苷

花青素是一种水溶性色素，它是构成葡萄果实颜色的主要色素（Núñez et al.，2004）。花色苷则是花青素以糖苷键形式与糖结合而成的一类化合物，存在于葡萄果皮及果汁中，主要有天竺葵色素、矢车菊素、飞燕草素、锦葵色素、芍药花苷配基以及矮牵牛苷配基等6种花青素的配糖体化合物（王华和菅蓁，2008）。在刚发酵完的葡萄酒中，花色苷的含量为200～500mg/L。葡萄中的花青素通常在3位或5位上结合糖苷基或其他基团，主要为葡萄糖、鼠李糖、半乳糖等糖基，其次为乙酸、p-香豆酸、咖啡酸的酰化产物。葡萄浆汁中花色苷的浓度还与葡萄的品种、成熟度、栽种季节以及种植地域等条件有关。

葡萄花色苷的提取采用体积分数为1%的HCl-甲醇溶液进行。此法受浸提剂种类、浸提浓度、浸提时间、浸提温度及料液比等因素的影响，最适的提取溶剂组合与所提花色苷的种类及研究目的有关（Li et al.，2015）。

（五）黄酮醇

葡萄和葡萄酒中都含有黄酮醇类成分，主要是山柰酚和槲皮素等。不同果色的葡萄中黄酮醇含量差异较为悬殊，红葡萄中的黄酮醇含量为20～100mg/kg，而在一些白葡萄中却不含有黄酮醇。研究发现，在台湾细本葡萄（*V. thunbergii* Sieb.& Zucc.）果皮和果梗中，以山柰酚类黄酮醇含量最高。由于此类化合物较易水解，所以经常以配基形式存在于葡萄籽和果皮中，其中尤以槲皮素糖苷含量最多，如杨梅黄酮（即5'-羟基槲皮苷）。此外，葡萄中还含有微量的黄烷酮醇类，如3位结合鼠李糖苷的黄杞苷（engeletin）和落新妇苷（astilbin）等（Xi et al.，2015）。

（六）有机酸

葡萄籽、果肉及皮中的有机酸主要为酒石酸、苹果酸、柠檬酸和富马酸，其次还含有羟基苯甲酸类和羟基肉桂酸类。羟基苯甲酸类包括安息香酸、水杨酸、没食子酸和丁香酸等，羟基肉桂酸包括咖啡酸、香豆酸、阿魏酸和奎宁酸等。在山葡萄籽的油脂中，还含有棕榈酸、硬脂酸、油酸和亚油酸。在葡萄酒中，由于酿造发酵、运输储存等过程，会额外代谢生成乙酸、乳酸及琥珀酸。除少数有机酸以游离状态存在外，一般都与钾、钠、钙等结合成盐，有些与生物碱类结合成盐。

（七）多糖

在成熟葡萄果实中，含有单糖、低聚糖和多糖等糖类成分。低聚糖包括蜜二糖、麦芽糖、乳糖、棉子糖、海藻糖；多糖包括果胶、树胶、葡聚糖、半乳聚糖、阿拉伯半乳聚糖、鼠李半乳聚糖、甘露糖蛋白等。红葡萄酒中的多糖主要来源于葡萄浆果（酸性多糖和中性多糖）、酵母（糖苷和甘露糖蛋白），以及感染灰霉病的葡萄浆果。

二、功能成分营养学特点

（一）原花青素

原花青素是葡萄酒重要的感官成分，提供酒苦味和涩味，属于生物类黄酮，其水溶性好。按照聚合度的多少，通常将聚合度 2~4 的称为低聚原花青素，将四聚体以上的称为高聚原花青素（格日勒等，2014）。低聚原花青素可以在体内被消化吸收，高聚原花青素则不能（Qi et al.，2016）。然而，产品中的原花青素主要为高聚体，导致原花青素的生物利用度极低。因此，原花青素目前国内外主要以动物试验（表 13-2）和体外试验研究为主，人群试验结果还具有较大争议（铁珊珊等，2018）。

表 13-2   原花青素在体内的吸收和排泄

样本	试验对象	管理方式	剂量/（mg/kg）	血浆分析物	药代动力学参数
PB2	SD 大鼠	灌胃	50	PB2，EC，3'OMEC	最大血药浓度，尿液排泄：PB2>EC>3'OMEC
PB2	C57BL/B 小鼠	饮食补充	0.2%饲料	EC，磺酸化 EC，OMEC，戊内酯代谢产物，芳香酸产物	—
[^{14}C]PB2	Wister 大鼠	静脉注射 灌胃	21 21，10.5	—	8%~11%口服生物利用度
PB4	猪	灌胃	10	EC，3'OMEC，4'OMEC，PB4	曲线下面积：EC>3'OMEC>4'OMEC>PB4
PB3，葡萄籽提取物	Wister 大鼠	饮食补充	20（PB3），200 和 400 GSE	EC，C，GSE，OMEC 和 C	—
葡萄籽提取物	Wister 大鼠	灌胃	1000	C，EC，（甲基）葡萄糖磷酸化 C 和 EC，二聚体，三聚体	EC>C>二聚体>没食子儿茶素没食子酸酯>三聚体
葡萄籽提取物	Wister 大鼠	灌胃	1000	C，EC，二聚体，三聚体	三聚体>二聚体>EC>C
葡萄籽提取物	SD 大鼠	灌胃	300×2	EC，C，甲基 EC 和 C，二聚体，三聚体	—
葡萄籽提取物	SD 大鼠	灌胃	1000	（甲基）葡萄糖磷酸化 EC 和 C，甲基硫酸化 EC 和 C	—

资料来源：Zhang et al.，2016，并适当补充。"—"表示无相关资料

有研究（Stoupi et al.，2010）通过给小鼠灌胃和大鼠腹腔注射 ^{14}C 标记的原花青素，发现原花青素在胃肠道中吸收速度快，在 45min 时达到吸收的最高峰，半衰期为 5h，有 14%的原花青素在 11h 内经过胆汁排出体外。另有动物试验表明，口服给药原花青素后，其在胃内的分解高度依赖于胃液的 pH，而 pH 也会受到进食量的影响。在小肠内，

体内不直接吸收高聚原花青素，但血浆中可以检测到少量原花青素的单体和二聚体。血浆中原花青素的主要代谢物是甲基化和葡糖苷化的单体及二聚体。原花青素单体可在小肠中迅速吸收（<2h）进入机体，在肝脏中经历 II 相代谢后主要随尿液排出体外；寡聚体和多聚体则由于分子质量较大不易被机体直接吸收，大部分在肠道微生物的作用下分解为一系列低分子质量的酚酸和芳香酸，如苯基戊内酯、苯乙酸和苯丙酸。

　　原花青素 B_2（$C_{30}H_{26}O_{12}$，M=578.52）是葡萄中主要的原花青素二聚体，除了可以通过黄烷键（4β→8）断裂为表儿茶素之外（Xiao et al.，2017），原花青素 B_2（或结合型代谢产物）还可以以二聚体形式被直接吸收。肝组织可能是原花青素 B_2 结合代谢（M>577.13）的主要器官，其代谢产物具有多样性的特点，体内组织分布范围广；甲基化、磺酸化和水合代谢是原花青素 B_2 主要的结合型产物形式（肖瀛等，2017）。

（二）白藜芦醇

　　白藜芦醇（$C_{14}H_{12}O_3$）是一种无色针状晶体，易溶于乙醇、乙酸乙酯、丙酮等有机溶剂。其水溶性较差，但细胞膜通透性很高，属于生物药剂学分类系统（BCS）II 类化合物。白藜芦醇是天然存在的多酚和植物抗毒素，该化合物首先从白藜芦的根中分离出来，有文献报道红酒中的白藜芦醇与其心脏保护作用有关，该化合物引起了医药界的广泛关注（舒晓宏，2018）。白藜芦醇在自然界的存在形式主要有两种：顺式和反式。白藜芦醇的顺式异构体与反式异构体均具有光敏性，在光照条件下会有部分互相转化，故应避光保存。现已发现白藜芦醇具有多种药理活性，如抗肿瘤、抗炎、抗细菌和真菌感染、抗血小板聚集、调节血脂、影响胃酸分泌等。但是由于在水中溶解度较差，白藜芦醇体内生物利用度较低，严重影响了它的广泛应用。

　　白藜芦醇生物利用度低、代谢迅速，有学者研究发现无论口服给药还是静脉注射，白藜芦醇在动物血浆中的达峰时间均不到 5min。健康男性受试者口服葡萄提取物，药代动力学研究显示白藜芦醇口服吸收率高达 75%，但生物利用度不足 1%，其主要原因是白藜芦醇在人体肠道和肝脏中发生了广泛的代谢反应，生成葡萄糖醛酸苷和硫酸酯类结合物，导致血液中只能检测到微量白藜芦醇原型药物。受试者口服白藜芦醇后，其血药浓度在约 1h 到达峰值，并且在 6h 后出现第 2 个峰值，提示该化合物在体内存在肠循环，这使得该化合物的半衰期长达 9.2h。白藜芦醇主要以结合物的形式经肾脏排泄，尿液中主要为白藜芦醇硫酸结合物，含量为 84%，葡萄糖醛酸结合物占 8%（Zu et al.，2014）。

　　有大量文献报道，槲皮素、胡椒碱、姜黄素等化合物与白藜芦醇联合应用亦可抑制相关代谢酶的活性，从而提高白藜芦醇的生物利用度及药理活性。于琛琛等（2019）研究发现，白藜芦醇原料药的口服制剂制备成 β-环糊精包合物后，相对生物利用度有较明显提高。另有研究者将白藜芦醇醚化或乙酰化制成前体药物，进入体内代谢水解为白藜芦醇后发挥其药理活性（Peng et al.，2010）。

三、功能成分的细胞、动物试验

　　葡萄功能成分的细胞和动物试验主要集中在多酚类物质。葡萄多酚是优秀的天然抗氧化剂，在医疗保健、日化以及食品领域均有应用（朱美蓉和房玉林，2015）。研究表明，葡萄籽油的天然抗氧化剂多酚类物质含量为 0.013%～0.019%，主要是儿茶素、表儿茶素、反式白藜芦醇、原花青素、类胡萝卜素和单宁等物质，其中原花青素为主要组成成分（刘霞等，2020）。

（一）抗氧化作用

1. 细胞试验

原花青素具有抗氧化、延缓衰老的作用。葡萄籽中的低聚原花青素（OPC）是目前国际上公认的清除人体内自由基有效的天然抗氧化剂，其清除自由基和抗氧化活性是常用抗氧化剂维生素 E 的 50 倍、是维生素 C 的 20 倍（Doshi et al.，2015）。

徐庆等（2019）研究发现，原花青素可通过上调血红素氧合酶 1 的表达，抑制高糖诱导的髓核细胞凋亡增加、细胞内活性氧积聚和增殖活性下降，并且推测在椎间盘髓核细胞中，原花青素同样可以清除细胞内活性氧自由基的产生及积累，抵抗高糖诱导的氧化应激损伤。Sun 等（2017）报道，原花青素可以通过 Nrf2/ARE 信号转导通路上调血红素氧合酶 1、NQO-1 及 NADPH 等抗氧化酶的表达，抑制 TXNRD1 的表达来抵抗 H_2O_2 诱导的 A549 细胞氧化应激损伤。

2. 动物试验

最新研究发现，葡萄籽提取物（GSE）具有独特且较强的清除衰老细胞的作用，而其组分之一原花青素 C1（PCC1）能够选择性诱导衰老细胞凋亡，并表现出剂量依赖性。在低浓度时，PCC1 可以防止衰老细胞产生衰老相关分泌表型（SASP）；在较高浓度（>200μmol/L）时，PCC1 可能通过促进活性氧的产生和线粒体功能障碍来选择性地杀死衰老细胞（Xu et al., 2021）。

高璐等（2014）报道，葡萄籽原花青素提取物能够显著增强亚急性衰老小鼠的抗氧化能力，具有延缓衰老的作用。研究发现，葡萄籽原花青素提取物各剂量组能增强模型小鼠心脏、肝、脑和血清中 T-AOC、SOD、GSH-Px 活力，同时降低 MDA 值，其中大多数变化差异显著，而血清中各值变化差异极显著。

在对两种酿酒葡萄副产物提取物的酚类化合物、抗氧化活性及促胰岛素作用的研究中，研究者发现除了葡萄籽外，葡萄皮和茎提取物不仅具有很高的抗氧化性能，而且作为胰岛素促分泌剂具有巨大的潜力，在治疗 2 型糖尿病方面可能是有用的（Wren et al.，2002）。提取物的主要成分为总酚类物质（95.8mg/ml）、黄酮类物质（30.5mg/ml）、黄烷-3-醇类物质（21.8mg/ml）和总花青素（4.9mg/ml）。其种子提取物在清除 DPPH 和 $ABTS^+$ 自由基方面表现出较强的活性。另外，在 5.5mmol/L 和 16.5mmol/L 葡萄糖浓度下，给药组小鼠的胰岛素分泌量增加了 2～8 倍。

（二）抗肿瘤

1. 细胞试验

葡萄籽原花青素提取物（GSPE）的抗肿瘤作用国内外已有许多研究报道（李保应

和高海青，2015）。葡萄籽提取物原花青素对人乳腺癌细胞 MCF-27、人肺癌细胞 A-427、人胃腺癌细胞 CRL-1739 和慢性骨髓白血病细胞 K562 等均有明显的抑制作用。研究人员以上述 4 种肿瘤细胞为研究对象，采用不同剂量 GSPE 进行干预，设置 0～72h 的观察时间点，与正常人胃黏膜细胞和正常 J774A1 尿道上皮细胞进行比较，结果发现，25mg/L GSPE 对 MCF-7、A-427 和 CRL-1739 细胞具有毒性，24h、48h、72h 的生长抑制率分别为 7%、30%、43%；若采用 50mg/L GSPE 进行处理，在相同时间点其对 MCF-7 的抑制率分别为 1%、30% 和 47%，对 A-427 和 CRL-1739 细胞的生长抑制率也类似，但对 K562 慢性骨髓白血病细胞则无明显作用；同时，GSPE 还可以提高正常人胃黏膜细胞和 J774A1 细胞的生长及存活能力。还有研究表明，无论在体内还是体外，GSPE 都能显著抑制前列腺癌 DU145 细胞的增殖，并且能够剂量、时间依赖性地诱导肿瘤细胞凋亡。有学者以不同浓度的葡萄籽原花青素与人肺腺癌 A549 细胞在体外共同培养，结果表明原花青素在 2.5～250μg/ml 范围内可呈时间和剂量依赖性地抑制 A549 细胞的增殖（张国瑜和张双林，2012）。另外，葡萄籽原花青素已被证明具有抗皮肤癌、抗直肠癌、抗胰腺癌、抗胃癌以及抗胆管癌等作用。

2. 动物试验

有研究报道葡萄籽原花青素提取物（GSPE）可通过清除动物体内的自由基来改善顺铂诱导的睾丸损伤。Tian 等（2018）采用大鼠于第 11 天腹腔单次注射 10mg/kg 体重给药建立动物模型，然后灌胃给予不同剂量 GSPE，连续 15 天。结果表明，GSPE 能改善顺铂诱导的睾丸组织病理改变，降低血清睾酮浓度。GSPE 可抑制顺铂诱导的氧化/硝化应激，并可提高大鼠睾丸睾酮合成酶的 mRNA 和蛋白质水平。

低聚原花青素（OPC）通过抑制细胞增殖，诱导细胞凋亡和细胞周期阻滞而发挥抗肿瘤作用（Toden et al., 2018）。研究表明，OPC 抑制了球状来源的癌症干细胞样细胞的形成，降低了包括 LGR5、CD44 和 CD133 在内的肠癌干细胞标志物的表达，因此 OPC 具有抗结直肠癌的作用（Preethi et al., 2018）。

（三）抗代谢综合征

1. 体外试验

体外试验证实，原花青素不仅可以拮抗组胺或前列腺素诱导的动脉收缩，而且可以抑制血管紧张素转换酶 I。20 世纪 70 年代初，科研人员指出，原花青素不能单独作为一类抗高血压药，但是由于它们具有血管保护作用，能小幅度地调节动脉压，所以可以在长期治疗中经常服用。

2. 动物试验

原花青素可通过抵消肥胖大鼠瘦素抵抗，调控食欲相关基因以及肠道激素，进而抑制食欲（Ibars et al., 2017）。最新研究表明，葡萄籽原花青素对代谢综合征及其组分具有多重益处。按照人均每日消费 100ml 红酒换算成为大鼠等效剂量，设置葡萄籽原花青素低剂量组（20mg/kg）、2 倍（40mg/kg）中剂量组和 4 倍（80mg/kg）高剂量组，8 周原花青素干预降低了 SD 大鼠体质量增长以及体内脂肪堆积,减小了脂肪组织细胞大小,减轻了肝脏脂肪沉积,缓解了动脉粥样硬化性血脂紊乱,有效地改善了大鼠的葡萄糖耐量,降低了血脂水平和血浆炎症反应参数(张艳华等,2020),证实了日常膳食摄入原花青素改善代谢综合征及其并发症的可行性。

葡萄籽原花青素可以有效改善 2 型糖尿病大鼠视网膜病变(李宇杰等,2013)。雄性 SD 大鼠高脂饲料喂养 4 周后,腹腔注射链脲佐菌素(STZ)造成糖尿病模型,随机分为糖尿病模型组,以及原花青素低、中、高剂量组[分别为 125mg/(kg·d)、250mg/(kg·d)、500mg/(kg·d)(以体质量计)]。原花青素干预组血糖较糖尿病模型组有一定下降,但无显著性差异;高剂量组可以有效降低血清中 AGE 水平;原花青素各干预组可以有效降低血清中 ICAM-1 水平;低剂量和高剂量组可以有效降低血清中 VCAM-1 水平;从组织学上,GSPE 可以减轻视网膜损伤,保持视网膜各层完整;GSPE 能降低 RAGE 在视网膜中的表达。

(四)保护心血管

1. 细胞试验

原花青素是强力自由基清除剂和抗氧化剂,具有抗氧化、预防动脉硬化、防止血栓形成、降低胆固醇、消炎等作用,能够通过多种机制降低心血管疾病的发病率。因此,它在心血管及其他疾病的防治中的作用越来越受到人们重视。研究发现,原花青素在人血浆中主要与载脂蛋白 A 相结合而运输,提示原花青素在胆固醇的逆向转运中可能起到一定作用,进而发挥其抗动脉粥样硬化作用。有研究表明,原花青素对同型半胱氨酸介导的血管平滑肌细胞的增殖与迁移具有明显的抑制作用,其作用机制可能是通过阻断活性氧依赖的 NF-κB 通路来实现的。

2. 动物试验

国内外大量动物试验证实葡萄籽原花青素具有显著的心血管保护作用。葡萄籽原花青素是一种公认的强效脂质过氧化抑制剂和自由基清除剂,具有极强的抗氧化活性,可以抑制 LDL-C 的氧化修饰、保护血管内皮功能、抵抗心肌氧化应激损伤等(Holt et al.,2012)。GSPE 还可以改善仓鼠血脂水平,减少泡沫细胞形成,显著改善动脉粥样硬化的发病率。科研人员发现,葡萄籽提取物具有减缓 C57BLP/6J 小鼠抗动脉粥样硬化形成的作用,这可能与阻抑氧化型低密度脂蛋白(ox-LDL)和细胞间黏附分子-1(ICAM-1)含量升高、降低血管内皮细胞损伤及保护血管内皮功能等作用有关。GSPE 还能够抑制新西兰兔动脉壁的脂质沉积及氧化修饰、减少泡沫细胞的形成、抑制平滑肌细胞的迁移和增殖,显著延缓动脉粥样硬化斑块的形成与发展,具有明显的抗动脉粥样硬化作用。

(五)抗炎作用

1. 细胞试验

大量研究表明,葡萄籽原花青素具有的抗氧化活性使其可抑制糖、脂、核酸过氧化应激损伤时 TNF-α、IL-1、INF-α/γ、SICAM-1 等炎性细胞因子的合成和释放，而 TNF-α、IL-1、IFN-α/γ 等炎性细胞因子又是各类细胞凋亡的启动、促进因子。另外，葡萄籽原花青素能捕获炎症过程中白细胞激活时细胞内脱颗粒作用所产生的大量活性氧自由基，抑制炎症过程，降低细胞凋亡率。

2. 动物试验

利用二甲苯致炎小鼠耳片肿胀及角叉菜胶诱发大鼠足爪肿胀模型，分别探讨原花青素对小鼠耳片肿胀及大鼠足爪肿胀的抑制作用。结果表明，10mg/kg 和 20mg/kg 的原花青素抑制二甲苯致炎小鼠耳片肿胀，原花青素灌胃 5mg/kg 和 20.0mg/kg 在 2～5h 抑制角叉菜胶诱导的大鼠足爪肿胀，原花青素 5mg/kg 和 20.0mg/kg 腹腔注射能抑制大鼠炎症足爪组织 PGE2 的生物合成，灌胃原花青素 5mg/kg 和 20.0mg/kg 能明显下调 COX-2 的表达。这些结果表明原花青素具有较强的抗炎作用，其抗炎作用可能与抑制 COX-2 的表达继而下调 PGE2 的生物合成有关。

全帅等（2020）研究低聚葡萄籽原花青素（GSPE）对葡聚糖硫酸钠（DSS）诱导的小鼠溃疡性结肠炎（UC）的影响，发现 GSPE 能够有效改善 DSS 诱导的 UC 症状，通过调节氧化应激相关蛋白 Nrf2、HO-1 和炎症通路蛋白 NF-κB 的表达，进而影响氧化应激指标 SOD、MDA 和炎症因子的变化，降低结肠组织的病理损伤，对 UC 的治疗与预防具有重要的价值。有研究表明（Jiang et al., 2017），葡萄籽低聚原花青素（OPC）对脂多糖（LPS）激活的大鼠肝星状细胞系 HSC-T6 有潜在的抗纤维化作用，并且原花青素可以通过 JNK/ERK、MAPK 和 PI3K/Akt 信号转导通路发挥其抗氧化应激损伤的作用。原花青素还能通过减少体内自由基生成和抑制脂质过氧化反应，减少星形胶质细胞和小胶质细胞的活化，进一步缓解由 $A\beta_{25-35}$ 诱导 AD 大鼠产生的炎症反应。

（六）防治阿尔茨海默病

1. 细胞试验

蔡洪斌等（2011）通过采用 H_2O_2 诱导体外培养的大鼠嗜铬细胞瘤（PC12）细胞建立起神经元氧化应激损伤模型，并观察了原花青素对体外阿尔茨海默病（AD）的预防作用。研究发现原花青素对 H_2O_2 诱导的 PC12 细胞氧化损伤具有保护作用，其机制可能是通过缓解 H_2O_2 诱导的细胞周期 S 期阻滞、降低细胞周期调控相关基因和 Plk1 的蛋白表达水平来实现。另外，通过研究葡萄籽原花青素对 H_2O_2 诱导大鼠原代培养海马细胞氧化应激损伤的影响，发现原花青素可通过提高海马神经细胞的抗氧化能力，增加细胞内 SOD、过氧化氢酶以及谷胱甘肽过氧化物酶（GSH-Px）活性，并减少细胞内活性氧和 MDA 含量，对 H_2O_2 诱导的原代培养海马神经细胞氧化应激损伤具有一定的保护作用。

2. 动物试验

有报道指出，通过 D-半乳糖联合 $AlCl_3$ 诱导 AD 大鼠模型试验，发现 AD 模型大鼠海马组织内出现 Aβ 沉积和 Tau 蛋白表达增多，导致神经网络被严重损伤（马玉红等，2014）。但与模型组相比，原花青素组大鼠 Aβ 和 Tau 蛋白表达都有所减少，而 SOD 表达有所增加，初步推测原花青素有效改善 Aβ 沉积和 Tau 蛋白形成的机制可能与提高海马内 SOD 蛋白表达水平有关。另外，原花青素可通过清除自由基和抗脂质过氧化作用来增强 AD 模型大鼠脑组织的抗氧化能力，对 AD 模型大鼠脑组织具有一定的保护作用（武雪玲等，2016）。蔡洪斌等（2011）研究了葡萄籽原花青素对 AD 模型大鼠脑组织的预防保护作用及其机制，结果发现原花青素可使 AD 模型大鼠脑组织中丙二醛（MDA）的含量明显降低，同时也可使 SOD、三磷酸腺苷酶的活性显著升高。

第四节　葡萄的功能临床试验

我国传统医学认为葡萄性平、味甘酸，入肺、脾、肾经，有补气血、益肝肾、生津液、强筋骨、止咳除烦、补益气血、通利小便的功效。现代药理学研究表明，葡萄中的聚合苯酚、白藜芦醇等具有防癌、防心血管病、抗衰老的作用（Rotches-Ribalta et al.，2012）。

原花青素作为一种天然植物成分，无明显的毒副作用，是一种具有多种生物活性的天然膳食补充剂，在食品营养和医学领域引起广泛关注。经过多年临床试验证明，葡萄籽提取物对 70 多种疾病有一定疗效，而且原花青素对人体没有任何慢性或是急性毒副作用（Serrano et al.，2016）。

一、有助于抗氧化

（一）试验设计

1. 试验对象

Grases 等（2015）研究了健康人体志愿者食用葡萄籽补充剂后体内的氧化情况。试验邀请了 46 名不吸烟的健康志愿者（20 名男性和 26 名女性，平均年龄 34 岁，年龄范围 17~60 岁）参加，研究人员排除了服用抗氧化剂补充剂或 ω-3 多不饱和脂肪酸的人，以及酒精或药物成瘾的人。

2. 试验过程

所有参与者在尿液收集过程中均未接受任何药物治疗。在收集第一次尿样的 24h 前停止了水果和维生素的补充。在为期 2 天的研究期间，所有受试者都被告知要保持日常饮食，不要参加体育活动。

（二）试验结果

这 46 名健康志愿者在接受传统饼干和葡萄籽提取物的干预后，尿液中的氧化还原电位均有所降低，这反映出抗氧化能力的总体提高。另外，有研究发现，在口服低剂量的葡萄籽提取物后，黄褐斑可能会减少。

二、有助于维持血糖健康水平

（一）试验设计

1. 试验对象

刘灵等（2019）将新诊断且 3 个月内未接受注射胰岛素及服用降糖药等糖尿病相关治疗的 2 型糖尿病患者 34 例纳入研究，采用随机双盲的方式分为葡萄籽提取物原花青素（GSPE）组和对照组，各 17 例。

2. 试验过程

GSPE 组给予口服 GSPE 干预，对照组给予口服安慰剂，在干预前和连续干预 12 周后，测定患者糖化血红蛋白（HbA1c）、空腹胰岛素水平（FINS）、空腹血糖（FBG）水平，餐后 2h 血糖（PBG）及总胆固醇（TC）、总甘油三酯（TG）、高密度脂蛋白胆固醇（HDL-C）和低密度脂蛋白胆固醇（LDL-C）水平。

3. 试验方法

测定 FBG、HbA1c、FINS、HOMA-IR 指数、PBG、TC、TG、HDL-C 和 LDL-C 水平，同步计算评价胰岛素耐受的体内稳态模型（HOMA-IR）指数，并同步监测患者肝功能、肾功能及血常规指标变化情况。

（二）试验结果

GSPE 组的 FBG、HbA1c、FINS、HOMA-IR 指数、TC 和 LDL-C 水平较干预前明显降低，干预前后 GSPE 组患者的肝功能、肾功能及血常规指标水平变化无显著差异。推测 GSPE 对 2 型糖尿病患者有明显的降低血糖和改善血脂的作用，有利于改善糖尿病症状，且机体无肝功能、肾功能及造血功能相关的不良反应，作用机制可能与其抗氧化应激能力、缓解血清胰岛素抵抗水平、修复损伤的 β 细胞、调节 β 细胞的增殖和凋亡、抑制 LDL-C 氧化修饰、调节糖脂代谢作用有关。

三、有助于抗动脉粥样硬化

（一）试验设计

1. 试验对象

曹爱红（2011）选择经颈动脉 B 超检查确诊存在颈动脉粥样硬化的患者 157 例，随机分为 GSPE 组和对照组。

2. 试验过程

对照组 81 例，给予生活方式干预；GSPE 组 76 例，在相同的生活方式干预的基础上，口服葡萄多酚胶囊（天津市尖峰天然产物研究开发有限公司），原花青素 OPC 含量

100mg/粒，每次 2 粒，每天 2 次。随访持续 24 个月。所有患者均详细记录年龄、性别、吸烟史、既往史、心脑血管疾病家族史等基本信息，并记录心率、血压，测量身高、体重，计算体重指数（BMI）并进行心电图等常规检查及系统的体检。

3. 试验方法

所有受试者均于治疗前及治疗后 6 个月、12 个月、24 个月取空腹静脉血，测定血 TC、TG、HDL-C、LDL-C 浓度（mmol/L）及高敏 C 反应蛋白（CRP）水平（mg/L）。采用高分辨率彩色多普勒超声检测所有患者在治疗前及治疗后 6 个月、12 个月、24 个月平均最大颈动脉内中膜厚度（MMCIMT）、斑块积分及斑块稳定性的改变。

（二）试验结果

葡萄籽原花青素具有显著的抗动脉粥样硬化效应，可显著降低动脉粥样硬化患者颈动脉内中膜厚度，稳定、减小甚至消退斑块，且随着时间的延长，GSPE 的抗动脉粥样硬化效应更加明显。

GSPE 还可降低心脑血管事件的发生率。GSPE 的这种抗动脉粥样硬化效应的产生不依赖于血脂的变化，可能与其抗炎、抗氧化、清除氧自由基的作用相关。GSPE 可能成为动脉粥样硬化尤其是无症状动脉粥样硬化患者的一种新的治疗药物，成为动脉粥样硬化一级预防的新选择。

四、辅助治疗哮喘

有研究证实葡萄籽原花青素可有效抑制气道炎症，改善致敏状态。

（一）试验设计

1. 试验对象

顾一航等（2017）将 67 例以布地奈德福莫特罗吸入剂作为常规治疗的非急性发作期哮喘患者作为试验对象。

2. 试验过程

随机分为安慰剂组和葡萄籽原花青素高、中、低剂量干预组，药物干预 8 周。

3. 试验方法

分别于受试前、干预第 4 周末、第 8 周末检测呼出一氧化氮（FeNO）水平、诱导痰嗜酸性粒细胞（EOS%）及外周血 IgE 含量。

（二）试验结果

葡萄籽原花青素干预 4 周后，FeNO、痰 EOS%、血 IgE 含量三项指标仅高剂量组显著下降；持续干预 8 周后，血 IgE 含量项目的中、高剂量组显著下降，而 FeNO、痰 EOS% 两项指标各干预组均显著下降。另外，葡萄籽原花青素在抑制气道炎症的同时，还能发挥保护心脑血管、改善心理状况等作用，可显著提高哮喘患者的生命质量。

五、缓解视疲劳

（一）试验设计

1. 试验对象

研究原花青素（PC）眼用剂型对干眼症的影响。将 40 例（40 只眼）干眼症患者作为试验对象。

2. 试验过程

按完全随机原则等分为 4 组，即不同 PC 剂量的低（2μg/L）、中（20μg/L）、高（40μg/L）3 个试验组与阴性对照组。

3. 试验方法

在用药前及用药后第 3 天、第 7 天，询问患者自觉症状，检查泪液分泌试验（ST）、泪膜破裂时间（BUT）。

（二）试验结果

用药后干眼症患者自觉症状有改善；对 BUT 延长、对 ST 的影响无显著性差异。3 种剂量滴眼液使用后 BUT 和 ST 较对照组有显著性差异。原花青素滴眼液对干眼症有较好的治疗效果。可见，PC 滴眼液的浓度越高（2～40μg/L）、用药时间越长（7 天），对干眼症患者各项指标的改善作用越明显。

六、有助于改善睡眠

睡眠功能障碍虽不同于高血压、心脏病等疾病，但是也严重影响到许多中老年人的生活。

（一）试验设计

1. 试验对象

将 108 例患有阻塞性睡眠呼吸暂停低通气综合征（OSHAS）的患者作为试验对象进行研究（李梦光等，2016）。

2. 试验过程

以单纯持续正压通气治疗为对照，试验组分别添加不同剂量葡萄籽原花青素。

3. 试验方法

对多导睡眠监测（PSG）、疲劳程度、嗜睡程度进行评测，以及对血清 IL-6 和 TNF-α 等多项指标进行检测。

（二）试验结果

结果发现原花青素对 OSHAS 有一定的疗效，可改善患者睡眠质量。葡萄籽原花青素能够有效地改善中老年睡眠。

第五节　葡萄功能产品开发现状及发展趋势

葡萄的功能性备受称赞，其产业在全球范围内得到了广泛重视。与其他果品相比，葡萄产品的多样性要丰富得多。人们根据生活需要、加工品的储运性要求、营养保健作用等因素，还将葡萄加工成葡萄酒、葡萄干、葡萄汁、葡萄籽油、葡萄籽饮料等常见产品，其中葡萄酒是最主要的加工产品。根据 FAO 统计数据，世界上约 80% 的葡萄用于酿酒，葡萄干加工占比 10% 以下，其他产品加工占比更小。我国的葡萄以鲜食为主，占比在 70% 以上，是世界上最大的鲜食葡萄生产国（刘寅喆等，2019）；加工产品除葡萄酒、葡萄干外，仅有少量的葡萄汁饮料、葡萄醋及葡萄罐头等。

一、产品分类及开发特点

（一）葡萄酒

葡萄酒是以葡萄为原料的最重要的加工品。葡萄酒因其文化内涵而成为一种高品位的消费品。在中国，其消费量呈直线上升。

进一步明确了开发目标后才能有针对性地改进技术。针对消费者喜欢甜葡萄酒，适当加糖或者通过苹果酸-乳酸发酵降酸来调节糖酸比（雷静等，2017）。针对消费者喜欢酒中的浓郁果香，则适当减少储藏时间，通过温度的调节来加速其结构的平衡，从而避免果香的损失。若消费者对酒的欣赏层次差异性非常大，宜在酿造前期采用自流汁与压榨汁分离发酵，从而使酒质的层次分明。另外，不同品种葡萄的单酿与混合发酵以及不同年份酒的勾兑都可以形成不同的口味与风格，从而使产品进一步多样化，满足不同需求的消费者类群，使葡萄酒产品大类产生延伸，核心品质更丰富而有层次感。

（二）葡萄干

葡萄干是颇受大众喜爱的干果零食之一，因其拥有丰富的营养物质和较强的抗氧化能力而广受国内外消费者欢迎（魏征等，2015；廉苇佳，2020）。根据美国农业部统计网站数据显示，中国的葡萄干消费量从 2000 年到 2016 年增长了 11.51 万 t，增长率为 135.57%，年平均增长率 5.50%（党转转，2016）。以往葡萄干的加工是以自然晾干为主，出现葡萄促干剂后，加工技术及地域不再受局限，除了常见的绿葡萄干外，还有黑色及金黄色葡萄干，还出现了酸奶葡萄干和巧克力葡萄干等不同口味，提高了葡萄产业的创新价值，使葡萄干深加工走上了精加工之路（陈婷，2019）。

（三）葡萄汁

葡萄汁富含多种营养物质（刘佳，2011），如碳水化合物、有机酸、维生素、矿物质等，同时还含有大量的黄酮、花色苷、多酚等活性物质，但主要存在于皮籽中，受果皮组织和细胞的束缚。传统的榨汁方式很难将多酚类活性成分最大限度地促溶到葡萄汁中，葡萄皮中的功效成分随皮渣排出，造成资源浪费。白羽嘉等（2020）以赤霞珠葡萄浆为试验原料，研究冷冻-微波处理葡萄汁的品质和活性成分变化，优化该葡萄汁处理方式的工艺参数。通过比较冰冻的葡萄汁和加糖处理的葡萄汁，发现采用冰冻方法得到的葡萄汁色泽、香气、口感等感官品质都有明显的改善。另外，仵白敏（2020）通过菌种筛选、工艺优化以及风味物质、营养组成分析和功能评价，初步证明益生菌发酵可改善葡萄汁的风味，增强其保健功能，为益生菌发酵葡萄汁的产业化奠定了基础。

（四）葡萄籽油

新开发的葡萄籽油，在国外被用作婴儿和老年人的高级营养油、高空作业者和飞行人员的高级保健油，并颇受世人关注。低聚原花青素水溶性好，易吸收，生物利用度在90%以上，而高聚原花青素不易被吸收。如何提高原花青素生物利用度仍是开发功能产品所要解决的首要问题。

二、市场存在的问题及发展趋势

葡萄作为世界上著名的水果，既可鲜食，亦可用于酿酒、酿醋、制酱、制汁和制干，加之其含有大量诸如聚合苯酚、白藜芦醇等有利于防癌、防心血管病、抗衰成分，在世界果品贸易中占有重要的位置。

目前，除了鲜食葡萄之外，有部分葡萄用于酿酒、酿醋、制干、制汁、制酱，但中国现阶段的工艺技术较其他国家还是比较落后的，特别是葡萄酒工艺，由于中国葡萄质量较差，所制的葡萄酒在国际市场上不占优势，严重影响了企业的效益（易黎等，2018）。葡萄酒、葡萄干加工一般采用专用的酿酒品种葡萄和制干品种葡萄，大量鲜食品种葡萄得不到加工利用。各地的葡萄加工企业少，深加工延长产业链的手段落后，每年加工葡萄仅占总产量的极少部分，大部分地区还停留在初级产品销售环节上，无法实现增值和营销产业化。应加大葡萄质量、保鲜、深加工技术的研究力度，加大政府的支持，积极培养龙头企业，这对中国葡萄产业的可持续发展具有重要的现实意义。

参 考 文 献

白羽嘉，马德秀，郑杰，等. 2020. 冷冻-微波处理对葡萄汁品质的影响. 保鲜与加工，20(5): 107-112, 118.

蔡洪斌，王峰，张义军. 2011. 原花青素对阿尔茨海默病模型大鼠脑组织的预防保护作用. 中国老年学杂志，31(22): 4408-4410.

曹爱红. 2011. 葡萄籽原花青素抗颈动脉粥样硬化效应的临床研究. 济南: 山东大学硕士学位论文.

陈美, 梁统, 周克元. 2008. 原花青素的抗炎作用及其作用机制探讨. 国际检验医学杂志, 29(12): 1080-1082.

陈梦雨, 黄小丹, 王钊, 等. 2018. 植物原花青素的研究进展及其应用现状. 中国食物与营养, 24(3): 54-58.

陈婷. 2019. 新疆葡萄产业发展现状与展望. 现代食品, (6): 4-5.

党转转. 2016. 新疆葡萄干市场竞争力及市场潜力研究. 乌鲁木齐: 新疆农业大学硕士学位论文.

高璐, 王滢, 饶胜其, 等. 2014. 葡萄籽原花青素提取物对衰老模型小鼠抗氧化作用. 食品科学, 35(23): 260-263.

格日勒, 亓伟, 刘淑娟. 2014. 原花青素 HPLC 测定方法研究进展. 中国酿造, 33(6): 6-9.

顾一航, 顾浩, 马元, 等. 2017. 葡萄籽原花青素辅助治疗哮喘的临床研究. 南京医科大学学报(自然科学版), 37(11): 1402-1405, 1413.

管乐, 亓桂梅, 房经贵. 2019. 世界葡萄主要品种与砧木利用概述. 中外葡萄与葡萄酒, 1: 64-69.

蒋辉, 刘东波, 熊兴耀. 2007. 刺葡萄汁与其他几种葡萄汁及葡萄酒的原花青素含量对比. 中外葡萄与葡萄酒, 8: 18-23.

孔庆山. 2004. 中国葡萄志. 北京: 中国农业出版社.

雷静, 陈雅, 仲卫娟, 等. 2017. 响应面法优化无核白甜葡萄酒酿造工艺研究. 酿酒科技, 275(5): 41-46.

李保应, 高海青. 2015. 葡萄多酚的抗肿瘤作用. 中华老年病研究电子杂志, 2: 28-31.

李春阳, 张红城, 王乃富. 2009. 葡萄籽原花青素的纯化与结构研究. 食品科学, 30(23): 218-223.

李梦光, 郝正伟, 戈艳蕾, 等. 2016. 葡萄籽原花青素对中老年 OSHAS 患者血浆 IL-6 和 TNF-α 水平的影响. 实用药物与临床, 19(4): 454-457.

李宇杰, 张召锋, 戴小倩, 等. 2013. 葡萄籽原花青素对 II 型糖尿病大鼠视网膜病变的影响. 食品科学, 34(7): 245-249.

廉苇佳. 2020. 无核绿葡萄干清洗干燥期间防褐变技术研究. 石河子: 石河子大学硕士学位论文.

刘丹, 于丽红, 李磊. 2018. 提高白藜芦醇生物利用度的制剂策略. 医药导报, 37(3): 333-337.

刘凤之. 2017. 中国葡萄栽培现状与发展趋势. 落叶果树, (1): 1-5.

刘佳. 2011. 葡萄汁饮料的加工技术. 农产品加工(创新版), (9): 39-41.

刘俊, 晁无疾, 亓桂梅, 等. 2019. 蓬勃发展的中国葡萄产业. 中外葡萄与葡萄酒, (1): 1-8.

刘灵, 余利, 周敏, 等. 2019. 葡萄籽提取物原花青素对 2 型糖尿病人群血糖、血脂影响的干预研究. 国际检验医学杂志, 40(15): 1844-1849.

刘霞, 王军, 张平三, 等. 2020. 葡萄籽油的营养价值与生物活性综述. 中国酿造, 39(3): 12-16.

刘寅喆, 于祎飞, 刘俊, 等. 2019. 葡萄产业现状与发展对策研究. 河北林业科技, (2): 50-56.

马玉红, 姚海, 王欢, 等. 2014. 原花青素对 D-半乳糖联合 AlCl₃ 诱导的阿尔茨海默病大鼠海马 Aβ、tau 和 SOD 的影响. 中国临床药理学与治疗学, 19(3): 280-283.

亓桂梅, 赵艳侠, 昝林生, 等. 2021. 世界抗寒葡萄育种成果及应用概述. 东北农业科学, (5): 1-7.

全帅, 吕开原, 李新宇, 等. 2020. 低聚葡萄籽原花青素对葡聚糖硫酸钠诱导的小鼠溃疡性结肠炎的影响及作用机制. 中草药, 51(1): 149-156.

舒晓宏. 2018. 白藜芦醇及其生物利用度. 大连医科大学学报, 40(3): 193-197, 204.

田野, 陈冠铭, 李家芬, 等. 2018. 世界葡萄产业发展现状. 热带农业科学, 38(6): 96-101, 105.

铁珊珊, 刘梦培, 纵伟, 等. 2018. 高压微射流处理对原花青素平均聚合度和抗氧化性能的影响. 食品科学, 39(15): 128-131.

涂佳, 邓学良, 周文化. 2010. 野生毛葡萄常规营养成分和原花青素含量分析. 食品与机械, 26(2): 82-85.

王华, 菅蓁. 2008. 大孔吸附树脂纯化葡萄果皮花色素苷的研究. 食品科学, 29(1): 86-90.

魏征, 赵雅娇, 黄羽, 等. 2015. 响应面试验优化超声波辅助提取圆叶葡萄鞣花酸和总酚工艺. 食品科学, 36(12): 29-35.

仵白敏. 2020. 复合益生菌发酵葡萄汁工艺优化与营养特性研究. 北京: 中国农业科学院硕士学位论文.

武雪玲, 常平, 黄汉昌, 等. 2016. 原花青素防治阿尔茨海默病机理研究进展及最新治疗策略. 生命科学研究, 20(2): 158-161, 177.

肖瀛, 尹志婷, 胡中志, 等. 2017. 原花青素 B₂ 代谢产物在小鼠体内组织的分布. 食品科学, 38(9): 168-172.

徐庆, 房好林, 刘阳, 等. 2019. 原花青素可抑制高糖诱导兔髓核细胞的凋亡. 中国组织工程研究, 23(21): 152-157.

杨勇, 杨俊祥, 宫霞, 等. 2011. 葡萄及葡萄属植物中的天然活性物质研究与利用现状. 酿酒科技, 204(6): 75-79.

易黎, 亓桂梅. 刘俊. 2018. 问诊中国葡萄产业. 中外葡萄与葡萄酒, (1): 75-77.

于琛琛, 张纯刚, 程岚. 2019. 白藜芦醇 β-环糊精包合物在大鼠体内生物利用度研究. 亚太传统医药, 15(11): 19-21.

张国瑜, 张双林. 2012. 葡萄籽原花青素诱导人肺癌 A549 细胞凋亡的研究. 医学临床研究, 29(1): 91-93.

张艳华, 汪雄, 王文利, 等. 2020. 葡萄籽原花青素对高脂高糖饮食诱导代谢综合征大鼠干预作用. 食品科学, 41(1): 112-120.

周步海, 顾克余. 2018. 葡萄新品种关键栽培技术. 农家致富, (15): 31-32.

朱美蓉, 房玉林. 2015. 葡萄多酚研究进展及其开发利用. 中国酿造, 34(12): 1-4.

Doshi P, Adsule P, Banerjee K, et al. 2015. Phenolic compounds, antioxidant activity and insulinotropic effect of extracts prepared from grape (*Vitis vinifera* L.) byproducts. Journal of Food Science & Technology, 52(1): 181-190.

Garavaglia J, Markoski M M, Oliveira A, et al. 2016. Grape seed oil compounds: Biological and chemical actions for health. Nutrition Metabolism Insights, (9): 59-64.

Grases F, Prieto R M, Fernández-Cabot R A, et al. 2015. Effect of consuming a grape seed supplement with abundant phenolic compounds on the oxidative status of healthy human volunteers. Nutrition Journal, 14: 94.

Holt R R, Heiss C, Kelm M, et al. 2012. The potential of flavanol and procyanidin intake to influence age-related vascular disease. Journal of Nutrition in Gerontology and Geriatrics, 31(3): 290-323.

Ibars M, Ardidruiz A, Suarez M, et al. 2017. Proanthocyanidins potentiate hypothalamic leptin/STAT3 signalling and *Pomc* gene expression in rats with diet-induced obesity. International Journal of Obesity, 41(1): 129-136.

Jiang M, Wu Y L, Li X, et al. 2017. Oligomeric proanthocyanidin derived from grape seeds inhibited NF-κB signaling in activated HSC: Involvement of JNK/ERK MAPK and PI3K/Akt pathways. Biomedicine & Pharmacotherapy, 93: 674-680.

Li Z, Zeng J J, Tong Z H. 2015. Hydrogenolytic depolymerization of procyanidin polymers from hi-tannin sorghum bran. Food Chemistry, 188: 337-342.

Núnez V, Monagas M, Gomez-Cordovés M C, et al. 2004. *Vitis vinifera* L. cv. Graciano grapes characterized by its anthocyanin profile. Postharvest Biology and Technology, 31: 69-79.

Peng H, Xiong H, Li J, et al. 2010. Vanillin cross-linked chitosan microspheres for controlled release of resveratrol. Food Chemistry, 121(1): 23-28.

Preethi R, Divya P, Uthra B, et al. 2018. A combination of curcumin and oligomeric proanthocyanidins offer superior anti-tumorigenic properties in colorectal cancer. Scientific Reports, 8(1): 13869-13879.

Qi Y J, Zhang H, Awika J M, et al. 2016. Depolymerization of sorghum procyanidin polymers into oligomers using HCl and epicatechin: Reaction kinetics and optimization. Journal of Cereal Science, 70: 170-176.

Rotches-Ribalta M, Andres-Lacueva C, Estruch R, et al. 2012. Pharmacokinetics of resveratrol metabolic profile in healthy humans after moderate consumption of red wine and grape extract tablets. Pharmacological Research, 66(5): 375-382.

Serrano J, Casanova-Martí A, Gil-Cardoso K, et al. 2016. Acutely administered grape-seed proanthocyanidin extract acts as a satiating agent. Food & Function, 7(1): 483-490.

Stoupi S, Williamson G, Viton F, et al. 2010. *In vivo* bioavailability, absorption, excretion, and pharmacokinetics of [^{14}C] procyanidin B2 in male rats. Drug Metabolism & Disposition the Biological Fate of Chemicals, 38(2): 287-292.

Sun C, Jin W, Shi H. 2017. Oligomeric proanthocyanidins protects A549 cells against H_2O_2-induced oxidative stress via the Nrf2-ARE pathway. International Journal of Molecular Medicine, 39(6): 1548-1554.

Tian M, Liu F, Liu H, et al. 2018. Grape seed procyanidins extract attenuates cisplatin-induced oxidative stress and testosterone synthase inhibition in rat testes. Systems Biology in Reproductive Medicine, 64(4): 246-259.

Toden S, Ravindranathan P, Gu J, et al. 2018. Oligomeric proanthocyanidins (OPCs) target cancer stem-like cells and suppress tumor organoid formation in colorectal cancer. Scientific Reports, 8(1): 3335-3343.

Wei W, Ke T, Hao-Ru Y. 2010. Distribution of resveratrol and stilbene synthase in young grape plants (*Vitis vinifera* L.cv. Cabernet Sauvignon) and the effect of UV-C on its accumulation. Plant Physiology and Biochemistry, (48): 142-152.

Wren A F, Cleary M, Frantz C, et al. 2002. 90-day oral toxicity study of a grape seed extract (ih636) in rats. Journal of Agricultural and Food Chemistry, 50(7): 2180-2192.

Xi H F, Ma L, Wang L N, et al. 2015. Differential response of the biosynthesis of resveratrols and flavonoids to UV-Cirradiation in grape leaves. New Zealand Journal of Crop and Horticultural Science, 43(3): 163-172.

Xiao Y, Hu Z, Yin Z, et al. 2017. Profiling and distribution of metabolites of procyanidin B2 in mice by UPLC-DAD-ESI-IT-TOF-MSn technique. Frontiers in Pharmacology, (8): 231.

Xu Q, Fu Q, Li Z, et al. 2021. The flavonoid procyanidin C1 has senotherapeutic activity and increases lifespan in mice. Nature Metabolism, (3): 1706-1726.

Zhang L, Wang Y J, Li D X, et al. 2016. The absorption, distribution, metabolism and excretion of procyanidins, Food & Function, 7(3): 1273-1281.

Zu Y, Zhang Y, Wang W, et al. 2014. Preparation and *in vitro/in vivo* evaluation of resveratrol-loaded carboxymethyl chitosan nanoparticles. Drug Delivery, 23(3): 1-11.

第十四章　枸杞营养与功能

第一节　枸杞产业发展状况

枸杞（*Lycium Chinense* Mill.）属于茄科（Solanaceae）枸杞属（*Lycium*）植物，是主要生长在中国和亚洲其他地区的一种落叶灌木，果实长 1~2cm，呈明亮的橙红色，椭圆形浆果（Potterat，2010）。枸杞是商品枸杞子、植物宁夏枸杞、中华枸杞等枸杞属物种的统称。成熟的果实主要被用作药物和功能食品的原料。人们日常食用和药用的枸杞子多为宁夏枸杞的果实"枸杞子"，且宁夏枸杞已被《中华人民共和国药典》2020 年版收录作为枸杞子和地骨皮的基原植物。枸杞果实干果是我国重要的药用植物资源和药食同源的名贵中药材，具有增强人体免疫力、防衰老、抗肿瘤、抗氧化等多方面的作用。

我国宁夏、内蒙古西部、新疆、甘肃、河北等地是枸杞的集中产地，枸杞作为药食同源的保健食品原料，市场发展潜力巨大。2020 年我国枸杞产量约为 44.12 万 t，较 2019 年同比增长 10.16%；同年我国枸杞出口数量约为 1.28 万 t，较 2019 年同比增长 10.41%。同时，2020 年我国枸杞的消费量约为 42.85 万 t，枸杞消费主要以国内供应为主。

近年来，随着枸杞主产区种植面积的增长，我国枸杞产量呈现增长的趋势。与此同时，国内外枸杞产品的消费能力尚未充分调动、市场尚未全面打开，导致产品滞销、价格波动，出现"高产量、低产值"现状。

目前，枸杞加工主要覆盖干鲜果、枸杞提取物和枸杞深加工产品等不同层次的产品，具体包括枸杞干果、食品、饮品、酒类、籽油、芽茶、糖肽等多个大类枸杞制品。通过加大科研投入和新品研发，枸杞深加工产品种类不断丰富。枸杞作为一种具有较高营养价值的食品，通过深加工为多种形态的食品或食品原料，大大扩展了枸杞的食用场景和方式，能够更好地满足市场多元化的消费需求。

随着我国经济的飞速发展、人们保健意识的增强，枸杞的保健和药用价值日益受到重视，市场价格稳中有升，加之枸杞适应性强，特别适合盐碱地和退耕还林地种植，使其成为西北地区的重要经济作物，甚至是个别地方的支柱产业，产业开发前景十分广阔。

第二节　枸杞的种类、分布及生物学特性

一、枸杞的主要品种及分布

全世界枸杞属植物约有 100 种，主要分布在美洲、欧亚大陆、非洲南部和澳大利亚的温带至亚热带地区（Yao et al.，2021）。欧亚大陆约有 10 种，中亚种类最多。我国的

枸杞资源分布广泛,自然分布为 7 个种和 3 个变种。7 个种分别为:枸杞(*Lycium chinense* Mill.)、新疆枸杞(*Lycium dasystemum* Pojark.)、宁夏枸杞(*Lycium barbarum* L.)、截萼枸杞(*Lycium truncatum* Y. C. Wang)、柱筒枸杞(*Lycium cylindricum* Kuang et A. M. Lu)、黑果枸杞(*Lycium ruthenicum* Murray)和云南枸杞(*Lycium yunnanense* Kuang et A. M. Lu);3 个变种分别为:黄果枸杞(*Lycium barbarum* L. var. *auranticarpum* K. F. Ching)、北方枸杞[*Lycium chinense* Mill. var. *potaninii*(Pojark.)A. M. Lu]和红枝枸杞(*Lycium dasystemum* Pojark. var. *rubricaulium* A. M. Lu)。其中,新疆枸杞分布于新疆、甘肃和青海;柱筒枸杞为我国新疆所特有;截萼枸杞存在于我国山西、陕西北部、内蒙古和甘肃;而黑果枸杞则分布于陕西北部、宁夏、甘肃、青海、新疆和西藏,并且在中亚、高加索和欧洲也有分布;云南枸杞,顾名思义产自云南(禄劝县和景东县);北方枸杞则分布在河北北部、山西北部、陕西北部、内蒙古、宁夏、甘肃西部、青海东部和新疆;黄果枸杞产于宁夏银川地区;我国主要的生产栽培种宁夏枸杞(*Lycium barbarum* L.)分布遍及我国北方各地,南方部分地区也有引种(袁海静等,2013)。

二、枸杞的栽培与生物学特性

枸杞广泛生长于温带干旱至半干旱的环境中。枸杞是茄科枸杞属的一种多分支、多年生落叶小灌木,其野生株高 0.5～1m,人工栽培时可达 2m 以上,树干分枝多且细密,枝有棱、具刺,且刺短而细,主枝粗壮,果枝细长,呈浅灰色。

枸杞属强喜光植物,日照长短和光照强度会直接影响枸杞光合产物的形成与积累,可见光照对枸杞的生长发育影响很大,因此栽种区的年日照时数应在 2500h 以上,日照百分率应在 63% 以上,才能充分体现枸杞的经济价值。

枸杞的垂直分布可塑性很大,从海拔很低的滨海平原至海拔 3000m 的青藏高原都有分布或栽培。枸杞分布区的适生温度为 5～13℃,但其最适宜的温度区间是 8.5～9.3℃,在 10℃ 以下停止生长,25℃ 以上则生长缓慢。

枸杞在生长结果期间需要充足的水分,最适土壤含水量为 16%～29%。虽然枸杞生长需要大量水分,但是枸杞并不耐涝,不喜多雨。枸杞对土壤的要求不高,适应性很强,在壤土、沙壤土、轻壤土、中壤土或黏土上都可以生长。如果在生产中要实现枸杞的高产栽培,最好为淤灌土,质地为中壤和轻壤。

第三节 枸杞的功能基础试验

枸杞中含有多种功能活性成分,包括枸杞多糖(*L. barbarum* polysaccharides,LBP)、类胡萝卜素、黄酮类化合物等,这些功能成分与保健作用密切相关。研究者利用不同的模型发现枸杞有很多生物活性作用,包括对化学性肝损伤的辅助保护作用、有助于抗氧化、有助于维持血糖健康水平、有助于维持血脂健康水平、有助于增强免疫力、对电离辐射的辅助保护作用等。一些临床研究也提供了枸杞对疾病的积极保护作用的证据。除此以外,研究者们还利用动物模型和体外试验研究枸杞对机体的健康效应。

一、功能成分分离和鉴定

(一) 枸杞多糖

多糖是枸杞中的一种重要成分，占果实干重的 2%~8%。枸杞多糖（LBP）作为一种天然植物多糖，是一个复杂的、高度支化的混合物，只有部分特征多糖和蛋白多糖。糖苷部分由阿拉伯糖、葡萄糖、半乳糖、甘露糖、鼠李糖、木糖和甘露糖组成（Lin et al.，2019；Masci et al.，2018；Zhou et al.，2020）。LBP 传统提取方法主要包括水提取法、酶辅助提取法、微波辅助提取法、超声波辅助提取法、超临界流体提取法等（Chen et al.，2016；Masci et al.，2018），这些提取方法各有优点和不足。新型的提取技术，如超声波辅助提取（Skenderidis et al.，2017；Zhao et al.，2013）、酶法提取（Liu et al.，2013；Zhang et al.，2011）、微波辅助提取方法（Wu et al.，2015）及超临界流体萃取法（Ma et al.，2016）的开发，克服了传统提取方法的缺点。在选择提取方法时应考虑 LBP 的高提取率和高生物活性。枸杞多糖主要提取方法提取条件及提取率见表 14-1。

表 14-1 枸杞多糖的主要提取方法及提取率

提取方法	提取条件	提取率/%	参考文献
水提取法	固液比 70∶1，pH 10，温度 65℃，浸提 3.5h	7.46~7.63	Yang，2015
超声波辅助提取	提取时间 30min，提取温度 60℃，固液比 1∶30，超声功率 300W，超声波频率 28kHz	2.286~5.701	Muatasim，2018；Skenderidis et al.，2017
酶辅助提取	提取时间 91min，提取温度 59.7℃，pH 5.0	6.81±0.10	Liu et al.，2013
微波辅助提取	提取时间 10min，提取温度 120℃，微波功率 700W	7.15	Wu et al.，2015
联合提取	提取温度 100℃，提取时间 53min，固液比 1∶26，超声波功率 160W	5.728	Zhao et al.，2013

目前从枸杞中分离鉴定的多糖超过 30 种。多糖结构的研究方法主要是：以提取、分离、精制得到的混合多糖为原料，使用葡聚糖凝胶色谱等其他色谱技术，分离并得到组分单一的均一性多糖，利用生物酶将多糖酶解成各种构成多糖的单糖，再利用气相色谱-质谱联用技术及其他技术鉴定出单糖的结构，通过推测单糖之间的连接方式间接得到多糖的化学结构。枸杞中分离出的主要活性多糖见表 14-2。

表 14-2 枸杞中分离得到的主要活性多糖

序号	化合物名称	成分	分子量 Da	生物学活性	文献
1	LBP-1	Rha∶Ara∶Xyl∶Glc∶Man∶GlcA=1∶7.85∶0.37∶0.65∶3.01∶8.16	$5.1×10^3$	调节血糖	Zou，2001
2	LbGp-1	Ara∶Gal=5.6∶1	$6.5×10^4$		Sun 2015；Wang 2015
3	LbGp3	Ara∶Gal=1∶1	$2.4×10^4$		
4	LbGp4	Rha∶Ara∶Glc=0.05∶1.33∶1	$3.9×10^4$	免疫调节	Huang et al.，2001；Peng et al.，2001
5	LBP-s-1	Rha∶Ara∶Xyl∶Man∶Glc∶Gal∶GalA=1∶8.34∶1.25∶1.26∶1.91∶7.05∶15.28	$1.9×10^6$	调节血糖	Zhu et al.，2013

续表

序号	化合物名称	成分	分子量 Da	生物学活性	文献
6	LBP-AGP	Rha：Ara：Xyl：Gal：Glc：GalA：GlcA= 3：3：42.9：0.3：44.3：2.4：7.0			Redgwell，2011
7	LBP-IV	Rha：Ara：Xyl：Gal= 1.61：3.82：3.44：7.54：1.00	4.9×10⁴	免疫调节	Liu et al.，2012
8	LBP-50	Fru：Ara：Xyl：Glc：Man：Gal= 7.6：43.6：6.3：3.1：23.2：16.2	8.34×10⁵	抗氧化	Zhang et al.，2014
9	LBP-75	Fru：Ara：Xyl：Glc：Man：Gal= 2.5：53.9：5.0：2.8：18.9：16.9	8.52×10⁴	抗氧化	Zhang et al.，2014
10	LBP-80	Fru：Ara：Xyl：Glc：Man：Gal= 2.4：53.1：6.1：3.9：16.0：18.5	7.06×10⁴	抗氧化	Zhang et al.，2014
11	LBP-S50	Fru：Ara：Xyl：Glc：Man：Gal= 11.5：41.3：8.7：3.4：23.7：11.4	5.385×10⁵	抗氧化	Zhang et al.，2014
12	LBP-S75	Fru：Ara：Xyl：Glc：Man：Gal= 4.9：56.8：5.3：3.6：19.2：10.2	7.17×10⁴	抗氧化	Zhang et al.，2014
13	LBP-S80	Fru：Ara：Xyl：Glc：Man：Gal= 3.8：62.9：4.7：2.9：13.2：12.5	2.1×10³	抗氧化	Zhang et al.，2014

注：Fru，果糖；Ara，阿拉伯糖；Xyl，木糖；Glc，葡萄糖；Man，甘露糖；Gal，半乳糖；Rha，鼠李糖；GalA，半乳糖酸；GlcA，葡萄糖醛酸

（二）类胡萝卜素

枸杞中含有丰富的类胡萝卜素，是枸杞的主要功能因子之一，其含量占枸杞干果的0.03%～0.5%（Peng et al.，2006；Potterat，2010）。枸杞中含有的类胡萝卜素主要包括碳氢类的β-胡萝卜素、羟基类的玉米黄素以及羟基酯化产物类胡萝卜素脂肪酸酯。高效液相色谱法是目前使用最频繁的类胡萝卜素分析方法，可以对类胡萝卜素的含量和组成进行定性及定量的分析。

枸杞被认为是一种很好的玉米黄质食物来源。玉米黄质是一种黄色色素，是叶黄素的异构体和胡萝卜素的衍生物。因此，如果能分离出枸杞中的玉米黄质用于将来可能生产的功能性食品，将对保健食品工业的发展具有一定的推动作用。

（三）黄酮类化合物

黄酮化合物泛指两个含有酚羟基的苯环通过碳原子相互连接而成的一系列化合物。枸杞黄酮是枸杞药效成分中的主要有效成分之一，具有有助于增强免疫力，有助于维持血脂健康水平等多种保健功能。

枸杞黄酮的提取方法主要有有机溶剂提取法、微波提取法、超声波辅助提取法（Mohammad et al.，2019）、酶催化提取法等。枸杞黄酮的纯化主要以大孔吸附树脂为主，Liu 等（2020）构建了混合模式大孔吸附树脂纯化方法，在此优化条件下使得纯化后的总黄酮含量从 0.97%增长到 36.88%。枸杞中黄酮类化合物含量的测定方法有分光光度法、高效液相色谱法、薄层扫描法、毛细管电泳法和化学发光法等，高效液相色谱法通过对黄酮类化合物各组分进行分离进而出峰测定，选择性及重现性好，具有较高的分辨

率和灵敏度，当前被广泛地应用于黄酮类化合物的测定。研究者利用 HPLC 技术从枸杞中分离制备黄酮类化合物，并经光谱分析确定了其中的 5 种成分：木犀草素、5,7,3′-三羟基-6,4′,5′-三甲氧基黄酮、金合欢素、金合欢素-7-O-α-L-鼠李糖基（1→6）-β-D-葡萄糖苷、槲皮素-3-O-α-L-鼠李糖基（1→6）-β-D-葡萄糖苷等。枸杞黄酮的提取分离对枸杞资源的高效利用具有重要研究意义。

二、功能成分的细胞、动物试验

（一）有助于增强免疫力

免疫调节是免疫系统中的免疫细胞和免疫分子之间，以及与其他系统如神经内分泌系统之间的相互作用，使得免疫应答以最恰当的形式使机体维持在最适当的水平。免疫是机体的一种排斥反应，受到很多基因、蛋白质及细胞的作用。免疫失调会引起许多疾病，包括变态反应（过敏、免疫复合物型、迟发型免疫病、细胞毒型免疫病）、免疫缺陷（AIDS 等）以及免疫系统受损等。研究表明，枸杞中的枸杞多糖具有机体免疫调节作用。Feng 等（2020）研究了枸杞多糖提取物的免疫调节作用及其在细胞水平上的吸收。研究采用水提醇沉法制备枸杞多糖粗提物，并根据分子质量分布，采用对 LBP>10kDa 和<10kDa 超滤的方法进一步分离枸杞多糖，对样品的单糖组成、分子质量、红外光谱、化学成分和元素分析进行了表征。在此基础上，研究了 LBP 的免疫刺激特性和摄取过程，并利用 Caco-2 细胞模型研究了 LBP 的吸收机理。

LBP>10kDa 的组分通过诱导细胞极化增强 RAW264.7 细胞活力的能力较强，对其他肿瘤细胞系和正常细胞系均无显著影响。通过调节 RAW264.7 细胞 NO、TNF-α、IL-6 和 ROS 的分泌，发现 LBP 具有促炎和抗炎作用。细胞摄取试验表明，LBP 主要通过氯氰菊酯介导的内吞途径进入 RAW264.7 细胞，并在溶酶体中积累。LBP 也被证明通过氯氰菊酯介导的内吞作用调节 Caco-2 细胞单层转运。结果显示，LBP 可被肠道吸收，在免疫细胞中发挥免疫调节作用。Cui 等（2020）研究了 LBP 对过敏性哮喘小鼠炎症和肠道微生物群的影响。组织病理学结果显示 LBP 减轻了小鼠肺损伤，哮喘小鼠添加 LBP 组干预 28 天可降低血浆和支气管肺泡灌洗液（BALF）中的 TNF、IL-4、IL-6、MCP-1 和 IL-17A。肠道微生物测序分析结果发现，与卵白蛋白（OVA）组相比，OVA+LBP 组的乳酸杆菌和双歧杆菌数量增加，但厚壁菌、放线杆菌、假丝酵母菌和梭菌数量减少。研究推测 LBP 可能通过改变肠道菌群和抑制小鼠炎症来改善过敏性哮喘。

Zhu 等（2020）研究表明 LBP 能促进体外有益细菌的生长，调节肠道微生物群落，提高小鼠的先天免疫能力。Zhao 等（2015）通过对亚健康小鼠喂食枸杞提取物发现其对亚健康小鼠的免疫力具有明显提高作用，并且能够保护小鼠胸腺等免疫器官。Bo 等（2016）探讨枸杞提取物对小鼠脾淋巴细胞和巨噬细胞的影响，并对其进行评价，发现其具有明显改善和刺激免疫器官的作用。Deng 等（2018）研究了枸杞多糖对 H22 荷瘤小鼠全身和局部 T 细胞依赖性抗肿瘤免疫反应。以上研究均表明，枸杞提取物特别是枸杞多糖具有免疫调节作用。

（二）缓解视疲劳

氧化应激增加与许多眼病的常见病理过程有关，如青光眼、糖尿病性视网膜病变和缺血性视神经病变。青光眼被认为是一种退行性和进行性视神经病变，它会损害视神经和视网膜神经节细胞（RGC）。基于枸杞多糖的抗氧化活性，Li 等（2018）研究发现枸杞多糖对多种细胞和组织的氧化损伤具有保护作用。Liu 等（2015）研究证实了其对视网膜色素上皮细胞的保护作用。在此基础上，Liu 等（2020）又对枸杞多糖保护视网膜神经节细胞免受氧化应激损伤进行了系统研究，研究者在体外氧化应激模型中评估了 LBP 保护 RGC-5 细胞免受氯化钴（$CoCl_2$）损伤的能力，并分析了其对细胞损伤和凋亡的影响及其体外作用机制。

试验利用 $CoCl_2$ 诱导大鼠 RGC-5 细胞系制备氧化损伤模型，然后用枸杞多糖（LBP）进行干预治疗，分为对照组、试验组、对照+试验组。分析干预后 RGC-5 细胞系细胞凋亡、细胞内活性氧（ROS）含量、线粒体跨膜电位（MMP）的变化情况，结果显示，构建 $CoCl_2$ 损伤的 RGC-5 细胞模型来模拟青光眼 RGC 的氧化应激损伤，发现 LBP 可以预防 $CoCl_2$ 诱导的 RGC-5 细胞凋亡。调节 MMP 和降低 ROS 水平可能是 LBP 保护 RGC-5 细胞免受氧化损伤的潜在机制，为开发临床青光眼患者的新疗法提供了依据。

Gong 等（2017）研究发现类胡萝卜素中的叶黄素和番茄红素可以抑制视网膜色素上层细胞（RPE 细胞）的生长，并且可以有效保护 RPE 细胞因氧化应激所诱导的细胞损伤，对视网膜病变和眼部健康起到一定的保护作用。Frede 等（2017）研究证明在 RPE 细胞中叶黄素激活了 Nrf2 信号通路，上调了抗氧化系统，显著提高了 RPE 细胞内的抗氧化活性。Tang 等（2011）研究发现枸杞类胡萝卜素、玉米黄质、叶黄素可能通过减轻糖尿病患者 RPE 细胞的内质网应激和氧化应激从而恢复 AMPK 和下游靶蛋白，改善视网膜损伤。

（三）对化学性肝损伤有辅助保护作用

酒精性肝病是一个复杂的多步骤慢性疾病过程，与 ROS 生成增多引起的肝脏氧化应激有关。Cheng 和 Kong（2011）研究了枸杞多糖对大鼠乙醇诱导的氧化应激的影响。试验将 36 只大鼠分为对照组、乙醇组和乙醇+LBP 组。连续 30 天胃注乙醇（7g/kg 体重，每日 3 次），用血清丙氨酸氨基转移酶（ALT）、天冬氨酸氨基转移酶（AST）检测酒精性肝损伤，用脂质水平检测酒精性脂肪肝，用肝脏超氧化物歧化酶（SOD）、过氧化氢酶（CAT）、谷胱甘肽过氧化物酶（GSH-Px）检测氧化应激。结果显示，与乙醇组相比，枸杞多糖能够显著改善肝损伤，阻止酒精性脂肪肝的进展，并改善抗氧化功能。大鼠肝脏组织病理学检查显示，枸杞多糖对肝细胞具有保护作用。结果表明，枸杞多糖是一种很有前途的保护肝脏免受乙醇摄入引起的肝毒性和脂肪肝的药物。

杨阳（2018）研究了 LBP 对非酒精性脂肪肝病（NAFLD）的保护作用，试验采用体外细胞培养的方法对 LO2 细胞（人正常肝细胞）进行培养后，将细胞分为两组，即正常对照组和造模组。造模组分别为：NAFLD 模型组（不加 LBP）、枸杞多糖低浓度组、枸杞多糖中浓度组、枸杞多糖高浓度组，观察染色后细胞内脂滴数目，测定谷丙转氨酶

（ALT）和谷草转氨酶（AST），测定线粒体功能指标三磷酸腺苷（ATP），检测过氧化物酶体增殖物激活受体 γ 辅激活因子 1α（PGC-1α）、核呼吸因子 1（NRF-1）、线粒体转录因子 A（TFAM）在基因和蛋白质水平表达的变化。

　　结果表明，LBP 可以减少 NAFLD 细胞内脂质沉积，并通过上调 NAFLD 细胞内 PGC-1α 的表达，继而上调 PGC-1α 的下游 NRF-1 和 TFAM 的表达，改善其线粒体功能和修复肝细胞的损伤，降低肝功能异常指标，起到对肝细胞的保护作用。

　　Xiao 等（2012）研究了 LBP 在四氯化碳（CCl₄）急性肝损伤中的保护机制，C57BL/b6N 小鼠在注射 CCl₄ 前 2h 口服 LBP。结果表明，LBP 预处理能有效降低 CCl₄ 损伤引起的肝坏死，抑制细胞色素 P450 2E1 表达，恢复 SOD、GSH-Px、CAT 等抗氧化酶的表达水平。同时观察 LBP 预处理对脂过氧化水平的影响，结果表明 LBP 可促进 CCl₄ 治疗后的肝脏再生，并通过下调促炎介质和趋化因子来减轻肝脏炎症，其中部分机制是通过下调 NF-κB 活性来实现 LBP 对肝脏的保护作用。

（四）神经保护作用

　　缺血性中风是一种毁灭性的脑血管疾病，为了开发更好的神经保护剂，Wang 等（2012）研究了枸杞多糖（LBP）预处理对中风模型的保护作用。研究显示，连续口服 LBP 预处理 7 天，可显著降低水通道蛋白-4（APQ4）和胶质纤维酸性蛋白（GFAP）的免疫反应活性，有效改善神经功能缺损以及减少梗死灶大小和半球肿胀。这表明 LBP 可能被用作缺血性脑卒中高危患者的预防性神经保护剂。

　　Chen 等（2014）研究发现，LBP 在以视网膜缺血性再灌注损伤为特征的眼部疾病中具有神经保护作用。LBP 可以降低东莨菪碱诱导的神经细胞增殖和分化，从而起到恢复记忆功能和神经发生的作用。Chen（2014）研究发现，LBP 可以通过抑制小鼠神经细胞的凋亡途径来预防局灶性脑缺血损伤，从而起到神经功能保护的作用。

　　大脑老化的主要特征是炎症和氧化反应的加剧，影响树突形态和前额叶皮层（PFC）及海马神经元功能，进而导致记忆的丧失。Ruíz-Salinasd 等（2020）研究发现服用枸杞果实 60 天的老年大鼠的 PFC 和海马神经元的树突形态显著变化，对突触素的免疫反应性增强，反应性星形胶质细胞增生减少，同时伴随这些脑区域的 caspase-3、3-NT 和 Nrf2 量的减少。PFC 和海马体是大脑衰老过程中的关键结构，枸杞可以促进老年大鼠 PFC 和海马体的可塑性过程。

（五）对电离辐射的辅助保护作用

　　紫外线辐射（UVR）是一种重要的环境因素，它不断影响人体皮肤的细胞稳态。Liang 等（2018）研究了 LBP 免受紫外线诱导的人皮肤成纤维细胞（HSF）损伤的保护性能以及 LBP 和 Nrf2 之间的相关性。结果表明，LBP 可以通过磷酸化和核转位作用，增加核 Nrf2 的水平，LBP 通过调节 Nrf2 保护 HSF 细胞免受紫外线损伤。李文波等（2016）研究发现 LBP 可以促进由 X 射线引起的骨髓抑制小鼠外周血象的恢复，同时可刺激外周血单核细胞产生重组粒细胞集落刺激因子（G-CSF），显著改善射线造成的肝细胞内线粒体巯基蛋白的丢失及 SOD、过氧化氢酶、GSH-Px 的失活，且 LBP 的抗辐射功能比生育酚更明显。Zhou 等（2016）用 0.4Gy 的 X 射线辐照昆明鼠 1.25min，辐照 2h 后给试验组昆明鼠腹腔内连续注射不同梯度浓度的 LBP 14 天，检测骨髓单核细胞，结果表明 LBP 对辐照诱导的损伤具有保护作用。

（六）其他

Li 等（2019）研究了 LBP 具有保护心脏的作用。试验揭示了 LBP 在缺氧损伤的 H9c2 细胞中的潜在作用及其可能的机制。表明 LBP 在急性心肌梗死（AMI）的治疗中具有潜在的应用价值。Xin 等（2011）通过试验验证了粗 LBP 对 DOX 诱导的心脏毒性的抗氧化作用。在 DOX 治疗的大鼠中观察到以血清肌酸激酶（CK）水平升高、心脏重量指数降低以及肌原纤维排列紊乱为特征的心肌损伤，而 LBP 摄入后，DOX 至少部分通过增强抗氧化酶活性和减轻脂质过氧化作用，对心肌产生保护作用。Liu 等（2019）研究发现 LBP 可显著抑制心脏组织中的氧化应激和炎症，并伴有钙蛋白酶-1 的表达降低，抑制 NF-κB 的 p65 亚基的核移位，上调细胞质中的抑制蛋白 IκB-α。结果表明 LBP 可以减轻链脲霉素（STZ）诱导的糖尿病大鼠心肌肥厚。Ding 等（2019）研究了 LBP 在模拟唾液、胃和小肠条件下的消化和人肠道菌群体外发酵的效果，结果显示 LBP 可作为调节肠道菌群组成和促进双歧杆菌等有益菌生长的特殊成分开发利用。Meng 等（2020）研究了枸杞果实对大鼠骨骼肌的影响，试验发现枸杞提取物（1～2 mg/mL）显著增加大鼠胫骨和腓肠肌质量，调节了 IIa 型氧化肌纤维的比例，促进了线粒体的生物生成和脂肪酸氧化，进而提高大鼠跑步距离。

第四节　枸杞的功能临床试验

枸杞中含有多种功能活性成分，包括枸杞多糖（LBP）、类胡萝卜素、黄酮类化合物等。研究者利用不同的模型发现枸杞有很多生物活性作用，可以护肝、清除自由基、降血糖、降血脂、抗心血管疾病、免疫调节、抗辐射、抗氧化、抗阿尔茨海默病等。目前枸杞多糖（LBP）在 2 型糖尿病中的干预作用已得到临床验证。

有助于维持血糖健康水平

枸杞多糖（LBP）作为枸杞的主要成分，许多研究表明 LBP 在细胞或动物试验中具有调节血糖的作用，但很少有研究报道 LBP 在 2 型糖尿病患者中的抗糖尿病作用。Cai 等（2015）为了观察 2 型糖尿病患者晚饭后 LBP 的降血糖和降脂活性，对照组和 LBP 干预组在 3 个月内进行了各种测试。共有 67 例 2 型糖尿病患者（对照组 30 例，LBP 组 37 例）参加了这项研究（给药剂量 300mg/d）。结果显示，LBP 对 2 型糖尿病患者有显著的保护作用。在 3 个月的 LBP 给药后，口服代谢耐受试验（OMTT）期间血清葡萄糖含量显著降低，胰岛素生成指数增加。低血压也增加了 2 型糖尿病患者的 HDL 水平。与服用降糖药的患者相比，对于没有服用任何降糖药的患者，其降糖效果更明显。本研究也表明，LBP 是一种潜在的用于治疗 2 型糖尿病的辅助剂。

（一）试验设计

1. 试验对象

通过自愿抽样的方法招募受试者 67 名，所有受试者被诊断为 2 型糖尿病至少 5 年。

2. 试验过程与方法

受试者连续 3 个月每日两次服用 LBP 和安慰剂，根据年龄、性别、患糖尿病时间进行分组。每个 LBP 胶囊含有 150mg 的 LBP 和 150mg 的微晶纤维素。安慰剂中含有 300mg 微晶纤维素。每两周随访一次。根据基础代谢率和每日活动能量消耗计算平均日能量消耗及平衡。

3. 试验评估

在 OMTT 和任何口服降糖药之前禁食 10h。受试者被要求在 5min 内进食（20kcal/kg）。分别于高脂负荷液体餐后 0h、0.5h、1h、2h、4h、6h、8h 采血。餐后测定胰岛素、甘油三酯（TG）、总胆固醇（TC）、高密度脂蛋白（HDL）和载脂蛋白 B（ApoB）。经过 3 个月的干预后进行重复的 OMTT。

（二）试验结论

随机对照临床试验表明 LBP 对 2 型糖尿病患者有显著的保护作用。在 OMTT 期间，LBP 给药 3 个月后，血糖明显下降，胰岛素生成指数增加。低血压也增加了 2 型糖尿病患者的 HDL 水平。对于不用降糖药的患者，降糖疗效比服用降糖药的患者更显著。本研究表明，LBP 是一种潜在的良好治疗辅助剂，未来可用于 2 型糖尿病维持血糖健康水平。

第五节　枸杞功能产品开发现状及发展趋势

枸杞作为一种药食同源的经济林果，其果实中富含如枸杞多糖、类胡萝卜素、黄酮等多种活性成分。随着国内外对枸杞营养价值和保健功效研究的深入，枸杞的众多功效已被证实；作为保健食品的重要原料来源，枸杞的需求量也日益增加。随着大健康理念逐渐深入，我国枸杞的需求量也在不断提升，2020 年枸杞的销售规模为 110 亿元，预计 2025 年将达到 145 亿元。

一、产品分类及开发特点

（一）枸杞干果类

我国的枸杞产品主要以枸杞干果为主，目前常用的干制方式包括自然晾晒、热风干燥、真空冷冻干燥、微波干燥和联合技术干燥等方法。低温真空干燥可以更好地保留枸杞干燥过程中氨基酸、类黄酮和多糖的含量，更好地保持枸杞的感官和营养品质（王美钧，2018）。与热风干燥相比，远红外辐射辅助脉冲真空干燥明显缩短了干燥时间，枸杞产品如颜色等感官品质得到提升（Xie et al.，2017）。Dermesonlouoglou 等（2018）研究发现脉冲电场和渗透脱水对干制枸杞颜色、抗氧化能力和总酚有保护作用。在未来，枸杞干制技术和设备将逐渐向联合干制技术的方向发展，如压差闪蒸干燥技术、电流体干燥技术、脉冲电场联合渗透脱水技术等，另外，在追求干燥技术发展的同时确保活性成分不被破坏也是未来干燥技术发展的重要参考因素。

（二）枸杞果汁和饮料类

枸杞果汁、枸杞饮料和枸杞果酒等枸杞相关饮品在很大程度上满足了消费者对枸杞保健功能的需求。枸杞饮料的生产技术和设备对活性成分的影响，是决定枸杞饮料制品深加工方向和发展趋势的重要因素。You 等（2018）对比热处理、高静压处理等多种杀菌方法对果汁加工中颜色和花色苷含量的影响，验证了高静压杀菌技术在饮料中的应用潜力。Hwang 等（2018）验证了强脉冲光技术在食品杀菌中的应用。因此，枸杞饮料深加工产业发展中关键技术和设备研发是未来重要的发展方向。

（三）枸杞活性成分提取类

枸杞作为知名中药材富含多种活性成分，具有优良的应用价值，其提取方法已成为研究的热点。枸杞功能性成分除枸杞多糖、类胡萝卜素、黄酮类化合物以外，还包括甜菜碱、牛磺酸、脑苷、维生素、精油等众多活性物质，枸杞中这些活性物质的精加工和综合利用的系列产品，也是未来枸杞深加工的重要发展方向。

（四）其他类

枸杞的保健功能未来仍是枸杞深加工的重要发展方向，作为原辅料应用于食品、药品和化妆品的生产加工，包括枸杞糖果、糕点、挂面、面包和面膜等，使枸杞资源得到充分利用，也会结合枸杞的生产特性以及当地饮食习惯开发各种新产品，增加消费者的选择空间和购买欲望。

枸杞叶中含有多糖、生物碱、多酚、萜类和甾醇类等多种生物活性化合物。然而，枸杞叶大多被丢弃或直接焚烧，造成资源浪费和环境污染。因此，未来枸杞叶在食品工业中的开发利用也是重要的研究方向。

二、市场存在的问题及发展趋势

长期以来，枸杞产业停留在出售干果原料的初级阶段，为了能够更好地挖掘枸杞的营养价值，扩大枸杞的消费需求，提升枸杞产品的附加值，枸杞加工业需要从初级加工阶段向深加工领域发展。围绕枸杞干、鲜果、枝条、叶柄、籽等不同原料开展研究，提高原材料的综合利用能力，是枸杞深加工的重要发展方向。枸杞果实具有较好的食用营养和功能活性，因此，开发具有多种功能的枸杞深加工产品是重要的研究方向之一，如开发枸杞多糖、生物碱、类胡萝卜素等微胶囊和纳米载体的产品，提高这些功能活性成分的结构-功能的应用；针对不同年龄的消费人群和亚健康人群，开发多元化、个性化高端产品，如针对老年人群血糖和血压、运动员保护、学生和上班族视力等具有保健功能的饮料或主食；开发具有保健功效的快消费型产品，如喷雾干燥的枸杞多糖速溶粉。还可以开发枸杞系列的化妆品，如面膜、口红、乳液等产品，推动枸杞深加工产业发展。因此，不断拓展枸杞深加工业务的深度和广度，是枸杞加工业未来的发展趋势，也是提升行业竞争力的必然选择。

参 考 文 献

李文波, 庞华, 周静, 等. 2016. 枸杞多糖对受 X 射线照射小鼠外周血象及骨髓单个核细胞的影响. 辐射防护, 36: 218-223.

王美钧. 2018. 人参、枸杞的低温真空干燥试验研究. 天津: 天津商业大学硕士学位论文.

袁海静, 安巍, 李立会, 等. 2013. 中国枸杞种质资源主要形态学性状调查与聚类分析. 植物遗传资源学报, 14: 627-633.

杨阳. 2018. 枸杞多糖通过上调 PGC-1α、NRF-1、TFAM 表达对非酒精脂肪肝肝细胞模型的保护作用. 银川: 宁夏医科大学硕士学位论文.

Bo R N, Zheng S S, Xing J, et al. 2016. The immunological activity of *Lycium barbarum* polysaccharides liposome *in vitro* and adjuvanticity against PCV2 *in vivo*. International Journal of Biological Macromolecules, 85: 294-301.

Cai H Z, Liu F K, Zuo P G, et al. 2015. Practical application of antidiabetic efficacy of *Lycium barbarum* polysaccharide in patients with type 2 diabetes. Medicinal Chemistry, 11: 383-390.

Chen W W, Cheng X, Chen J Z, et al. 2014. *Lycium barbarum* polysaccharides prevent memory and neurogenesis impairments in scopolamine-treated rats. PLoS One, 9: e88076

Chen Y, Yao F, Ming K, Wang D, et al. 2016. Polysaccharides from traditional chinese medicines: Extraction, purification, modification, and biological activity. Molecules, 21: 1705.

Chen Z S, Huat Tan B K, Chan S H. 2008. Activation of T lymphocytes by polysaccharide-protein complex from *Lycium barbarum* L. International Immunopharmacology, 8: 1663-1671.

Cheng D, Kong H. 2011. The effect of *Lycium barbarum* polysaccharide on alcohol-induced oxidative stress in rats. Molecules, 16: 2542-2550.

Cui F, Shi C L, Zhou X J, et al. 2020. *Lycium barbarum* polysaccharide extracted from *Lycium barbarum* leaves ameliorates asthma in mice by reducing inflammation and modulating gut microbiota. Journal of Medicinal Food, 23: 699-710.

Deng X L, Luo S, Luo X, et al. 2018. Polysaccharides from Chinese Herbal *Lycium barbarum* induced systemic and local immune responses in H22 tumor-bearing mice. Journal of Immunology Research, 4: 563-569.

Dermesonlouoglou E, Chalkia A, Dimopoulos G, et al. 2018. Combined effect of pulsed electric field and osmotic dehydration pre-treatments on mass transfer and quality of air dried goji berry. Innovative Food Science & Emerging Technologies, 49: 106-113.

Ding Y, Yan Y, Peng Y, et al. 2019. *In vitro* digestion under simulated saliva, gastric and small intestinal conditions and fermentation by human gut microbiota of polysaccharides from the fruits of *Lycium barbarum*. International Journal of Biological Macromolecules, 125: 751-760.

Feng L, Xiao X, Liu J, et al. 2020. Immunomodulatory effects of *Lycium barbarum* polysaccharide extract and its uptake behaviors at the cellular level. Molecules, 25: 1351.

Frede K, Ebert F, Kipp A P, et al. 2017. Lutein activates the transcription factor Nrf2 in human retinal pigment epithelial cells. Journal of Agricultural and Food Chemistry, 65: 5944-5952.

Gan L, Zhang S H, Yang X L, et al. 2004. Immunomodulation and antitumor activity by a polysaccharide-protein complex from *Lycium barbarum*. International Immunopharmacology, 1: 563-569.

Gong X M, Draper C S, Allison G S, et al. 2017. Effects of the macular carotenoid lutein in human retinal pigment epithelial cells. Antioxidants, 6: 100.

Huang L, Tian G, Qi C, et al. 2001. Structure elucidation and immunoactivity studies of glycan of glycoconjugate LbGp4 isolated from the fruit of *Lycium barbarum* L. Chemical Journal of Chinese Universities, 22: 407-411.

Hwang H J, Cheigh C I, Chung M S. 2018. Comparison of bactericidal effects of two types of pilot-scale intense pulsed-light devices on cassia seeds and glutinous millet. Innovative Food Science & Emerging Technologies, 49: 170-175.

Li J, Ding Z, Yang Y, et al. 2018. *Lycium barbarum* polysaccharides protect human trophoblast HTR8/SVneo cells from hydrogen peroxide induced oxidative stress and apoptosis. Molecular Medicine Reports, 18: 2581-2588.

Li Q, Zhang Z, Li H, et al. 2019. *Lycium barbarum* polysaccharides protects H9c2 cells from hypoxia- induced injury by down-regulation of miR-122. Biomedicine Pharmacotherapy, 110: 20-28.

Liang B H, Peng L Q, Li R X, et al. 2018. *Lycium barbarum* polysaccharide protects HSF cells against ultraviolet-induced damage through the activation of Nrf2. Cellular & Molecular Biology Letters, 23: 13.

Lin S, Wraikat A L, Niu M, et al. 2019. Degradation Enhances the Anticoagulant and Antiplatelet Activities of Polysaccharides from *Lycium barbarum* L. Leaves. International Journal of Biological Macromolecules, 133: 674-682.

Liu H, Fan Y, Wang W, et al. 2012. Polysaccharides from *Lycium barbarum* leaves: isolation, characterization and splenocyte proliferation activity. International Journal of Biological Macromolecules, 51: 417-422.

Liu J F, Meng J, Du J H, et al. 2019. Preparative separation of flavonoids from goji berries by mixed-mode macroporous adsorption resins and effect on A beta-expressing and anti-aging genes. Molecules, 25: 3511.

Liu L, Lao W, Ji Q, et al. 2015. *Lycium barbarum* polysaccharides protected human retinal pigment epithelial cells against oxidative stress-induced apoptosis. International Journal of Ophthalmology, 8: 11-16.

Liu L, Sha X Y, Wu Y N, et al. 2020. *Lycium barbarum* polysaccharides protects retinal ganglion cells against oxidative stress injury. Neural Regeneration Research, 15: 1526-1531.

Liu Q, Han Q, Lu M, et al. 2019. *Lycium barbarum* polysaccharide attenuates cardiac hypertrophy, inhibits calpain-1 expression and inhibits NF-kappa B activation in streptozotocin-induced diabetic rats. Experimental and Therapeutic Medicine, 18: 509-516.

Liu Z G, Dang J, Wang Q L, et al. 2013. Optimization of polysaccharides from *Lycium ruthenicum* fruit using RSM and its anti-oxidant activity. International Journal of Biological Macromolecules, 61: 127-134.

Ma T T, Sun X Y, Tian C R, et al. 2016. Polysaccharide extraction from *Sphallerocarpus gracilis* roots by response surface methodology. International Journal of Biological Macromolecules, 88: 162-170.

Masci A, Carradori S, Casadei M A, et al. 2018. *Lycium barbarum* polysaccharides: Extraction, purification, structural characterisation and evidence about hypoglycaemic and hypolipidaemic effects. Food Chemistry, 254: 377-389.

Meng J, Lv Z, Sun C, et al. 2020. An extract of *Lycium barbarum* mimics exercise to improve muscle endurance through increasing type IIa Oxidative muscle fibers by activating ERRγ. The FASEB Journal, 34(9): 11460-11473.

Mohammad C A, Chen J, Zhang H J, et al. 2019. Effective extraction of flavonoids from *Lycium barbarum* L. fruits by deep eutectic solvents-based ultrasound-assisted extraction. Talanta, 203: 16-22.

Muatasim R, Ma H L, Yang X. 2018. Effect of multimode ultrasound assisted extraction on the yield of crude polysaccharides from *Lycium barbarum* (Goji). Food Science and Technology, 38: 160-166.

Peng X M, Huang L J, Qi C H, et al. 2001. Studies on chemistry and immune-modulating mechanism of a glycoconjugate from *Lycium barbarum* L. Chinese Journal of Chemistry, 19: 1190-1197.

Peng Y, Ma C, Li Y, et al. 2006. Quantification of zeaxanthin dipalmitate and total carotenoids in *Lycium* fruits. Plant Foods for Human Nutrition, 60: 161-164.

Potterat O. 2010. Goji (*Lycium barbarum* and *L. chinense*): Phytochemistry, pharmacology and safety in the perspective of traditional uses and recent popularity. Planta Medica, 76: 7-19.

Redgwell R J, Curti D, Wang J, et al. 2011. Cell wall polysaccharides of Chinese Wolfberry (*Lycium barbarum*): part 1. Characterisation of soluble and insoluble polymer fractions. Carbohydrate Polymers, 84: 1344-1349.

Ruíz-Salinas A K, Vázquez-Roque R A, Díaz A, et al. 2020. The treatment of goji berry (*Lycium barbarum*) improves the neuroplasticity of the prefrontal cortex and hippocampus in aged rats. Journal of Nutritional Biochemistry, 83: 108416.

Skenderidis P, Petrotos K, Giavasis I, et al. 2017. Optimization of ultrasound assisted extraction of of goji berry (*Lycium barbarum*) fruits and evaluation of extracts bioactivity. Food Process Engineering, 40: e12522.

Sun Y, Sun W, Guo J, et al. 2015. Sulphation pattern analysis of chemically sulphated polysaccharide LbGp1 from *Lycium barbarum* by GC-MS. Food Chemistry, 170: 22-29.

Tang L, Zhang Y, Jiang Y, et al. 2011. Dietary wolfberry ameliorates retinal structure abnormalities in db/db mice at the early stage of diabetes. Experimental Biology and Medicine, 236: 1051-1063.

Wang X Q, Zheng J J, Yu Z W, et al. 2012. A meta-analysis of core stability exercise versus general exercise for chronic low back pain. PLoS One, 7: e52082.

Wang Y, Liu X, Zhang J, et al. 2015. Structural characterization and *in vitro* antitumor activity of polysaccharides from *Zizyphus jujuba* cv. Muzao. RSC Advances, 5: 7860-7867.

Wu D T, Cheong K L, Deng Y, et al. 2015. Characterization and comparison of polysaccharides from *Lycium barbarum* in China using saccharide mapping based on PACE and HPTLC. Carbohydrate Polymers, 134: 12-19.

Xiao J, Liong E C, Ching Y P, et al. 2012. *Lycium barbarum* polysaccharides protect mice liver from carbon tetrachloride-induced oxidative stress and necroinflammation. Journal of Ethnopharmacology, 139: 462-470.

Xie L, Mujundar A S, Fang X, et al. 2017. Far-infrared radiation heating assisted pulsed vacuum drying (FIR PVD) of wolfberry (*Lycium barbarum* L) effects on drying kinetics and quality attributes. Food and Bio-Products Processing, 102: 320-331.

Xin Y F, Wan L L, Peng J L, et al. 2011. Alleviation of the acute doxorubicin-induced cardiotoxicity by *Lycium barbarum* polysaccharides through the suppression of oxidative stress. Food and Chemical Toxicology, 49: 259-264.

Yang R F, Zhou C, Chen X, et al. 2015. Chemical properties and bioactivities of goji (*Lycium barbarum*) polysaccharides extracted by different methods. Journal of Functional Foods, 17: 903-909.

Yao R, Heinrich M, Zhao X, et al. 2021. What's the choice for goji: *Lycium barbarum* L. or *L. chinense* Mill.? Journal of Ethnopharmacology, 276: 114185.

Yin G H, Dang Y L. 2008. Optimization of extraction technology of the *Lycium barbarum* polysaccharides by Box-Behnken statistical design. Carbohydrate Polymers, 74: 603-610.

You Y, Li N, Han X, et al. 2018. Influence of different sterilization treatments on the color and anthocyanin contents of mulberry juice during refrigerated storage. Innovative Food Science & Emerging Technologies, 48: 1-10.

Zhang J, Jia S Y, Liu Y, et al. 2011. Optimization of enzyme-assisted extraction of the *Lycium barbarum* polysaccharides using response surface methodology. Carbohydrate Polymers, 86: 1089-1092.

Zhang M, Wang F, Liu R, et al. 2014. Effects of superfine grinding on physicochemical and antioxidant properties of *Lycium barbarum* polysaccharides. LWT-Food Science and Technology, 58: 594-601.

Zhao C, Yang R F, Qiu T Q. 2013. Ultrasound-enhanced subcritical water extraction of polysaccharides from *Lycium barbarum* L. Separation and Purification Technology, 120: 141-147.

Zhao R, Hao W L, Ma B L, et al. 2015. Improvement effect of *Lycium barbarum* polysaccharide on sub-health mice. Iranian Journal of Basic Medical Sciences, 18: 1245.

Zhou J, Pang H, Li W, et al. 2016. Effects of *Lycium barbarum* polysaccharides on apoptosis, cellular adhesion, and oxidative damage in bone marrow mononuclear cells of mice exposed to ionizing radiation injury. BioMed Research International, 2016: 4147879.

Zhu J, Liu W, Yu J, et al. 2013. Characterization and hypoglycemic effect of a polysaccharide extracted from the fruit of *Lycium barbarum* L. Carbohydrate Polymers, 98(1): 8-16.

Zhu W, Zhou S X, Liu J H, et al. 2020. Prebiotic, immuno-stimulating and gut microbiota-modulating effects of *Lycium barbarum* polysaccharide. Biomedicine & Pharmacotherapy, 121: 109591.

Zou S, Zhang X, Yao W, et al. 2001. Structure characterization and hypoglycemic activity of a polysaccharide isolated from the fruit of *Lycium barbarum* L. Carbohydrate Polymers, 80: 1161-1167.

Zou Y, Duan Y, Huang S, et al. 2020. Polysaccharides from *Lycium barbarum* ameliorate amyloid pathology and cognitive functions in APP/PS1 transgenic mice. International Journal of Biological Macromolecules, 144: 1004-1012.

第十五章　沙棘营养与功能

第一节　沙棘产业发展状况

沙棘别名达尔、沙枣、醋柳果、酸刺子、酸柳柳、其察日嘎纳、大尔卜兴等，英文名 sea buckthorn，拉丁学名 *Hippophae rhamnoides* L.，这一拉丁文原意是"毛色鲜亮的马"，传说是因古斯巴达战马吃了沙棘变得膘肥体壮、毛色鲜亮闪光而得名。沙棘（果）是传统健康食品，人们很早就认识到其保健功效。在俄罗斯，沙棘作为健康食品得到广泛应用，是重要的宇航食品。我国藏医、蒙医等传统医学将沙棘列为重要药物，我国卫生部在 1977 年正式将沙棘列入《中国药典》，沙棘在 2002 年列入药食同源品种目录，沙棘叶在 2013 年列入新资源食品目录。

沙棘是防风固沙的重要树种，兼具生态、经济和社会效益多重功能。近年来，在水利部沙棘开发管理中心等政府机构与企业的推动下，沙棘健康产业蓬勃发展。1985 年，在时任水利电力部部长钱正英的倡导下，我国掀起了大规模种植开发沙棘的热潮，并专门设置沙棘开发管理中心。在政府与企业的共同努力下，形成了一个崭新的局面。自 1985～2020 年，完成了 30 多项沙棘适用技术的攻关研发，获得国家级奖项 1 项、省部级奖项 20 余项，新编国家标准、行业标准和团体标准 14 个，出版专著 30 部以上，获得专利 5683 项；全国现有各类沙棘企业 3200 多家，其中沙棘加工企业 200 余家。沙棘产品涉及饮料食品、保健品、药品、化妆品等十大类数百种产品，其中的保健品与药品主要包含沙棘黄酮、沙棘油等的单方与复方制剂，在辅助降血脂保护心脑血管、保护胃黏膜和肝脏等方面具有很好的效果。2020 年全国沙棘鲜果总产 50 万～60 万 t，可采收 20 万～30 万 t，实际采收加工 8 万～10 万 t，年产值约 70 亿元，全沙棘行业总产值达 240 亿～260 亿元。全世界沙棘种植的核心地区在我国，我国现有的沙棘果实资源量占到全球的 90%以上，发达国家的沙棘原料主要从我国进口，国际沙棘协会（ISA）也设立在我国，主导着全球的沙棘资源建设与开发事宜。沙棘产业生态效益、经济效益与社会效益三者相互促进，形成沙棘产业良性发展的新局面。

第二节　沙棘的种类、分布及生物学特性

一、沙棘的分布情况

沙棘的地理分布很广，天然分布在欧亚大陆温带气候区的 45 个国家，后经人工引种到朝鲜、加拿大、秘鲁、玻利维亚、南非等。截至 2020 年 12 月，沙棘分布在全球 52 个国家，总面积 3500 万亩。中国约有沙棘林 3100 万亩（其中，天然林 1100 万亩，

人工林 2000 万亩）。其中内蒙古自治区面积最大，近 590 万亩，其次是山西省，约 580 万亩，然后是甘肃、青海、陕西等省。

二、沙棘的主要品种

沙棘分为 6 种 12 亚种，6 个种分别为鼠李沙棘种（*Hippophae rhamnoides* L.）、柳叶沙棘种（*Hippophae salicifolia* D. Don）、西藏沙棘种（*Hippophae tibetana* Schlechtendal）、江孜沙棘种[*Hippophae gyantsensis* (Rousi) Y. S. Lian]、肋果沙棘种（*Hippophae neurocarpa* S. W. Liu et T. N. He）、棱果沙棘种（*Hippophae goniocarpa* Y. S. Lian X. L. Chen et K. Sun）。分布于我国的沙棘主要为鼠李沙棘种下的一些亚种，包括分布于北方的中国沙棘亚种（*Hippophae rhamnoides* subsp. *sinensis* Rousi）、中亚沙棘亚种（*Hippophae rhamnoides* subsp. *turkestanica* Rousi）和蒙古沙棘亚种（*Hippophae rhamnoides* subsp. *mongonica* Rousi），以及分布在四川、云南、西藏等地的云南沙棘亚种（*Hippophae rhamnoides* subsp. *yunnanensis* Rousi）。

三、沙棘的栽培与生物学特性

沙棘为落叶灌木或乔木，多刺，粗壮，顶生或侧生，株高 1～5m；嫩枝褐绿色，密被银白色而带褐色鳞片，老枝灰黑色，粗糙；单叶近对生，叶柄短，叶片纸质，狭披针形或长圆状披针形；沙棘花期 4～5 月，果期 9～10 月，果实呈球形，直径 4～6mm，橙黄色或橘红色，果梗长 1～2.5mm；种子小，黑色或紫黑色，有光泽。

沙棘根系发达，具有着生固氮根瘤的特性，极耐旱、耐瘠薄、耐盐碱，栽培易成活。我国自 1985 年以来，引进品种 50 余种、选育品种 30 余种、杂交品种 20 余种，使我国主要沙棘种植区域都有了适于栽培的沙棘品种。公益林资源面积由 1000 万亩增加到 3000 万亩，林分质量由低效林变为中高质量林，并新增沙棘工业原料林 70 万亩以上。

第三节　沙棘的功能基础试验

成书于公元 8 世纪的藏医药名著《月王药珍》记述沙棘"医治培根，增强体阳，开胃舒胸，饮食爽口、容易消化"；清代《晶珠本草》中称"沙棘利肺止咳，活血化瘀，利心脏血脉，消痰浊"；中医认为沙棘味甘、酸，性温，归脾、胃、肺、心经，可用于活血散瘀、止咳化痰、健胃消食。从现代科学角度理解，沙棘可能具有维持血脂健康水平、保护胃黏膜、缓解体力疲劳以及保护肺脏等功能。现代生物化学研究从沙棘中分离鉴定出沙棘黄酮、沙棘多糖、维生素 C、超氧化物歧化酶等多种生物活性物质，功能活性研究进一步证实了沙棘的保健价值。

一、功能成分分离和鉴定

沙棘功能成分在不同的生态地理群、不同生长微环境、不同采收时间差异很大。已鉴定沙棘中的活性物质有上百种,其中多酚和黄酮 30 余种,是最重要的功能成分;其次,沙棘中的维生素 C 含量非常高,也是重要的活性成分,而且沙棘还含超氧化物歧化酶等活性成分。

(一)多酚与黄酮类化合物

多酚与黄酮类化合物是沙棘中重要的活性成分,沙棘的果实、叶片和果渣中均含有数量相当可观的黄酮类化合物,主要有槲皮素、山柰酚、异鼠李素和杨梅素等 4 种苷元及其苷类化合物,构成苷类的糖有葡萄糖、鼠李糖、阿拉伯糖和半乳糖,多以 3-O-糖苷形式出现。Guo 等(2017)对 4 个亚种(中亚亚种、中国亚种、云南亚种与蒙古亚种)沙棘果进行研究,总黄酮对酚类化合物的贡献率在 74.1%到 85.0%之间,平均80.5%。总酚、游离酚和结合酚的平均含量分别为(32.6±4.5)mg 没食子酸当量/g、(32.3±4.5)mg 没食子酸当量/g 和(0.32±0.07)mg 没食子酸当量/g。将沙棘果中的酚类化合物分为 4 类,即酚酸类、黄酮苷元、黄酮单苷类和黄酮二苷类,用反相高效液相色谱法(RP-HPLC)对其进行分析,结果发现总黄酮二苷以(233±46)mg/100g 含量最高,其次是总黄酮单苷、酚酸和黄酮苷元,分别为(147±24)mg/100g、(62.9±23.4)mg/100g 与(30.9±5.5)mg/100g。从单个化合物来看,异鼠李素-3-葡萄糖苷-7-鼠李糖苷(I-3-G-7-Rh)的含量最高,以后依次为异鼠李素-3-O-芸香苷(I3R)、山柰酚-3-槐果苷-7-O-鼠李糖苷(K-3-S-7-Rh)和异鼠李素-3-O-槐果苷-7-O-鼠李糖苷(I-3-S-7-Rh),分别为(148±29)mg/100g、(58.6±16.5)mg/100g、(45.0±11.6)mg/100g 和(39.7±22.6)mg/100g。沙棘中不同部位的黄酮含量存在较大差异,果肉中总黄酮含量为 0.95%,果渣中总黄酮含量为 0.89%,果皮中总黄酮含量为 0.51%,籽中总黄酮含量为 0.31%。其中沙棘果肉黄酮中异鼠李素的含量较高(70%左右)。沙棘籽黄酮中主要是以山柰酚为主,含量能够达到总黄酮含量的 31.5%。

(二)维生素

沙棘的果实、油中含有多种维生素,以维生素 A 和维生素 C 为主。沙棘有"天然维生素 C 之王"的美称,果肉维生素 C 含量一般在 200~2500mg/100g,为猕猴桃的 2~3 倍,而且由于不含维生素 C 氧化酶,沙棘中的维生素 C 相当稳定。沙棘维生素 C 含量受成熟度影响较大,成熟果含量高。沙棘中含有维生素 A 原活性的类胡萝卜素,活性最强的为 β-胡萝卜素和隐黄质,占维生素 A 原的 5%,其含量比胡萝卜和南瓜高几倍。

(三)蛋白质与超氧化物歧化酶

超氧化物歧化酶(SOD)是人体内清除超氧化物阴离子的主要酶类,具有抗氧化作用。沙棘蛋白在果肉、种子中均有分布,其中种子的蛋白质含量最多,为 24.4%左右,沙棘果肉中的蛋白质含量为 2.89%。沙棘蛋白质中氨基酸总量为 83.41%,其中必需氨基酸总量为 67.57%,接近完全蛋白。沙棘中 SOD 的活性和含量都比较高,据报道沙棘果中 SOD 含量高达 345mg/100g,酶活力为 2755U/mg 蛋白,因而 SOD 也被认为是沙棘的一个重要的功效因子。

（四）多糖

沙棘多糖是由葡萄糖、果糖、半乳糖、阿拉伯糖、甘露糖和鼠李糖组成的中性多糖，其中可溶性糖含量较低，为 8%～15%，不同生长时期的多糖含量也不同，沙棘果在果实成熟期多糖含量最高。

（五）三萜、甾体类化合物

沙棘果中的三萜类化合物主要是齐墩果酸、熊果酸、2α-羟基乌苏酸等；熊果酸含量为 1.34%～1.60%。还含有丰富的甾类化合物，这些甾类成分主要以甾醇类、麦角甾类、羊毛甾等几种类型存在。

（六）脂肪酸

沙棘成熟的种子含有 8%～20%的油，干燥的果肉含有 20%～25%的油。这些油主要是甘油三酯形式的不饱和脂肪酸、植物甾醇。沙棘油中不饱和脂肪酸含量高达66.92%，单不饱和脂肪酸为 53.71%，多不饱和脂肪酸为 13.21%，且沙棘果油中的 C16脂肪酸比例明显高于 C18 脂肪酸。

二、功能成分营养学特点

沙棘果含有丰富的蛋白质和多种必需氨基酸，沙棘果肉中蛋白质含量为 2.89%，含有 18 种氨基酸，其中包括人体不能合成的 8 种氨基酸。沙棘也含有大量的糖，主要是葡萄糖和果糖，糖在浆果汁中的含量从 0.6g/100ml 到 24.2g/100ml 不等。沙棘果实中除维生素 C 外，维生素 A、维生素 E 含量也很高，还含有其他维生素，如叶酸、维生素 B_1、维生素 B_2 和维生素 K，以及 β-胡萝卜素、番茄红素、玉米黄质等类胡萝卜素。沙棘还含有钾、钙、磷、铁等矿物元素，其中钾元素含量最高。此外，沙棘果实中也含有有机酸，如苹果酸、奎宁酸、草酸、柠檬酸和酒石酸。沙棘果皮含有 5-羟色胺（5-HT），5-羟色胺是一种与调节情绪有关的神经递质，在植物中很少。

沙棘油是天然多功能油脂，存在于果肉与种子中。沙棘油的脂肪酸组成包括棕榈酸、豆蔻酸、硬脂酸、棕榈烯酸、油酸、亚油酸、亚麻油酸、花生酸等，不饱和脂肪酸含量很高，远超橄榄油、澳洲坚果油的含量。沙棘油也含有丰富的 β-谷甾醇，比向日葵油、葡萄籽油和初榨橄榄油都高，沙棘油还含有类胡萝卜素、生育酚以及其他各种生物活性物质。沙棘油的活性成分可抑制胆固醇在动脉中的沉积，对预防由高胆固醇血症引起的心脑血管疾病有重要作用。沙棘油还具有美容、护肤功能。

沙棘的重要功能成分沙棘黄酮能够被人体吸收。沙棘黄酮不论以糖苷还是苷元形式摄入，吸收后的沙棘黄酮经代谢主要以葡萄糖醛酸苷及硫酸盐的形式存在。人体在食用添加沙棘黄酮苷元的食物后，血浆中异鼠李素和山奈酚浓度明显升高，血浆槲皮素浓度相对较低，但也有增加趋势。沙棘黄酮吸收快，在餐后 1h 血浆浓度达到高峰，然后逐渐下降。

三、功能成分的细胞、动物试验

（一）有助于维持血脂健康水平及对心血管保护

沙棘黄酮对心血管系统有着很好的保护作用，试验研究中沙棘黄酮表现出调节血脂、抗心肌缺血、增强心肌功能、改善心肌重构、抗心律失常、改善微循环等多重作用。

（1）维持血脂健康水平

沙棘黄酮可显著降低试验性高脂血症小鼠血清中的胆固醇（TC）和甘油三酯（TG）水平，并使高密度脂蛋白胆固醇（HDL-C）水平升高。周欣等（2018）研究了沙棘与红曲组成的胶囊对家兔试验性高脂血症的影响，采用高脂饲料喂养试验性家兔造成高脂血症模型，通过检测血清脂蛋白、血浆氧自由基 SOD、MDA 和 GSH-Px 以及肝脏 TC 含量的变化情况，观察不同剂量的沙棘红曲胶囊对高脂血症家兔的影响。结果表明，沙棘红曲胶囊 1.8g/kg、0.9g/kg 组均能显著降低高脂血症家兔血清 TC、TG 和 LDL-C，也能降低血浆 MDA 水平，明显升高血浆 SOD 活力，并且沙棘红曲胶囊能显著降低高脂血症家兔肝脏 TG 含量。Hao 等（2019）发现沙棘油降胆固醇与调节肠道菌群有关，沙棘甾醇也有降脂作用。

（2）对心血管的保护作用

抗心肌缺血：沙棘黄酮能改善心肌供血，对由静脉注射垂体后叶素所致大鼠急性缺血心肌有明显保护作用；对离体大鼠心脏缺血后心功能及血流动力学各指标有不同程度的改善作用，主要表现在能明显改善缺血后左室收缩压峰值、心室内压最大速率下降程度。

增强心肌功能、改善心肌重构：在小剂量范围内，沙棘黄酮可不依赖钙离子内转运而增加心肌细胞收缩力，从而有效改善心力衰竭。沙棘黄酮可通过抑制核转录因子 NF-κB 信号传递系统的激活，引起细胞内相关分子表达调控机制改变，从而改善心肌肥大症状。

抗心律失常：沙棘黄酮对离体大鼠心脏可提高室颤阈值，延缓房室传导；轻度延长离体豚鼠左心房功能不应期，明显对抗乌头碱诱发的离体豚鼠右心房节律失常，抗心律失常作用类似钙拮抗剂。

改善微循环：沙棘黄酮在体外能够显著抑制由胶原引起的血小板凝集，显著增加前列环素（PGI$_2$）的分泌，提示具有防止血栓形成的作用。沙棘油可使小鼠耳郭毛细血管及大鼠肠系膜毛细血管开放量及微动脉、微静脉管径明显增加。

（二）有助于增强免疫力

沙棘具有双向免疫调节作用。沙棘粉能增加小鼠巨噬细胞的吞噬能力，使吞噬百分率明显高于对照组；能促进体液免疫，样品半数溶血值比对照组提高 35%；能促进淋巴细胞转化。沙棘能促进小鼠的脾淋巴细胞增殖和转化作用，提高小鼠的抗体生成细胞数、血清溶血素水平及 NK 细胞活性，促进小鼠单核-巨噬细胞的碳廓清和单核-

腹腔巨噬细胞的吞噬能力，促进小鼠的迟发型变态反应。因此，沙棘能够提高机体免疫功能。Jiang 等（2017）发现沙棘黄酮能通过 MAPK 与 NF-κB 信号通路抑制脂多糖诱导的巨噬细胞炎症反应。沙棘黄酮对脂多糖诱导的气道炎症有明显的保护作用，沙棘多糖可以通过抑制 Toll 样受体 4 和 NF-κB 信号通路，在体外保护细胞免受 LPS 诱导的炎症。

（三）有助于抗氧化

自由基与过氧化是人体衰老的重要因素。沙棘提取物的抗氧化作用在体外与体内研究中都得到证实。在体外研究中，通过超氧自由基清除试验（PSC）、氧自由基吸收试验（ORAC）、细胞抗氧化试验（CAA）等，证明沙棘黄酮有良好的抗氧化作用。在体内研究中，沙棘提取物可显著降低老龄鼠体内的脂质过氧化物水平，血清超氧化物歧化酶（SOD）与谷胱甘肽过氧化物酶（GSH-Px）活力均显著提高。沙棘提取物可以抑制小鼠由铬元素引发的自由基产生、细胞凋亡、DNA 断裂等现象，同时使细胞的抗氧化能力恢复到正常水平，其作用机制可能与沙棘含有丰富的维生素 C、SOD 及黄酮类化合物有关。

（四）有助于维持血糖健康水平功能

沙棘中含有具降血糖作用的 α-葡萄糖苷酶样活性成分。采用沙棘醇和水提物对 2 型糖尿病大鼠模型进行定量和定期给药治疗 4 周，处死后测定一系列相关的生化指标，并与正常组比较分析，结果表明沙棘不同提取物组的各项指标均有明显改善，且存在一定的量效关系，说明服用沙棘提取物可降低血糖、提高抗氧化能力，起到保健作用。Gao 等（2017）研究发现沙棘果油可以通过 PI₃K/Akt 信号通路减轻 HepG2 细胞胰岛素耐受。沙棘蛋白可以改善链脲佐菌素诱导的糖尿病小鼠胰岛素抵抗，抑制相关基因的表达，上调 AMPK/SIRT1 通路的激活。同时沙棘蛋白还可以调节 2 型糖尿病小鼠肠道微生物多样性。

（五）对化学性肝损伤的辅助保护功能

沙棘油对四氯化碳、乙醇、扑热息痛所致的肝损伤动物均有保护作用。四氯化碳染毒可显著增高大鼠血清谷氨酸草酰乙酸转移酶（GOT）、谷氨酸丙酮酸转移酶（GPT）、碱性磷酸酶（ALP）和胆红素水平，并降低血清总蛋白水平，提示肝脏破坏；四氯化碳也使肝脏还原型谷胱甘肽（GSH）水平、谷胱甘肽过氧化物酶和超氧化物歧化酶活性下降，增加丙二醛（MDA）水平，显示引起过氧化损伤。沙棘提取物 100mg/kg 和 200mg/kg 处理显示出显著的保护作用，上述指标均有改善，并且具有明显的量效关系。窦增花等（2021）研究发现沙棘熊果酸可通过调控 NLRP3/caspase-1 通路在抗结核药物异烟肼与利福平致人肝细胞损伤中发挥作用。

（六）缓解体力疲劳功能

采用小鼠为试验对象，饲喂含不同比例的沙棘粉饲料 4 周，进行负重游泳试验，结果表明，运动 30min 和 60min 后的给药组动物血乳酸水平均低于对照组，乳酸脱氢酶活力、肌糖原与肝糖原含量高于对照组，抗疲劳作用显著。沙棘还具有适应原样作用，增强对寒冷、低温、束缚应激等逆境的抵抗能力。

（七）辅助保护胃黏膜功能

沙棘油对醋酸法和慢性利血平法所致胃溃疡有良好的促进愈合作用，沙棘油中的 β-谷甾醇-β-D-葡萄糖苷为抗胃溃疡的有效成分，能有效地保护胃黏膜、抑制胃酸分泌，使胃黏膜受损程度降低。对幽门结扎型、应激型等多种胃溃疡具有治疗和预防的作用。沙棘多酚对乳酸菌、拟杆菌、普氏杆菌和双歧杆菌等有益菌群均有促进作用，还可增强结肠抗氧化活性。

（八）其他功能

（1）抗癌功能。沙棘在一些体外研究中表现出抗癌作用。沙棘总黄酮中含有的槲皮素、芦丁、香豆素、多酚等活性成分能够通过清除体内自由基、抑制癌细胞 DNA 合成、抗促癌因子等作用达到综合抗肿瘤的目的。沙棘提取物对人类白血病细胞株（K562）、胃癌细胞株 7901、肝癌细胞株 HepG2 均有直接的杀伤作用，能有效阻断 N-亚硝基化合物的致癌作用，抑制黄曲霉素 B_1 诱发癌前病灶的作用。

（2）对皮肤黏膜的保护功能。沙棘油在动物试验中还有抗炎生肌、促进组织再生、促进溃疡愈合的作用。

第四节　沙棘的功能临床试验

沙棘既是传统药物，也被现代医学广泛应用，但传统医学缺乏相应的医案资料，而现代医学临床研究资料相对丰富。沙棘应用在传统与现代医学领域既有重叠又有区别，现代医学用沙棘黄酮制剂代替传统的沙棘煎剂，沙棘黄酮在保护心脑血管及保护胃肠道功能方面与传统医学中的活血散瘀、健胃消食一致；传统医学认为沙棘有利肺止咳作用，但现代医学很少用沙棘黄酮止咳化痰，这与现代同类竞争产品较多有关；同时，现代医学将沙棘油用于医疗，沙棘油在黏膜保护、美容护肤除皱等方面具有良好功能，这是传统医学所未涉及的领域。随着基础医学研究的发展，沙棘产品会在更多的疾病治疗与预防方面发挥作用。

一、有助于维持血脂健康水平及对心血管的保护

沙棘黄酮（醋柳黄酮片，心达康）很早就被批准作为药物应用，临床证明其对高脂血症、高黏血症、缺血性心脏病、心绞痛等病症有较好的防治效果。

（一）有助于维持血脂健康水平

上海医科大学基础医学院忻伟钧等（1997）报道了沙棘黄酮治疗高脂、高黏血症患者的研究结果。

1. 试验设计

（1）试验对象：病例均为体检群体中符合高脂、高黏血症者，且1个月内未用降脂药，1周内未用抗栓、抗凝血药者。69例患者随机分为2组：醋柳黄酮组（治疗组）35例，全部男性，年龄39～76岁；丹参组（对照组）34例，全部男性，年龄40～73岁。

（2）试验过程：治疗组每日3次口服醋柳黄酮片（上海九福药业公司）20mg，对照组每日2次口服丹参液10ml，疗程6周。

（3）试验方法：治疗前与一个疗程结束后4～6天验血，测定胆固醇、甘油三酯、载脂蛋白（Apo B100）、血浆凝血因子I、血液黏度、血小板聚集率和血栓指数。

2. 试验结果

醋柳黄酮治疗组血胆固醇、甘油三酯、载脂蛋白（Apo B100）、血浆凝血因子I、血液黏度、血小板聚集率和血栓指数均较治疗前显著下降（$P<0.05$）。对照丹参组降黏作用显著。

3. 试验结论

醋柳黄酮对高脂、高黏血症患者有效。

（二）对心血管的保护作用

上海第二医科大学附属瑞金医院郭元彪和邰杏芳（1998）报道了醋柳黄酮片治疗心血瘀阻型冠心病心绞痛40例的研究结果。

1. 试验设计

（1）试验对象：在门诊和病房中选择已确诊为冠心病心绞痛的患者40例，其中男24例、女16例，年龄44～79岁，平均为54.68岁。

（2）试验过程：口服醋柳黄酮片，每日3次，每次2片，8周为1个疗程，期间尽量停用其他相关的药物。

（3）试验方法：对服药前后的下列指标进行观察测定。观察心绞痛症状：心绞痛程度、心绞痛频度，并据此分级、分型。伴随症状：胸闷、乏力、气短、心悸、心慌、头晕、舌质、脉象等。心电图：主要测定ST段、T波变化及心律变化。血液流变学：测定全血黏度、血浆黏度、纤维蛋白原、红细胞压积。

2. 试验结果

（1）心绞痛症状疗效：40例冠心病心绞痛患者通过治疗，显效13例，有效20例，无效7例，总有效率为82.5%。

（2）伴随症状疗效：40例中显效1例，有效18例，无效5例。

（3）心电图疗效：40例中心电图异常32例，通过治疗显效7例，有效11例，无效14例，去除总有效率为56.25%。

（4）血液流变学疗效：治疗后血液流变学各项指标的均值都有较为明显的下降，并且具有统计学意义。

3. 试验结论

醋柳黄酮片能有效降低血液黏度，起到防止和治疗冠心病心绞痛的作用。

二、对化学性肝损伤的辅助保护功能

在临床上，沙棘产品对非酒精性脂肪肝（NAFLD）及肝纤维化具有辅助保护作用。

（一）沙棘治疗非酒精性脂肪肝

上海中医药大学附属曙光医院宝山分院李迎春等（2012）观察了沙棘治疗非酒精性脂肪肝的临床疗效和安全性。

1. 试验设计

（1）试验对象：选择 2009 年 3 月至 2011 年 3 月经 B 超检查诊断为脂肪肝患者 86 例，均符合 NAFLD 诊断标准和排除标准，随机分为 2 组：治疗组 44 例，男 23 例、女 21 例，年龄 20～71 岁，病程 1～25 年；对照组 42 例，男 25 例、女 17 例，年龄 18～67 岁，病程 1～20 年。两组患者年龄、性别、病程等具有可比性。

（2）试验过程：治疗组口服沙棘胶囊（陕西艾康沙棘制药有限公司），每次 3 粒（1.5g），每日 3 次，连续服用 90 天。对照组口服淀粉胶囊，每次 3 粒，每日 3 次，连续服用 90 天。两组保持治疗前的相同饮食生活习惯，如有糖尿病、高血压等疾病，予以相应的治疗。

（3）检测方法：治疗前及治疗 3 个月后，检测血总胆固醇（TC）、甘油三酯（TG）、高密度脂蛋白胆固醇（HDL-C）、低密度脂蛋白胆固醇（LDL-C）、丙氨酸氨基转移酶（ALT）、天冬氨酸氨基转移酶（AST）、葡萄糖（GLU），以及血清Ⅲ型胶原、血清Ⅳ型胶原、层粘连蛋白（LN）、透明质酸（HA）等肝纤维化指标；同时进行血常规、尿常规、便常规、心电图、肾功能等常规检查；观察肝脾 CT 比值。

2. 试验结果

治疗组总胆固醇、甘油三酯、高密度脂蛋白胆固醇、低密度脂蛋白胆固醇、丙氨酸氨基转移酶、透明质酸、肝脾 CT 比值改善情况均优于对照组，而血糖、血尿素氮、血肌酐两组比较无显著性差异。

3. 试验结论

沙棘胶囊可改善非酒精性脂肪肝患者的血脂、ALT，以及肝、脾 CT 比值水平，且不会导致肾功能和血糖代谢异常。

（二）沙棘产品抗肝纤维化作用

上海市第三人民医院（原上海宝钢医院）报道了沙棘产品抗肝纤维化作用的临床研究结果（Gao et al.，2003）。

1. 试验设计

（1）试验对象：50 名年龄在 20～70 岁的患者被纳入本研究，以下参数中至少两项超标：血清Ⅲ型胶原、血清Ⅳ型胶原、层粘连蛋白（LN）、透明质酸（HA）。将患者分为治疗组（A 组，n=30）和对照组（B 组，n=20 例）。两组有相似的人口统计学特征。所有患者过去 6 个月内均未服用任何抗纤维化药物、免疫调节剂或抗病毒药物。

（2）试验过程：A 组给予沙棘提取物颗粒剂（四川制药有限公司，中国），15g，每天 3 次，持续 6 个月。B 组给予复方维生素 B，每次 2 片，每天 3 次，持续 6 个月。

（3）检测方法：两组均于治疗前与治疗后测定血清Ⅲ型胶原、血清Ⅳ型胶原、层粘连蛋白（LN）、透明质酸（HA）、肿瘤坏死因子（TNF）-α、白细胞介素（IL）-6、血清白蛋白、总胆汁酸（TBA）、ALT、AST，以及凝血酶原时间。

2. 试验结果

经过一个疗程的沙棘治疗，与对照组比较，沙棘组血清层粘连蛋白（LN）、透明质酸（HA）、Ⅲ型胶原、Ⅳ型胶原、总胆汁酸显著降低，转氨酶 ALT 与 AST 恢复正常时间明显缩短。

3. 试验结论

沙棘提取物颗粒剂对防治肝纤维化有效。

三、辅助保护胃黏膜功能

我国传统医学很早就用沙棘来治疗消化系统疾病，包括胃和十二指肠溃疡、胃炎、消化不良及反流性食管炎等病。苏联学者认为沙棘油可加速胃溃疡和损伤的愈合、降低胃黏膜脂质过氧化物水平并提高中性氨基酸的浓度，是很好的治疗胃溃疡药物。

西安医科大学第一附属医院邱根全与乔翔（1997）报道了沙棘油丸治疗消化性溃疡 30 例的研究结果。

（一）试验设计

1. 试验对象

病例来源于西安医科大学第一附属医院病房和门诊，年龄为 18～60 岁，均有一年左右的病史，均经胃镜检查确诊，并符合中医"胃脘痛"征。治疗组 30 例患者，男 18 例、女 12 例；对照组 30 例，男 22 例、女 8 例。

2. 试验过程

在经胃镜检查确诊 3 天后，治疗组每次口服沙棘油胶丸（陕西艾康沙棘制药有限公司生产）6 粒，每日 2 次，分早晚服，1 个月为一疗程。对照组服雷尼替丁胶囊，每次 1 粒，每日 2 次，1 个月为一疗程。治疗前后各详细记录一次，服药期结束后复查胃镜。

3. 试验方法

利用胃镜检查判定疗效。痊愈：溃疡完全消失，局部轻度充血，无明显水肿。显效：溃疡基本消失，仍有明显炎症。有效：溃疡面缩小 50% 以上。无效：溃疡面缩小不及 50%。

（二）试验结果

沙棘油胶丸治疗组临床症状大有改善，有效率达 96%，经胃镜检查，痊愈率达 76.6%。

（三）试验结论

沙棘油胶丸治疗消化性溃疡有效。除对胃黏膜的保护作用外，沙棘产品对消化不良、厌食症等均有很好的疗效。沙棘干乳剂可以消食化滞，临床上用于治疗功能性消化不良和厌食症等疾病。沙棘籽油口服液也具有消食化滞、和胃降逆的作用。

四、有助于改善皮肤水分状况

沙棘油可用于改善皮肤水分状况，提高创面中的碱性磷酸酶、脂肪酶和硫酸酶活性，促进组织再生，加快修复速度，可以有效地治疗多种皮肤病，并有美容除皱功效。

芬兰 Aromtech 有限公司的 Yang 等（2009）报道了口服与局部应用超临界 CO_2 萃取沙棘油对老年女性皮肤的抗衰老作用研究结果。

（一）试验设计

1. 试验对象

60 名白人女性，年龄 50～70 岁（平均年龄 61 岁），随机分为两组（口服组与局部应用组），每组 30 人。受试者没有皮肤病或其他疾病，无怀孕、哺乳和对药物或化妆品不耐受病史。

2. 试验过程

在口服组中，受试者服用沙棘油胶囊，每天 4 粒（4×0.5g），共 3 个月。在局部应用组，受试者在脸上局部涂沙棘籽油晚霜，每天 2 次，持续 3 个月。

3. 试验方法

在治疗前、治疗 1 个月后和治疗结束时，使用非侵入性仪器测定皮肤水合状态、弹性、表面粗糙度、亮度和厚度等。

（二）试验结果

两种治疗方法都显著改善了受试者的皮肤水化状况和皮肤整体弹性。口服沙棘油胶囊可降低皮肤平均粗糙度和表面最大粗糙度，表明产品有抗皱功效。局部应用沙棘油晚霜可增加皮肤厚度，提示有积极的结构变化，改善了皮肤胶原合成。

（三）试验结论

研究显示口服沙棘油与皮肤局部使用沙棘油都有减少皮肤老化的迹象。

五、缓解视疲劳

视疲劳是由于视觉器官与工作环境长时间互相作用而产生的一种自觉症状，其主要表现为眼睛酸胀、视物模糊、看书复视、头痛头晕、不适、有疲倦感，有些人还伴有干眼症。

芬兰图尔库大学 Larmo 等（2010）的一项研究发现，口服沙棘油能减轻干眼综合征症状。

（一）试验设计

1. 试验对象

这是在芬兰图尔库大学医院进行的一项双盲、平行、安慰剂对照试验。纳入标准为自述干眼症者。排除标准为严重疾病、怀孕或哺乳、吸烟和经常使用强抗胆碱药物者。参与者年龄为 20～75 岁，一共 100 人（治疗组，$n=52$；安慰剂组，$n=48$）参与了试验，最终 86 人（治疗组，$n=45$；安慰剂组，$n=41$）完成研究。

2. 试验过程

沙棘油由芬兰 Aromtech 有限公司提供，含有超临界二氧化碳萃取沙棘籽油与沙棘果油，安慰剂是从椰子和棕榈仁中得到的中链脂肪酸甘油三酯。治疗组受试者每天口服 2g 沙棘油胶囊，安慰剂组服用外观相同的安慰剂油胶囊，持续 3 个月。

3. 试验方法

测定泪膜渗透压（mOsm/L）与泪膜稳定性，并填写问卷回答是否有眼干涩、砂粒感、灼烧感、发红、流泪、视力模糊等问题。

（二）试验结果

与安慰剂组相比，沙棘油治疗组泪膜渗透压较小，眼发红和灼烧感有所改善。

（三）试验结论

口服沙棘油对干眼症具有缓解效果。

该试验研究者认为沙棘油虽然不能直接影响泪膜脂层的脂肪酸组成，但是其中的类胡萝卜素、生育酚类物质及其脂肪酸衍生的类花生酸可能对睑板腺细胞具有一定的抗炎症和抗细胞分化的作用，从而缓解干眼症症状。

六、其他功能

沙棘早在《饮膳正要》中就被记载具有止咳治嗽的作用。现代医学研究表明，沙棘总黄酮具有祛痰止咳平喘的功效，能够用于呼吸系统疾病的治疗。总黄酮中所含的槲皮素、异鼠李素、山柰酚等有效成分具有明确的抗炎、扩血管、抗菌和抗病毒等功效，因而含有沙棘的药物能够广泛应用于治疗慢性咽炎、支气管炎、哮喘、咳嗽痰多等多种呼吸系统疾病。

第五节　沙棘功能产品开发现状及发展趋势

近几年来，在政府与企业的积极推动下，沙棘的栽培面积逐年增加，沙棘产业迅速发展，我国现有各类沙棘加工企业 3200 多家，产品涵盖了食品、保健品、药品、化妆品等十大类 200 多个品种。

一、产品分类及开发特点

（一）沙棘果汁

沙棘果汁包括原汁与调配饮料，是目前市场上的主要沙棘产品。生产该类产品的有内蒙古宇航人高技术产业有限责任公司、新疆恩利德生物科技有限公司、吕梁野山坡食品有限责任公司、鄂尔多斯天骄沙棘有限公司等企业。

沙棘果汁易发生褐变与味道等品质的变化。果汁褐变是一个复杂的化学过程，酶促褐变、美拉德反应与维生素 C 氧化都是果汁褐变的重要原因，褐变对果汁色差、味道等品质产生很大影响。温度、氧气、金属离子等能促进褐变。研究发现氧气是引起沙棘果汁饮料质量下降的主要原因，因此在工艺流程中尽早采用脱气装置将原汁中裹杂着的空气脱除至关重要，同时要在压榨、离心分离等原料预处理时，尽可能采取封闭式的无氧或贫氧环境，进行连续化、高效化操作，以减少和缩短果汁与氧气的接触时间，这样就可大大减缓氧化反应的速度；采取瞬间灭酶，迅速钝化沙棘原汁中的各种酶类，阻止和抑制酶促褐变反应的发生；添加还原性物质，以降低介质的还原电位，可缓解氧化反应的速度；在生产中所有设备、管道、附件等一切金属部件都必须采用耐酸的不锈钢或其他金属材料制造，可以防止金属杂质的污染。

（二）沙棘油

沙棘油包括沙棘籽油、果油及其软胶囊剂，生产单位有山西五台山沙棘制品有限公司、甘肃艾康沙棘制品有限公司、东营诺康生物技术有限公司等。

传统沙棘油提取方法存在着一定的缺点。传统提取方法主要是压榨法与溶剂萃取法，前者收率低，后者收率高但残留溶剂不能完全去除，影响了沙棘油的质量。近年发展的超临界 CO_2 流体萃取法克服了现有萃取方法所存在的缺点，是一种工艺流程先进、操作方便、萃取效率高、产品无残缺的新型分离技术，但这种方法也存在成本高等问题，需要继续改进。

（三）沙棘黄酮原料及制剂

沙棘黄酮原料及制剂的生产单位包括辽宁东宁药业、西安天瑞生物技术有限公司等。

沙棘的多种保健功能归功于沙棘黄酮，沙棘黄酮作为药物很早就进入市场，在保护心脑血管疾病方面效果明显，对肝、消化道与皮肤等多器官都有保护作用。但沙棘黄酮的生物活性成分与药理机制研究尚存在不足。沙棘黄酮组成复杂，各单体成分发挥的作用目前尚不十分明确，沙棘黄酮与其他同类产品如银杏黄酮相比有哪些突出特点尚缺少研究资料，深入研究沙棘黄酮的活性成分与药理机制，对于进一步开拓市场有积极意义。

（四）沙棘化妆品

沙棘化妆品包括面膜、香波、保湿霜等，生产单位有慕斯女孩、广州芯妍生物科技有限公司等。

沙棘油营养丰富，在俄罗斯、罗马尼亚与保加利亚等国家被广泛应用在化妆品中，近年来我国市场上也出现了以沙棘油为主要原料的化妆品。沙棘化妆品对人体皮肤具有良好的滋润作用和细胞兴奋作用，能促进表皮细胞的代谢，使皮肤恢复柔软性，增加皮肤的光彩，减缓皮肤出现皱纹，延缓皮肤衰老。在人民生活水平不断提高的现代社会，沙棘化妆品有着广阔的开发前景。

（五）沙棘汁喷雾干燥粉

沙棘果汁粉比果汁便于长期储藏与加工调配。用喷雾干燥法制造干粉相比于其他干燥过程更为理想，它可以在低温短时的单一操作下完成，同时还能保持该水化产物的天然营养成分、色泽和风味。

二、市场存在的问题及发展趋势

我国是沙棘种植规模最大的国家，从 20 世纪 80 年代就开始研究沙棘产品，但当前市场规模并不理想。目前我国的沙棘产业发展不管是从产品角度还是社会角度都存在问题。

经过 30 多年的开发，我国沙棘在资源品种培育、资源生态建设、产品研发和科技支撑等方面都取得了突破性进展，但是也还存在着一些问题。

在育种方面，开展的工作不够，获取的品种少，分子育种等尖端科学手段尚未落地实施。

在资源生态建设方面，存在防护林建设中纯林过多、对混交林重视不够，工业原料林品种过于单一、"两虫两病"危害严重、采果机械化没有得到落实等。

在产品研发方面，存在社会效益很大，经济效益差，增产不增收；虽有着高度美誉，但认知度低；品牌虽多，但精品较少；从业人员多，商业素质低；在销售中多以"传说""神话"为主要依据，缺乏临床应用证据。

在科技支撑方面，还存在如制定的国家标准、规程还很少；高档次、上水平的科技项目和成果有限，基础科学研究薄弱等问题。

这些问题的存在，表明我国沙棘工作虽然取得了很大成就，但整个研发、产业尚处于初中级阶段，还有许多方面的工作需要继续深入。这些问题也给下一阶段工作提出了新的努力方向，有待通过完善各方面配套措施，加大科技支撑力度，想方设法来逐步加以解决，以期推动下一阶段我国沙棘种植开发工作能够跨入更加健康的高质量可持续发展之路。

（一）从产品角度

一是沙棘新产品开发问题，现有沙棘产品以初级加工产品居多，产品附加值比较低，缺少高精新产品；二是产品功能与人们使用实际效果之间缺少科学严谨的科研数据，消费者对产品的信任度低；三是产品市场开发有限，宣传力度不够，销路没有充分打开。

（二）从社会角度

一是参与沙棘生产的企业规模小，没有强劲的龙头企业来带动行业发展；二是科研力量不强，缺少强大的专业创新团队参与沙棘产品的研发与推广；三是政府宏观支持不足。

尽管存在上述问题，但是随着国家的整体进步，这些问题都会得到解决。沙棘是一种具有顽强生命力的植物，沙棘产业是一个朝阳产业，有着巨大的发展空间、广阔的市场前景，可以预见，在不久的将来，我国的沙棘产业一定会迎来一个欣欣向荣的发展时期。

参 考 文 献

陈道国, 张国昀, 张彤, 等. 2019. 沙棘浆果中酚类物质含量与自由基清除能力相关分析. 林业科学研究, 32(5): 27-33.

邓小娟, 司传领, 刘忠, 等. 2009. 沙棘的药理作用研究进展. 中国药业, 18(1): 63-64.

丁小林, 秦利平. 2008. 沙棘中的营养成分与生物活性物质研究进展. 中国食物与营养, 14(9): 59-61.

窦增花, 于国英. 2021. 沙棘熊果酸调控 NLRP3/caspase-1 轴在抗结核药物致人肝细胞损伤中的作用. 中成药, 43(5): 1319-1323.

方亮, 李珍, 李杰. 2021. 大果沙棘不同品种、不同部位油脂的提取及元素分析. 食品安全质量检测学报, 12(15): 6091-6096.

付依依, 苑鹏, 夏凯, 等. 2021. 沙棘的功效成分及生物学功效评价研究进展. 现代食品, (7): 39-42.

郭元彪, 邰杏芳. 1998. 醋柳黄酮片治疗心血瘀阻型冠心病心绞痛 40 例. 辽宁中医杂志, 25(4): 161-162.

郝娟, 方亮. 2020. 沙棘各营养成分测定方法研究进展. 现代食品, (13): 32-35.

胡高爽, 高山, 王若桦, 等. 2021. 沙棘活性物质研究及开发利用现状. 食品研究与开发, 42(3): 218-224.

胡建忠. 2021. 我国系统种植开发沙棘 35 年(1985～2020 年)的主要成就. 世界生态学, 10(4): 500-508.

胡建忠, 蔡建勤, 闫晓玲, 等. 2021. 广适优质高产沙棘杂交新品种选育与应用. 中国科技成果, 22(16): 27-29, 32.

李迎春, 高泽立, 张成, 等. 2012. 中药沙棘治疗非酒精性脂肪肝的临床研究. 现代中西医结合杂志,

21(14): 1485-1486.

廉永善, 陈学林. 1996. 沙棘属植物的系统分类. 沙棘, 9(1): 15-24.

刘超, 叶存奇, 徐婧, 等. 2006. 沙棘的药理功能初探. 中华中医药杂志, 21(6): 365-367.

刘勇, 廉永善, 王颖莉, 等. 2014. 沙棘的研究开发评述及其重要意义. 中国中药杂志, 39(9): 1547.

卢顺光, 卢健, 温秀凤. 2019. 沙棘植物资源分布与营养学应用综述. 中国水土保持, 10(7): 45-49.

裴凌鹏, 崔箭. 2008. 沙棘果对 II 型糖尿病大鼠影响研究. 中央民族大学学报(自然科学版), 34(4): 83-86.

邱根全, 乔翔. 1997. 沙棘油胶丸治疗消化性溃疡 30 例临床简报. 沙棘, 10(4): 39-41.

冉贝贝, 李卫东. 2019. 沙棘果与沙棘叶化学成分及其差异的研究进展. 中国中药杂志, 44(9): 1767-1773.

苏宁, 胡日巴, 苏龙嘎, 等. 2020. 蒙药沙棘的研究进展. 中国民族医药杂志, 26(12): 50-53.

王振宇, 刘瑜, 周丽萍. 2010. 大果沙棘黄酮对糖尿病小鼠血脂与抗氧化水平的影响. 食品科学, 31(7): 297-308.

忻伟钧, 陈萍, 华福元 等. 1997. 醋柳黄酮治疗高脂血症和高粘血症. 新药与临床, 16(1): 17-18.

薛延团, 张晓凤, 张育浩, 等. 2019. 沙棘甾醇降血脂作用评价. 中国食品添加剂, 30(7): 129-137.

臧茜茜, 邓乾春, 从仁怀, 等. 2015. 沙棘油功效成分及药理功能研究进展. 中国油脂, 40(5): 76-81.

赵波, 向晓玲, 王微, 等. 2018. 沙棘黄酮制备及体外抑制人前列腺癌 PC-3 细胞作用研究. 天然产物研究与开发, 30(1): 27-32.

郑满荣, 吕晓玲, 王建新, 等. 2018. 3 种沙棘油的主要成分及抗氧化能力比较. 食品研究与开发, 39(8): 24-29.

周欣, 王梅, 罗文佳, 等. 2018. 沙棘红曲胶囊降血脂的实验研究. 中药药理与临床, 34(5), 116-118.

Christaki E. 2012. *Hippophae rhamnoides* L. (sea buckthorn): A potential source of nutraceuticals. Food Public Health, 2(3): 69-72.

Criste A, Urcan A C, Bunea A, et al. 2020. Phytochemical composition and biological activity of berries and leaves from four Romanian sea buckthorn (*Hippophae rhamnoides* L.) varieties. Molecules, 25(5): 1170.

Dąbrowski G, Czaplicki S, Szustak M, et al. 2021. Composition of flesh lipids and oleosome yield optimization of selected sea buckthorn (*Hippophae rhamnoides* L.) cultivars grown in poland. Food Chemistry, 369: 130921.

Gao S, Guo Q, Qin C, et al. 2017. Sea buckthorn fruit oil extract alleviates insulin resistance through the PI3K/Akt signaling pathway in type 2 diabetes mellitus cells and rats. Journal of Agricultural and Food Chemistry, 65(7): 1328-1336.

Geetha S, Asheesh G. 2011. Medicinal and therapeutic potential of sea buckthorn (*Hippophae rhamnoides* L.). Journal of Ethnopharmacology, 138(2): 268-278.

Grey C, Widen C, Adlercreutz P, et al. 2010. Antiproliferative effects of sea buckthorn (*Hippophae rhamnoides* L.) extracts on human colon and liver cancer cell lines. Food Chemistry, 120(4): 1004-1010.

Guo R, Guo X, Li T, et al. 2017. Comparative assessment of phytochemical profiles, antioxidant and antiproliferative activities in sea buckthorn (*Hippophae rhamnoides* L.) Berries. Food Chemistry, 221(15): 997-1003.

Hao W, He Z, Zhu H, et al. 2019. Sea buckthorn seed oil reduces blood cholesterol and modulates gut microbiota. Food & Function, 10(9): 5669-5681.

Jaśniewska A, Diowksz A. 2021. Wide spectrum of active compounds in sea buckthorn (*Hippophae rhamnoides*) for disease prevention and food production. Antioxidants, 10: 1279.

Jiang F, Guan H, Liu D, et al. 2017. Flavonoids from sea buckthorn inhibit the lipopolysaccharide-induced inflammatory response in RAW264.7 macrophages through the MAPK and NF-κB pathways. Food & Function, 8(3): 1313-1322.

Kim J S, Kwon Y S, Sa Y J, et al. 2011. Isolation and identification of sea buckthorn (*Hippophae rhamnoides*) phenolics with antioxidant activity and α-glucosidase inhibitory effect. Journal of Agriculture and Food Chemistry, 59(1): 138-144.

Larmo P S, Jarvinen R L, Setala N L, et al. 2010. Oral sea buckthorn oil attenuates tear film osmolarity and symptoms in individuals with dry eye. Journal of Nutrition, 140(8): 1462-1468.

Olas B. 2016. Sea buckthorn as a source of important bioactive compounds in cardiovascular diseases. Food Chemistry and Toxicology, 97(11): 199-204.

Olas B. 2018. The beneficial health aspects of sea buckthorn (*Elaeagnus rhamnoides*) oil. Journal of Ethnopharmacology, 213: 183-190.

Panossian A, Wagner H. 2013. From Traditional to Evidence-based Use of *Hippophae rhamnoides* L.: Chemical Composition, Experimental, and Clinical Pharmacology of Sea Buckthorn Berries and Leaves Extracts. Munich: Springer Vienna.

Suryakumar G, Gupta A. 2011. Medicinal and therapeutic potential of Sea buckthorn (*Hippophae rhamnoides* L.). Journal of Ethnopharmacology, 138(2): 268-278.

Sytařová I, Orsavová J, Snopek L, et al. 2020. Impact of phenolic compounds and vitamins C and E on antioxidant activity of sea buckthorn (*Hippophaë rhamnoides* L.) berries and leaves of diverse ripening times. Food Chemistry, 310(25): 125784-125796.

Tkacz K, Wojdyło A, Turkiewicz I P, et al. 2021. Triterpenoids, phenolic compounds, macro-and microelements in anatomical parts of sea buckthorn (*Hippophaë rhamnoides* L.) berries, branches and leaves. Journal of Food Composition and Analysis, 103: 104107.

Xiao P T, Liu S Y, Kuang Y J. 2020. Network pharmacology analysis and experimental validation to explore the mechanism of sea buckthorn flavonoids on hyperlipidemia. Journal of Ethnopharmacology, 264: 113380.

Yang B, Bonfigli A, Pagani V, et al. 2009. Effects of oral supplementation and topical application of supercritical CO_2 extracted sea buckthorn oil on skin ageing of female subjects. Journal of Applied Cosmetology, 27(1): 13-25.

Zuzana Ciesarová, Murkovic M, Cejpek K, et al. 2020. Why is sea buckthorn (*Hippophae rhamnoides* L.) So exceptional? A review. Food Research International, 133(7): 109170-109188.